第18回～第20回

精神保健福祉士 国家試験問題

専 門 科 目

解答・解説集

編 集
公益社団法人 日本精神保健福祉士協会

へるす出版

本書の第18回と第19回の内容は,『第17回〜第19回精神保健福祉士国家試験問題［専門科目］解答・解説集』（へるす出版）の内容を再掲したものです。

刊行にあたって

　2018（平成30）年2月3, 4日の2日間にわたって実施された第20回精神保健福祉士国家試験では, 6,992人の受験者のうち, 62.9％にあたる4,399人の方々が合格を果たされました。
　まずは晴れて合格の栄誉を勝ち取られた皆様にお祝い申し上げるとともに, 私たちと手を携え, 精神障害者の「社会的復権と福祉のための専門的・社会的活動」に全力を傾注されますことを, 心からお願い申し上げます。
　さて, 2013（平成25）年に続き改正が検討されていた「精神保健及び精神障害者福祉に関する法律」（通称「精神保健福祉法」）は昨年度改正案が国会に提出されたものの, 審議未了の後, 衆議院が解散となった関係でいったん廃案となり, 現時点で改正案が再提出される見込みは不透明な状況です。しかしながら, 厚生労働省は, 法律改正を要さない範囲で「地方公共団体による精神障害者の退院後支援に関するガイドライン」と「措置入院の運用に関するガイドライン」を通知し, ガイドラインに基づく自治体の取り組みが2018年度から始まることになります。
　一方, 障害者の地域生活を支援するための「障害者の日常生活及び社会生活を総合的に支援するための法律」（通称「障害者総合支援法」）が改正され, 2018年4月に施行されました。相談支援事業所, 就労継続支援事業所, 障害者グループホーム, 地域活動支援センター等には多くの精神保健福祉士が従事していることに加え, 新たに新設される「自立生活援助」や「就労定着支援」においても精神保健福祉士が活躍することが期待されています。また, 障害者の雇用の促進等に関する法律（障害者雇用促進法）が改正され, 2018年4月から精神障害者がようやく雇用義務の対象となるとともに, 法定雇用率も民間企業において2.2％となりました。
　このほか, 改正労働安全衛生法において, 2015（平成27）年12月から従事者50人以上の事業所に実施が義務づけられた労働者のストレスチェックでは, 実施職種の一つとして精神保健福祉士が位置づけられています。また, 社会福祉士とともに精神保健福祉士が基礎資格として位置づけられているスクールソーシャルワーカーについては, 2019年度までに1万人を配置することが目標として掲げられ, 文部科学省の予算事業であるスクールソーシャルワーカー活用事業において, 目標達成に向けた配置の拡充が図られているところです。
　このように, 精神保健（メンタルヘルス）に精通したソーシャルワーカーが幅広い分野で求められる時代にあって, 精神保健福祉士には, 精神障害や精神保健の課題のある人々の地域生活の実態を踏まえ, 当事者や関係者と共に制度や地域社会を変革していく役割が, これまでにも増して求められることとなります。

　第20回の専門科目の試験問題は, 前回に引き続き, 全体として出題基準の項目から偏りなく出題されており, 単一教科の知識だけではなく, 各教科を横断する幅広い知識を問う問題が出題されており, 短文・長文の事例から実践的な知識を問う問題もまんべんなく織

り交ぜられています。

　これからの受験生には，精神保健福祉法，障害者総合支援法，医療観察法，自殺対策基本法，発達障害者支援法，障害者基本法，障害者虐待防止法，障害者差別解消法といった法制度や関係するさまざまな施策に関して，全体を俯瞰しながら最新の動向も押さえていく学習が求められることとなります。

　本書は，第18回から第20回までの精神保健福祉士国家試験の専門科目240問題（80問題×3回分）について，模範解答に関連事項を含めた詳細な解説と各設問に係る「学習課題」を付して編纂したものです。併せて，教科ごとにこれまでの試験問題を踏まえた「出題傾向と対策」を提示するなど，受験生の方々への便宜を最大限配慮した内容になっていると自負しております。

　受験生の皆さまには，本書によって出題レベルと内容を吟味されるとともに，問題を解く際の考え方の道筋についても確実に自分のものとして会得され，晴れて合格の栄冠を勝ち取られることを祈念いたします。

　2018年5月吉日

公益社団法人日本精神保健福祉士協会

第18回〜第20回精神保健福祉士国家試験問題［専門科目］解答・解説集

目　次

刊行にあたって

第20回

1. 精神疾患とその治療 …………………………………… 2
2. 精神保健の課題と支援 ………………………………… 14
3. 精神保健福祉相談援助の基盤 ………………………… 26
4. 精神保健福祉の理論と相談援助の展開 ……………… 45
5. 精神保健福祉に関する制度とサービス ……………… 77
6. 精神障害者の生活支援システム ……………………… 92

第19回

1. 精神疾患とその治療 …………………………………… 104
2. 精神保健の課題と支援 ………………………………… 115
3. 精神保健福祉相談援助の基盤 ………………………… 126
4. 精神保健福祉の理論と相談援助の展開 ……………… 144
5. 精神保健福祉に関する制度とサービス ……………… 175
6. 精神障害者の生活支援システム ……………………… 189

第18回

1. 精神疾患とその治療 …………………………………… 200
2. 精神保健の課題と支援 ………………………………… 211
3. 精神保健福祉相談援助の基盤 ………………………… 222
4. 精神保健福祉の理論と相談援助の展開 ……………… 240
5. 精神保健福祉に関する制度とサービス ……………… 271
6. 精神障害者の生活支援システム ……………………… 285

執筆者一覧

参考：第20回国家試験［注意事項］

（平成30年2月3日　13時30分～15時50分）

注　意　事　項

1　試験時間等
　13時30分～15時50分
　午後の試験問題数は80問で、解答時間は2時間20分です。
2　解答用紙への氏名の記入
　解答用紙には、すでに「受験番号（●塗りつぶし含む）」「カナ氏名」が印刷されています。「受験番号」と「カナ氏名」が正しいかどうか確認して、「カナ氏名」の下の欄に、漢字で氏名を記入してください。

（例）受験番号 P013-45678 の場合

会場	福祉大学
1	第1教室

氏名	カナ	フクシ　タロウ
	漢字	

精神保健福祉士国家試験
（午後）解答用紙

	受験番号	P	0	1	3	-	4	5	6	7	8
		●	●	①	①		⓪	⓪	⓪	⓪	⓪
			②	●	②		①	①	①	①	①
			③	②	●		②	②	②	②	②
			④	③	④		③	③	③	③	③
			⑤	④	⑤		●	④	④	④	④
			⑥	⑤	⑥		⑤	●	⑤	⑤	⑤
			⑦	⑥	⑦		⑥	⑥	●	⑥	⑥
			⑧	⑦	⑧		⑦	⑦	⑦	●	⑦
			⑨	⑧	⑨		⑧	⑧	⑧	⑧	●
				⑨			⑨	⑨	⑨	⑨	⑨

3　解答方法
(1)　出題形式は五肢択一を基本とする多肢選択形式となっています。各問題には1から5までの5つの答えがありますので、そのうち、問題に対応した答えを（例1）では1つ、（例2）では2つを選び、解答用紙に解答してください。

（例1）問題201　次のうち、県庁所在地として、正しいものを1つ選びなさい。
　1　函館市
　2　郡山市
　3　横浜市
　4　米子市
　5　北九州市

正答は「3」ですので、解答用紙の

問題201　① ② ③ ④ ⑤　のうち、③ を塗りつぶして、

問題201　① ② ● ④ ⑤　としてください。

（例2）問題202　次のうち、首都として、正しいものを2つ選びなさい。
　1　シドニー
　2　ブエノスアイレス
　3　上海
　4　ニューヨーク
　5　パリ

正答は「2と5」ですので、解答用紙の

問題202　① ② ③ ④ ⑤　のうち、② と ⑤ を塗りつぶして、

問題202　① ● ③ ④ ●　としてください。

(2)　採点は、光学式読取装置によって行います。解答として、鉛筆を使用し、○ の外には、みださないように濃く塗りつぶしてください。なお、シャーペンシルは問題ありませんが、ボールペンは使用できません。

良い解答の例……………●　　悪い解答の例…… ⦸ ⊘ ✕ ✓ ◉（解答したことになりません。）

(3)　一度解答したところを訂正する場合は、消しゴムで消し残りのないように完全に消してください。鉛筆の跡が残ったり、× のような消し方をした場合は、訂正したことにはなりませんのでご注意してください。
(4)　（例1）の問題に2つ以上解答した場合は、誤りになります。（例2）の問題1つ又は3つ以上解答した場合は、誤りになります。
(5)　解答用紙は、折り曲げたり、チェックやメモなどで汚したりしないよう特に注意してください。

4　その他の注意事項
(1)　印刷不良や落丁があったり、手を挙げて試験監督員に連絡してください。
(2)　問題の内容についての質問には、一切お答えできません。

第20回

1 精神疾患とその治療 ……………………………………… 2
2 精神保健の課題と支援 …………………………………… 14
3 精神保健福祉相談援助の基盤 …………………………… 26
4 精神保健福祉の理論と相談援助の展開 ………… 45
5 精神保健福祉に関する制度とサービス ………… 77
6 精神障害者の生活支援システム ……………………… 92

精神疾患とその治療

[第20回]

出題傾向と対策

　本年の出題は,【問題1:神経解剖学(中枢神経とその機能)】【問題2:統合失調症】【問題3:アルコール依存症】【問題4:精神症状】【問題5:精神疾患の症状】【問題6:医療面接】【問題7:心理検査】【問題8:精神療法】【問題9:精神保健指定医業務(隔離)】【問題10:医療観察法】の計10問である。今年は久しぶりに心神喪失等の状態で重大な他害行為を行った者の医療及び観察等に関する法律(医療観察法)が出題され,また,前年に引き続き神経解剖学が出題された。2年連続して出題された向精神薬に関する問題は出題されなかった。

　出題基準の項目でみると,①精神疾患総論では,歴史,脳の構造,国際分類法,代表的な疾患,心理検査など,②精神疾患の治療では,薬物療法,電気けいれん療法,精神療法,精神科リハビリテーションなど,③精神科医療機関では,外来診療,在宅医療,入院医療など,④精神科治療における人権擁護では,入院形態,行動制限など,⑤チーム医療,⑥医療と福祉などの連携など,精神疾患とその治療に関する項目が網羅されている。

！重要なポイント

　心理検査(知能検査およびパーソナリティ検査)や精神保健及び精神障害者福祉に関する法律(精神保健福祉法)(入院形態,隔離,拘束,面会や通信の制限など)に関する問題は重点項目である。2014(平成26)年4月施行の改正精神保健福祉法により,医療保護入院の要件から「保護者」が削除され,「家族等の同意」となったので注意を要する。

　精神医学領域で功績のある人物とその業績に関する問題も出題されることがあるので,心理社会療法と関連させて(例えば,フロイト・自由連想・精神分析など)整理しておくとよいであろう。

学ぶにあたって

　わが国の人口構造の少子高齢化に伴い,精神医療の現場では,急増している老年人口における認知症,さまざまな負担が増加している生産年齢人口における気分障害(うつ病性障害,双極性感情障害),精神作用物質による障害(アルコール中毒,覚醒剤中毒など),神経症性障害(パニック障害,社会不安障害,心的外傷後ストレス障害など)などへの対策が重要視されている。さらに,年少人口における児童精神医学的な問題への対応も求められている。したがって,これらの領域が重要な学習ポイントである。認知症,統合失調症,気分障害の三大疾患は重要ではあるが,これだけに偏った学習は避けるべきである。

[一宮　洋介]

【出題基準】『精神疾患とその治療』対応出題実績

(数字は問題番号)

大項目	中項目	小項目（例示）	18回	19回	20回
1 精神疾患総論（代表的な精神疾患について，成因，症状，診断法，治療法，経過，本人や家族への支援を含む）	1）精神医学，医療の歴史と現状		1	1	
	2）精神現象の生物学的基礎	脳の構造	2	2	1
	3）こころの理解	こころの生物学的理解，精神分析から見たこころ			
	4）精神障害の概念	健康，精神症状，精神疾患，精神疾患に由来する障害			4
	5）精神疾患の成因と分類	三大分類，国際分類法	3	3	
	6）代表的な疾患	統合失調症，気分障害，ストレス関連障害，認知症，発達障害，依存症，てんかん	4	4	2 3 5
	7）精神症状と状態像		5	5 6	
	8）診断の手順と方法				6
	9）身体的検査と心理的検査		6	7	7
2 精神疾患の治療	1）精神科薬物療法	薬理作用と副作用	7	8	
	2）電気けいれん療法などの身体療法				
	3）精神療法				8
	4）精神科リハビリテーション	家族療法 心理教育 SST（社会生活技能訓練） デイケア	8	9	
	5）環境・社会療法				
3 精神科医療機関の治療構造及び専門病棟	1）疾病構造と医療構造の変化		9	10	
	2）外来診療				
	3）在宅医療（訪問診療，往診等）	アウトリーチ型医療			
	4）入院医療（さまざまな専門病棟等）				
4 精神科治療における人権擁護	1）精神科治療と入院形態	指定医，病棟特性，処遇	10		
	2）インフォームドコンセント				
	3）隔離，拘束のあり方	行動制限最小化			9
	4）精神科救急医療システムとその対象				
	5）移送制度による入院				
5 精神科病院におけるチーム医療と精神保健福祉士の役割	1）報告，連絡，相談，カンファレンス等				
6 精神医療と福祉及び関連機関との間における連携の重要性	1）治療への導入に向けた支援				
	2）再発予防のための支援				
	3）退院促進の支援	包括型地域生活支援プログラム（ACT，PACT）			
	4）心神喪失等の状態で重大な他害行為を行なった者の医療及び観察等に関する法律（医療観察法）				10

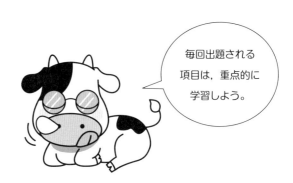

毎回出題される項目は，重点的に学習しよう。

問題 1 中枢神経とその機能に関する次の記述のうち，**正しいもの**を１つ選びなさい。

1 前頭葉では，空間や身体の認知が行われる。
2 頭頂葉では，意欲や意志の統合が行われる。
3 側頭葉では，言語の理解が行われる。
4 辺縁系では，筋緊張の調整が行われる。
5 大脳基底核では，自律神経系の統合が行われる。

　脳の解剖・生理に関する設問である。脳の構造は中枢神経系と末梢神経系に大別される。中枢神経系は大脳，間脳，小脳，中脳，橋，延髄，脊髄からなる。末梢神経系は，中枢神経系と身体各部位を連絡するもので，脳から発する脳神経と脊髄から発する脊髄神経があり，その機能から体性神経系と自律神経系とに区別される。大脳は左右の大脳半球からなり，内部には脳室がある。左右の大脳半球は脳梁および前交連などで連絡している。大脳半球は前頭葉，頭頂葉，後頭葉，側頭葉の４つの脳葉からなる。

1 × 前頭葉では意欲や意志に関係する統合が行われており，前頭葉が障害される前頭葉症候群では，自発性の低下や抑制の欠如が認められ，周囲に無関心になったり，反社会的行為が出現したりする。計画を立てて行動する実行機能も主に前頭葉（前頭前野）がかかわっている。また，前頭葉には運動野があり，運動機能に関与している。さらに運動性言語中枢も前頭葉にあり，この部位が障害されると言葉は理解できるのに答えを言うことができない運動性失語を生ずる。空間や身体の認知は頭頂葉にかかわる機能である。
2 × 頭頂葉には感覚野があり，知覚にかかわるが，さらに感覚情報を統合して空間や身体の認知を行ったり，目的や動作を遂行する機能もある。頭頂葉の障害では，運動障害がなく，行うべき動作や行為がわかっているのにそれができない失行が認められる。意欲や意志の統合は前頭葉にかかわる機能である。
3 ○ 側頭葉では判断と記憶に関係する統合が行われている。また感覚性言語中枢もあり，この部位が障害されると，発声はできるが言葉の意味が理解できない感覚性失語を生ずる。
4 × 辺縁系は帯状回，梨状葉，海馬，島などの部位で，機能的には扁桃核や視床下部を含めて辺縁系と呼ばれる。自律機能，嗅覚，本能，記憶などに関与している。筋緊張は小脳にかかわる機能である。
5 × 大脳基底核は特有な神経細胞の集まりで，主な核は，尾状核，被殻，淡蒼球，扁桃核などである。尾状核と被殻とを併せて線条体という。機能的には，線条体と淡蒼球は錐体外路系の中枢で，骨格筋の運動や筋緊張を不随意に支配している。自律神経の統合は視床下部で行われる。

解答　3

【学習課題】
　大脳に脳梗塞などで局所的な障害を生ずると，障害された部位の関与する機能が障害され，さまざまな精神神経症状が出現する。間脳の大部分を占めるのは視床で，中脳と線条体との間にある。視床は感覚の中継核として機能しており，嗅覚を除くすべての感覚線維は視床で中継されて大脳皮質に至る。視床の下には視床下部があり，自律神経系の統合中枢として機能している。小脳は，橋と延髄の背側部に位置しており，左右の小脳半球と中央部の虫部からなり，全身の筋肉運動と筋緊張の調整をつかさどる。これらの機能を理解しておくとよい。

> **問題2** 次のうち，気分障害よりも統合失調症が強く疑われる症状として，**正しいもの**を1つ選びなさい。
>
> 1 考想化声
> 2 自殺念慮
> 3 罪業妄想
> 4 観念奔逸
> 5 思考制止

　統合失調症の症状は，シュナイダーの一級症状，ブロイラーの基本症状，クロウの陽性症状と陰性症状などにまとめられている。

　ブロイラーの基本症状は，連合弛緩，自閉，両価性，情動障害の4つである。クロウの陽性症状は，幻覚，妄想，精神運動興奮など一見して異常とわかる症状で，急性期に多い。陰性症状は感情鈍麻，意欲低下，自閉など精神機能の減退を反映する症状である。統合失調症の治療を行う場合には，対象となる症状が陽性症状なのか，陰性症状なのかを評価して，治療の計画や内容を検討する。

1　○　考想化声は自分の考えが声になって聞こえてくるという病的体験で，シュナイダーの一級症状の一つである。シュナイダーの一級症状は，考想化声，対話形式の幻聴，作為体験（させられ体験），思考奪取，思考吹入，考想伝播，妄想知覚である。対話形式の幻聴とは，幻聴の会話が聴こえるというもので，複数の人が会話している声が聴こえたり，幻聴の声と患者自身が会話したりする。作為（させられ）体験は，自我意識の障害による症状で，患者自身が行った行為を，自分がしたのではなく，誰かにさせられたとするものである。自分の考えが取られてしまうという思考奪取，考えが吹き入れられるという思考吹入もシュナイダーの一級症状である。何らかの感覚刺激があり，それを妄想的に意味づけするのが妄想知覚である。これもシュナイダーの一級症状に含まれる。例えば，向かい側のホームに立っている男性が帽子を取ったのは，自分に死ねという合図だと確信する。
2　×　ICD-10では，気分障害は躁病エピソード，双極性感情障害（躁うつ病），うつ病エピソード，反復性うつ病性障害，持続性気分障害，その他の気分障害に分類されている。双極性感情障害には，うつ病相と躁病相が出現する。うつ病では，抑うつ気分，思考制止，自殺念慮などの精神症状に加え，疲労感，食欲低下，睡眠障害などの身体症状がみられる。躁病では，爽快気分，多弁，観念奔逸，多動，行為心迫，易刺激性などが出現する。自殺念慮はうつ病の症状である。
3　×　統合失調症にみられる妄想には，被毒妄想，追跡妄想，迫害妄想などの被害妄想と血統妄想などの誇大妄想がある。貧困妄想，罪業妄想などの微小妄想はうつ病にみられる。
4　×　観念奔逸は，上述のように躁病にみられる思考過程の障害で，新しい観念が次々と湧き起こるもので，内容はあれこれ移動する。
5　×　思考制止は，上述のようにうつ病にみられる症状である。思考にブレーキがかかり，考えが進まなくなる。質問に答えられなくなり，認知症のようにみえる場合がある（うつ病性仮性認知症）。

解答　1

【学習課題】
　統合失調症の症状について，シュナイダーの一級症状，ブロイラーの基本症状，クロウの陽性症状と陰性症状を理解しておくとよい。

> **問題3** 次のうち，アルコール依存症の離脱症状として，**正しいものを1つ選びなさい。**
>
> 1 過眠
> 2 徐脈
> 3 発疹
> 4 振戦
> 5 疼痛

　アルコール関連障害（アルコール依存症の離脱症状）に関する設問である。アルコールなどの精神作用物質使用に伴う障害には，依存，使用による精神症状，使用中止による精神症状がある。アルコールの場合，アルコールによる酩酊（単純酩酊と異常酩酊），アルコール依存症，アルコール幻覚症，アルコール性嫉妬妄想，ウェルニッケ脳症，コルサコフ症候群，振戦せん妄（アルコール離脱せん妄）などが問題となる。

　単純酩酊は，アルコールの血中濃度により，発揚期，酩酊期，泥酔期，昏睡期に分類される。異常酩酊には病的酩酊と複雑酩酊がある。病的酩酊は質的な異常である。飲酒量の多少にかかわらず精神症状を生ずるもので，せん妄型ともうろう型に大別される。わずかな飲酒によって，急激にせん妄やもうろう状態などの意識障害を生ずることがある。複雑酩酊は量的な異常で，多量の飲酒により著しい興奮を生じたりするものである。ウェルニッケ脳症は，慢性的なアルコールの摂取により生ずるビタミンB1欠乏が原因である。脳神経麻痺による眼球運動障害や意識障害を生ずる。対処としてはビタミンB1の補給が重要である。ウェルニッケ脳症は，アルコール摂取以外にも，胃腸の手術後などの吸収不良によって生ずることもあるので注意が必要である。コルサコフ症候群は，通常，ウェルニッケ脳症の意識障害後に起こる認知機能障害で，作話が特徴である。

1　×　過眠は，アルコール依存の離脱症状に特異的なものではない。
2　×　徐脈は，アルコール依存の離脱症状に特異的なものではない。
3　×　発疹は，アルコール依存の離脱症状に特異的なものではない。
4　○　アルコール依存症の離脱症状は，振戦せん妄と呼ばれる。断酒後24〜48時間で生じ，振戦などの神経症状と小動物幻視が特徴である。虫を追い払ったり，つまもうとしたりする行為が認められる。治療には抗精神病薬を投与する。
5　×　疼痛は，アルコール依存の離脱症状に特異的なものではない。

解答　4

【学習課題】
　上記のアルコール関連障害に加え，アルコール以外の障害についても整理しておくべきである。アルコール以外の精神作用物質使用に伴う障害で重要なものは，覚醒剤によるものである。覚醒剤関連障害は，覚醒剤急性中毒，覚醒剤依存症，覚醒剤精神病に大別される。覚醒剤精神病は，3カ月から数年にわたる反復使用中に発症し，意識清明下における幻覚妄想状態を示す。休薬後に，覚醒剤を使用していないのに精神症状を自然再燃するフラッシュバックを生ずることがある。

問題 4

患者の訴えと精神症状に関する次の記述のうち，**正しいもの**を2つ選びなさい。

1 「ある時点から後のことを思い出せない」との訴えは，前向健忘である。
2 「壁に掛けた着物が人間に見える」との訴えは，幻覚である。
3 「頭の中に他人の考えを吹き込まれる」との訴えは，考想伝播である。
4 「不合理とは考えるが，否定すると不安になる」との訴えは，強迫観念である。
5 「人前では手が震えて字が書けなくなる」との訴えは，精神運動制止である。

1 ○ 健忘は記憶障害の一つで，陳述記憶の障害である。陳述記憶は，エピソード記憶と手続き記憶に大別される。健忘の原因としては，心因性，外傷性，薬剤性，認知症などが挙げられる。障害される時間により，前向健忘，逆向健忘に分類され，障害される部分により，全健忘，部分健忘に分類される。前向健忘は発症以後の記憶が障害されるもので，逆向健忘は発症以前の記憶が障害されるものである。「ある時点から後のことを思い出せない」というのは前向健忘である。

2 × 幻覚は，実在する対象がないのにあると知覚することである。聴覚，視覚，味覚，嗅覚，触覚などの知覚系に生ずる。幻聴，幻視，幻臭，体感幻覚などがある。対象を誤って知覚するのは錯覚である。「壁に掛けた着物が人間に見える」というのは錯視である。幻聴は統合失調症でみられる。レビー小体型認知症では，ありありとした人や動物の幻視がみられ，アルコールの離脱せん妄である振戦せん妄では，小動物幻視が出現する。「脳が溶けている」とか「腸を引っ張られる」と訴える体感幻覚は統合失調症でみられる。

3 × 考想伝播は，自分の考えが周囲に伝わってしまう（伝播する）という体験で，思考障害の一つである。これは統合失調症のシュナイダーの一級症状に含まれる。シュナイダーの一級症状は，考想化声，対話形式の幻聴，身体的被影響体験（させられ体験），思考奪取，思考吹入，考想伝播，妄想知覚である。「頭の中に他人の考えが吹き込まれる」というのは思考吹入である。

4 ○ 強迫観念は，ばかばかしいとわかっていながら，ある考えが繰り返し浮かんでくるもので，意識され定形化された反復する観念である。患者は強迫観念の不合理性を自覚して，ばかばかしいとは感じていても，考えを中止することができないという対立感情をもつのが特徴である。強迫観念あるいは強迫行為は強迫性障害に認められる。

5 × 精神運動制止はうつ病にみられる症状で，考えにブレーキがかかり思考が思うように進まなくなる。問いかけに答えられず認知症のようにみえる場合があり，うつ病性仮性認知症と呼ばれる。「人前では手が震えて字が書けなくなる」というのは書痙である。

解答　1，4

【学習課題】
精神症状に関する設問は毎年出題されるので，意識障害，思考障害，情動障害，記憶障害などの特徴を整理しておく必要がある。意識障害ではせん妄や通過症候群，思考障害では過程の障害と内容の障害がポイントである。

| 問題 5 | 次のうち，1日の中で症状が顕著に変動することが特徴である精神疾患として，**正しいもの**を1つ選びなさい。 |

1　アルツハイマー型認知症
2　レビー小体型認知症
3　統合失調症
4　全般性不安障害
5　急性ストレス障害

1　×　アルツハイマー型認知症は，認知症の約60％を占め，記憶障害，見当識障害，理解・判断の障害，実行機能障害などの中核症状が慢性，進行性に経過する。1日のなかで症状が顕著に変動することはない。中核症状に対して，幻覚，妄想，暴力行為，不眠，徘徊などの症状を認知症の行動・心理症状（BPSD）と呼ぶ。神経病理学的には，脳神経細胞の変性・脱落，老人斑，神経原線維変化が特徴である。脳内に蓄積する異常蛋白としてベータ蛋白とリン酸化されたタウ蛋白が知られている。

2　○　レビー小体型認知症は，認知症の約20％を占め，注意や覚醒レベルの変動を伴う認知機能の動揺，現実的で詳細な繰り返し現れる幻視，レム睡眠行動障害，パーキンソン症状を中核症状とする。また，これらの症状に先だって，便秘，嗅覚障害，うつ状態が出現することもある。注意や覚醒レベルの変動を伴って認知機能が動揺するというのが，レビー小体型認知症の症状の特徴である。神経病理学的には，大脳皮質や脳幹部に出現するレビー小体が特徴である。脳内に蓄積する異常蛋白として α-シヌクレインが知られている。

3　×　統合失調症の症状は，多くは青年期から成人前期に始まり，数日から数カ月の前駆症状が続く。前駆症状は，頭痛，筋肉痛，疲労感，消化器症状など身体的訴えで始まることがあり，内科を受診したり，神経症性障害とされたりする。明らかな精神症状が出現する急性期には幻覚，妄想，精神運動興奮などの陽性症状が主体となる。慢性期には自閉，意欲低下など陰性症状が主体となる。1日のなかで症状が顕著に変動することはない。

4　×　全般性不安障害は，少なくとも数週間，通常は数カ月間，連続してほとんど毎日不安症状を示す。症状としては，不安，運動性緊張，自律神経性過活動（発汗，頻脈，呼吸促拍，心窩部不快など）を呈する。経過はさまざまであるが，動揺し，慢性化する傾向を示す。1日のなかで症状が顕著に変動することはない。

5　×　急性ストレス障害は，ストレスの強い刺激や出来事の衝撃から数分以内に出現し，2，3日以内（しばしば数時間以内）に消失する。症状としては，周囲の状況からの引きこもり，激越と過活動，自律神経徴候（頻脈，発汗，紅潮）を呈する。1日のなかで症状が顕著に変動するのではなく，数時間で消失するのが特徴である。

解答　2

【学習課題】
　認知症，統合失調症，気分障害に偏らず，精神作用物質による障害，神経症性障害，児童精神医学などの領域について整理しておくべきである。

| 問題 6 | 次の記述のうち，患者と初めて面接を行うときの対応として，**適切なもの**を1つ選びなさい。 |

1　患者よりも先に家族から話を聞く。
2　机を間にして真正面に向かい合って行う。
3　可能な限り専門用語を用いて面接記録を記載する。
4　できるだけ「閉じられた質問」で面接する。
5　情報を得ることよりも患者との信頼関係を築くことを重視する。

　精神科面接には重要な3つの側面がある。治療関係の成立，情報収集および診断，そして治療である。治療関係の成立には，信頼関係が必要である。医学的な知識はもちろんであるが，言葉づかい，態度，服装や容姿も大切である。面接場面では患者を中心にすることが重要である。情報収集においては，まず患者の訴えを傾聴し，受容的に対応する必要がある。患者や家族の訴えた具体的な内容を記述しておくことが基本である。傾聴，受容することは情報収集だけでなく，治療的側面もあることを忘れてはならない。診断に必要な情報を得るためには，質問をする必要もある。

　質問には開かれた質問と閉じられた質問がある。開かれた質問は応答内容を相手にゆだねる質問形式で，「どうしましたか？」「どうなりましたか？」などと質問する。応答にはさまざまな情報が含まれる可能性がある。また開かれた質問は自由な応答を促すため，治療関係の成立にも欠かせない。一方，閉じられた質問は「はい」「いいえ」など一言で答えられる質問形式である。例えば「日曜日は休みですか？」などと質問する。必要な情報を手早く集めることができる。

1　×　面接場面では患者を中心にすることが重要である。原則として，患者から面接を行う。患者からの拒否があったり，コミュニケーションが難しい場合には，家族から病状を聴取するが，患者には「何か違ったことがあったら遠慮なく言ってください」と伝えるのが望ましい。
2　×　真正面に向かい合った面接は，対人緊張を高めることがある。緊張が強くなると応答が得にくい場合があり，面接状況として望ましくない。
3　×　難しい専門用語は使用せず，わかりやすい言葉で面接を行い，患者や家族の訴える具体的な内容を記述しておくことが基本である。
4　×　開かれた質問は，自由な応答を促すため治療関係の成立に欠かせない。したがって，開かれた質問を用いるべきである。ただし，緊張が強くて応答が得にくい場面や必要な情報を手早く得るためには，閉じられた質問を用いる場合もある。
5　○　精神科面接の重要なポイントの一つが，治療関係の成立である。治療関係の成立には，信頼関係を築くことがまず必要である。情報収集も大切だが，それが最優先されることは望ましくない。

解答　5

【学習課題】
　精神科面接は診断と治療の基本的手技であり，上記の3つの側面について理解しておくとよい。

> **問題 7**　次のうち，認知症のスクリーニングに有用な心理検査として，**適切なもの**を1つ選びなさい。
>
> 1　文章完成テスト
> 2　ロールシャッハテスト
> 3　MMPI（ミネソタ多面人格テスト）
> 4　ミニメンタルステート検査
> 5　ウェクスラー成人知能検査

　心理検査に関する設問である。心理検査には，精神症状の評価尺度，知能検査，パーソナリティ検査がある。パーソナリティ検査は質問紙法と投影法に大別される。

　精神症状の評価尺度には，簡易で包括的な精神症状の評価を行う簡易精神医学的評価尺度（Brief Psychiatric Rating Scale；BPRS）やうつ状態の評価を行う，うつ病自己評価尺度（SDS），ハミルトンうつ病症状評価尺度（HDRS），状態・特性不安検査（STAI）などがある。知能検査には，ビネー式知能検査（鈴木ビネー式，田中ビネー式），ウェクスラー成人知能検査（WAIS）などがある。また認知症のスクリーニング検査として用いられる質問式検査には，改訂長谷川式簡易知能評価スケール（HDS-R）とミニメンタルステート検査（MMSE）がある。

　パーソナリティ検査の質問紙法には，ミネソタ多面人格テスト（MMPI），コーネル・メディカル・インデックス（CMI），谷田部ギルフォード性格検査（Y-G）などがあり，投影法にはロールシャッハテスト，文章完成テスト（SCT），絵画統覚検査（TAT），バウムテストなどがある。

1　×　文章完成テスト（SCT）は，投映法のパーソナリティ検査である。
2　×　ロールシャッハテストは，10枚の左右対称なインクのしみのような図版を提示して，何に見えるか答えてもらう投影法のパーソナリティ検査である。
3　×　MMPI（ミネソタ多面人格テスト）は，550項目の質問に「はい」「いいえ」で答える質問紙法のパーソナリティ検査である。
4　○　認知症のスクリーニングに有用な心理検査として適切なものは，ミニメンタルステート検査（MMSE）である。「何歳ですか」「ここはどこですか」などの質問に口頭で答えてもらう質問式検査のほかに，文章を読む，文章を書く，図形を模写するという項目が含まれる。スコアは30点満点で23点以下で認知症を疑うものである。
5　×　ウェクスラー成人知能検査（WAIS）は，知能検査である。言語性テストと動作性テストで評価を行う。認知症の検査に用いられる場合もあるが，知能検査としては複雑で時間がかかるものなので，認知症のスクリーニング検査としては適切でない。

解答　4

【学習課題】
　知能検査およびパーソナリティ検査については，上記のものについて整理し，理解しておくことが肝要である。

問題 8

次のうち，洞察的精神療法として，**正しいもの**を1つ選びなさい。

1 芸術療法
2 行動療法
3 箱庭療法
4 自律訓練法
5 精神分析療法

精神療法は，支持法，表現法，洞察法，訓練法の4つに分類される。洞察法には精神分析療法が，訓練法には森田療法や行動療法が含まれる。

1 × 芸術療法は，芸術活動を通じて心身の安定化を図る方法で，絵画（描画）療法，音楽療法，箱庭療法，詩歌療法（俳句療法，連句療法），舞踏療法，写真療法，陶芸療法，心理劇などさまざまなものが含まれる。これは，洞察法ではない。
2 × 行動療法とは，問題となる行動を学習性の行動としてとらえ，まず行動分析を行う。問題となる行動が，条件づけの過剰によるのか，条件づけの不足や欠如によるのかに分けて，過剰の場合には行動の消去を，不足や欠如の場合には行動の強化を目的として治療的介入を行うものである。この療法は訓練法である。
3 × 箱庭療法は，上述のように芸術療法である。
4 × 自律訓練法は，シュルツ（Schults, J. H.）が1932年に創唱したものである。注意集中，自己暗示の練習により，全身の緊張を解き，心身の状態を自分でうまく調整できるようになるよう工夫された段階的訓練法である。心身症，神経症，習癖などの治療のほか，一般人の健康増進，ストレス解消，精神統一などにも用いられる。標準練習の公式は，安静感（気持ちが落ち着いている），重量感（手足が重たい），温感（手足が温かい），心臓調整（心臓が静かに規則正しく打っている），呼吸調整（楽に息をしている），腹部調整（胃のあたりが温かい），頭部調整（額が涼しい）で，これらの訓練では，一つの公式が十分にできるようになったら次に進むというステップが必要である。これは訓練法である。
5 ○ 精神分析療法は，フロイト（Freud. S.）が創設した精神療法である。自由連想法は，ある言葉が与えられたときに感じるままの自由な考えを連想していくもので，フロイトによって確立された精神分析療法の基本的操作である。これは洞察法である。

解答 5

【学習課題】
精神療法に関しては森田療法や認知行動療法についても出題されることがあるため，整理しておく必要がある。森田療法は，森田正馬が1920年ごろ創始した，神経症者に対する独自の精神療法である。人間に備わる自然治癒能力の発動を促進することを基本とする。森田療法の原法は，4期に分けられる。第1期は臥じょく療法で，食事と排泄以外は絶対臥じょくを命ずる。第2期は隔離療法で，交際，談話，外出を禁じ，臥じょく時間を1日7〜8時間に短縮する。第3期は読書や畑仕事などの作業を行う。第4期には日常生活に帰る準備を行うというものである。

認知行動療法とは認知の歪みを修正する心理療法で，ベック（Beck, A. T.）が1950年代にうつ病患者に対する治療法として創設した。自らが認知の歪みを修正することでマイナス思考，不安，身体反応などを軽減することができるように，ストレス要因やそれがもたらす感情に働きかけ，ストレスを除去したり緩和したりする対処行動（コーピング）を訓練するものである。

問題9

次の記述のうち，精神科病院に入院中の者を隔離する場合の処遇の基準として，正しいものを1つ選びなさい。

1 隔離の理由は症状軽快後に説明する。
2 一つの隔離室への入室は二人までとする。
3 精神保健指定医以外の医師が隔離を行う場合は，12時間までの制限がある。
4 本人の意思により閉鎖的環境の部屋に入室させる場合も隔離である。
5 隔離室入室中，医療スタッフはできるだけ患者との会話を避ける。

精神保健福祉法による精神保健指定医業務（隔離）に関する設問である。精神保健福祉法は1995（平成7）年の精神保健法の一部改正で法律名が改められたものである。患者の人権を保護するために，精神保健指定医の役割や保護者の義務などが定められていた。2013（平成25）年の精神保健福祉法の改正でまず覚えるべき点は，「保護者」という文言が削除されたことである。

1 ×　隔離を行う場合には，精神保健指定医が診察を行い，必要と判断した場合には，隔離の理由を本人に十分に説明したうえで精神保健指定医の指示により実施するのが原則である。
2 ×　隔離は刺激を少なくして本人の安静を保つために行うもので，1つの隔離室に2人を入室させるというのは治療的意味がない。
3 ○　12時間を超えない隔離については，非精神保健指定医でも可とされている。ただし，この場合でも診察と説明が必要なことは言うまでもない。
4 ×　本人の意思で閉鎖的環境の部屋に入室させる場合は，隔離ではない。開放処遇の制限にあたる。任意入院患者に対する開放処遇の制限の開始，例えば任意入院患者を閉鎖病棟に入院させる場合には精神保健指定医の判断を必要としない。ただし，閉鎖病棟に入院することについての説明と同意を得ることが必要である。
5 ×　隔離中は頻回な状態観察が行われなければならない。

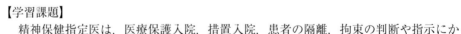

解答　3

【学習課題】

精神保健指定医は，医療保護入院，措置入院，患者の隔離，拘束の判断や指示にかかわる。医療保護入院は，精神保健指定医1名が患者を診察して入院が必要であると判断した場合には，家族等（配偶者，親権者，扶養義務者，後見人または保佐人。該当者がない場合等は市町村長）のいずれかの者の同意を得れば，本人の同意なしに強制入院させることができるというものである。措置入院は，2名以上の精神保健指定医が自傷他害で入院が必要であると判断した場合には，家族等の同意なしに強制入院させられるというものである。また，患者の隔離・拘束は，精神保健指定医が診察し，隔離・拘束が必要であると判断した場合には，本人に十分説明したうえで，精神保健指定医の指示により実施するものである。ただし，隔離については12時間を超えなければ非精神保健指定医が実施しても可とされている。患者の身体拘束を実施する場合には，精神保健指定医が診察を行い，必要と判断した場合には，本人に十分な説明を行い，精神保健指定医の指示で実施する。医療保護入院患者の退院については，精神保健指定医の判断を必要としない。

精神疾患とその治療——13

問題10 「医療観察法」に関する次の記述のうち，正しいものを1つ選びなさい。

1　入院治療は矯正施設で行う。
2　対象者の社会復帰を目的とする。
3　対象行為に重大な自傷行為も含まれる。
4　対象者の入院等は，家庭裁判所で行われる審判で決定する。
5　入院中に行動制限を行うときは，家庭裁判所に報告しなければならない。
(注)「医療観察法」とは，「心神喪失等の状態で重大な他害行為を行った者の医療及び観察等に関する法律」のことである。

　医療観察法は，心神喪失または心身耗弱の状態（精神障害のために善悪の区別がつかないなど，刑事責任を問えない状態）で，重大な他害行為（殺人，放火，強盗，強姦，強制わいせつ，傷害）を行った人に対して，適切な医療を提供し，社会復帰を促進することを目的とした制度である。本制度では，心神喪失または心神耗弱の状態で重大な他害行為を行い，不起訴処分となるか無罪等が確定した人に対して，検察官は，医療観察法による医療および観察を受けさせるべきかどうかを地方裁判所に申し立てを行う。検察官からの申し立てがなされると，鑑定を行う医療機関での入院等が行われるとともに，裁判官と精神保健審査員（精神保健指定医）の各1名からなる合議体による審判で，本制度による処遇の要否と内容の決定が行われる。審判の結果，医療観察法による入院の決定を受けた人に対しては，厚生労働大臣が指定した医療機関（指定入院医療機関）において医療が提供されるとともに，入院期間中から，法務省所管の保護観察所に配置された社会復帰調整官により，退院後の生活環境の調整が実施される。

1　×　入院治療は矯正施設ではなく指定入院医療機関で行われる。
2　○　本制度は，適切な医療を提供し，社会復帰を促進することを目的とする。
3　×　本制度での対象行為は重大な他害行為である。自傷行為は含まれない。
4　×　医療観察法による医療および観察の申し立ては，検察官が地方裁判所に行うのは上述のとおりである。
5　×　入院中の行動制限は精神保健指定医業務であり，カルテを記載する必要はあるが，家庭裁判所に報告する必要はない。

解答　2

【学習課題】
　医療観察法の入院の決定は，裁判官と精神保健審査官（精神保健指定医）の各1名からなる合議体で行われる。2名の精神保健指定医の判断で入院が決定されるのは，精神保健福祉法による措置入院である。医療観察法による入院と混同しないよう注意が必要である。また，医療観察法による入院は厚生労働大臣が指定した医療機関（指定入院医療機関）で行われる。精神保健福祉法による措置入院の受け入れ病院とは別のものであるので，注意が必要である。

精神保健の課題と支援

[第20回]

出題傾向と対策

　最近の傾向として，出題基準の大項目はすべて網羅されている。とくに職場の精神保健，自殺に関する問題，アルコール関連問題，薬物乱用防止対策，児童生徒の精神保健の問題，認知症対策，災害時・犯罪被害における精神保健，関係法規，WHOや諸外国の精神保健活動，精神障害者の数的動向や精神科医療施設の状況など，精神保健医療に関する厚生労働省の調査・統計に関する出題頻度が高くなっているので十分な理解が必要となってくるであろう。対策としては，精神保健福祉士養成セミナー第2巻『精神保健学―精神保健の課題と支援』（第6版；へるす出版）などを精読することはいうまでもないことである。また『厚生労働白書』『障害者白書』『国民衛生の動向』『精神保健福祉白書』等による統計，厚生労働省のホームページで公開している統計表のデータベース，医療施設（静態・動態）調査，病院報告，衛生行政報告例や精神保健福祉資料（国立精神・神経医療研究センターホームページ：https://www.ncnp.go.jp/nimh/keikaku/data）などの資料から最新の傾向や動向を把握しておくことが必要である。

重要なポイント

　精神保健福祉士の支援の対象である精神障害者は，精神疾患を抱えていることから，精神保健福祉士には基本的な精神医学の知識を身につけていることが求められる。さらに，クライエントを支援するときには，精神医学的知識を基盤に精神保健領域の広範な知識をもっていることも必要となってくる。また，精神保健及び精神障害者福祉に関する法律（精神保健福祉法）は，精神疾患の発生の予防や国民の精神的健康の保持および増進に努めることも目的に掲げられており，広くメンタルヘルス課題とその対策や支援についての理解が求められる。

学ぶにあたって

　本科目は，精神疾患の知識と重ね合わせながら，広く精神保健の課題への具体的な施策や対策の内容を学ぶこととなる。精神保健の課題は広範囲となっており，国家試験ではどの項目からもまんべんなく出題されているため，9つの大項目のすべてを学習するように取り組んでほしい。また，大項目同士は関連することが多いので，相互に関連づけると学習効果が上がると考える。行政の統計を基にした出題に関しては，数字やデータを覚えることより，統計の傾向をつかむことが大切である。

［阪田　憲二郎］

【出題基準】『精神保健の課題と支援』対応出題実績　（数字は問題番号）

大項目	中項目	小項目（例示）	18回	19回	20回
1 精神の健康と，精神の健康に関連する要因及び精神保健の概要	1）社会構造の変化と新しい健康観	健康の定義			11
	2）ライフサイクルと精神の健康	発達課題	12	11	
	3）生活習慣と精神の健康				
	4）ストレスと精神の健康	破綻の現れ方，燃え尽き症候群（バーンアウト），こころの傷			
	5）精神の健康に関する心的態度	否認，受容，回復			
	6）予防の考え方	カプランの考え方			
	7）自殺予防				
	8）さまざまな活動	高齢者の精神保健			
	9）精神保健活動の三つの対象	支持的精神保健			12
2 精神保健の視点から見た家族の課題とアプローチ	1）現代日本の家族の形態と機能	合計特殊出生率			
	2）結婚生活と精神保健	非婚，DV			
	3）育児や教育をめぐる精神保健	子育て不安，児童虐待 発達障害	14	12	
	4）病気療養や介護をめぐる精神保健	家族の介護負担，高齢者虐待			13
	5）社会的ひきこもりをめぐる精神保健				
	6）家庭内の問題を相談する機関			13	
	7）グリーフケア	自死遺族支援			13
	8）保健所等の精神保健福祉士の役割				
3 精神保健の視点から見た学校教育の課題とアプローチ	1）現代日本の学校教育と生徒児童の特徴	いじめ，学校における暴力，自殺 不登校，学級崩壊 非行問題	13		14
	2）教員の精神保健	燃え尽き症候群（バーンアウト）			15
	3）関与する専門職と関係法規	学校保健安全法			
	4）スクールソーシャルワーカー		15		
	5）保健所等の精神保健福祉士の役割				
4 精神保健の視点から見た勤労者の課題とアプローチ	1）現代日本の労働環境				
	2）うつ病と過労自殺	職場復帰支援			15
	3）飲酒やギャンブルに関する問題				
	4）心身症と生活習慣病				
	5）職場内の問題を解決するための機関及び関係法規	労働基準法，労働安全衛生法	16	14	15 20
	6）保健所等の精神保健福祉士の役割				
5 精神保健の視点から見た現代社会の課題とアプローチ	1）災害被災者，犯罪被害者の精神保健	こころのケアチーム 支援者のケア		15	
	2）ニートや貧困問題と精神保健				
	3）ホームレスと精神保健				
	4）性同一性障害と精神保健				
	5）他文化に接することで生じる精神保健上の問題				
6 精神保健に関する対策と精神保健福祉士の役割	1）アルコール問題に対する対策			16	16
	2）薬物依存対策			16	16
	3）うつ病と自殺防止対策				
	4）認知症高齢者に対する対策				
	5）社会的ひきこもりに対する対策				
	6）災害時の精神保健に対する対策				
7 地域精神保健に関する諸活動と精神保健に関する偏見・差別等の課題	1）関係法規	地域保健法，母子保健法			17
	2）ネットワークづくり				
	3）資源開発				
	4）精神保健に関する調査		17 18	17	
	5）精神保健に関わる人材育成				
	6）国民の精神障害観				
	7）施設コンフリクト				
8 精神保健に関する専門職種（保健師等）と国，都道府県，市町村，団体等の役割及び連携	1）国の機関とその役割				
	2）精神保健に関係する法規		19		17
	3）保健師等の役割と連携				
	4）地域精神保健に係わる行政機関の役割及び連携	精神保健福祉センター，保健所，市町村（保健センター）		18	
	5）学会や啓発団体	いのちの電話，日本精神衛生会			18
	6）主なセルフヘルプグループ	家族会，当事者の会	20		
9 諸外国の精神保健活動の現状及び対策	1）世界の精神保健の実情	障害調整生命年（DALY）		19	19
	2）WHOなどの国際機関の活動		11	20	
	3）諸外国の精神保健医療の実情				

> **問題 11** 次のうち，国際生活機能分類（ICF）でいう心身機能の改善に焦点を当てたものとして，**正しいもの**を１つ選びなさい。
>
> 1 幻聴を減らすための薬物療法
> 2 精神疾患について理解を深めるための心理教育
> 3 偏見を持たずに精神障害者を雇用する職場を増やす啓発活動
> 4 高次脳機能障害の人にも使い方が分かりやすい道具の開発研究
> 5 認知症の人が生活しやすいグループホームの在り方の研究

　世界保健機関（WHO）は1980年に障害を機能障害・能力障害・社会的不利の３つの次元でとらえた国際障害分類（International Classification of Impairments Disabilities and Handicaps；ICIDH）を公表した。その後，2001年にICIDHの改訂版として「国際生活機能分類」（International Classification of Functioning, Disability and Health；ICF）を採択した。
　ICFの特徴は，①生活機能を人が「生きること」の３つのレベル（生命・生活・人生）のすべてを含む包括的用語として位置づけていること，②障害の発生は個人の心身の特徴だけでなく，環境の影響が大きいということに着目していること，③生活機能というプラスの中に障害というマイナスがあるという考え方であり，障害よりも健常な機能や能力がプラスに作用し，残存能力だけでなく潜在能力も大きいと考えている。
　ICFの構成要素の定義は，健康との関連において以下のように示されている。
（1）心身機能とは，身体系の生理的機能（心理的機能を含む）である。
（2）身体構造とは，器官・肢体とその構成部分などの，身体の解剖学的部分である。
（3）機能障害（構造障害を含む）とは，著しい変異や喪失などといった，心身機能または身体構造上の問題である。
（4）活動とは，課題や行為の個人による遂行のことである。
（5）参加とは，生活・人生場面へのかかわりのことである。
（6）活動制限とは，個人が活動を行うときに生じる難しさのことである。
（7）参加制約とは，個人が何らかの生活・人生場面にかかわるときに経験する難しさのことである。
（8）環境因子とは，人々が生活し，人生を送っている物的な環境や社会的環境，人々の社会的な態度による環境を構成する因子のことである。

1　○　幻聴を減らすための薬物療法は，心身機能（精神機能）の改善に焦点を当てたものである。
2　×　精神疾患について理解を深めるための心理教育は，環境因子の改善に焦点を当てたものである。
3　×　偏見を持たずに精神障害者を雇用する職場を増やす啓発活動は，環境因子の改善に焦点を当てたものである。
4　×　高次脳機能障害の人にも使い方が分かりやすい道具の開発研究は，環境因子の改善に焦点を当てたものである。
5　×　認知症の人が生活しやすいグループホームの在り方の研究は，サービスに関する内容であり環境因子の改善に焦点を当てたものである。

解答　1

【学習課題】
　WHOの「国際生活機能分類」（ICF）は障害や健康状態を理解するための基本的な枠組みとなるので，十分に理解すること。また，さまざまな精神疾患の特徴と背景因子との関係を理解しておくと，ICFの構成要素間の相互作用の具体例の理解に役立つ。

問題12 精神保健の三つの側面のうち，積極的精神保健の活動として，**正しいものを1つ選びなさい。**

1 精神医療を中断しがちな在宅精神疾患患者への訪問指導
2 在宅高齢者への適切な睡眠を確保するための睡眠衛生教育
3 うつ病のため休職した被雇用者への職場復帰支援
4 PTSDが疑われる被災者への精神科医療機関の紹介
5 自傷行為を繰り返す若者へのカウンセリング

　精神保健には，積極的精神保健（ポジティブメンタルヘルス），支持的精神保健（サポーティブメンタルヘルス），総合的精神保健（トータルメンタルヘルス）の3つの側面がある。
　積極的精神保健とは，心の健康づくりを目指すもので，地域住民に対する啓発活動や教育活動を中心にして行うものとされている。支持的精神保健とは，精神的健康を損ないつつある地域住民や，すでに精神障害に陥っている地域住民を支援するもので，主として相談・リハビリテーション・訪問活動として実施されるものとされている。総合的精神保健とは，積極的精神保健と支持的精神保健の2つの統合を目指すという理念的なものであると同時に，関係者の教育，ボランティアの育成や拠点の設置などを含む地域づくりという実践的な活動でもあるとされている。

1　×　精神医療を中断しがちな在宅精神疾患患者への訪問指導は，支持的精神保健活動である。
2　○　在宅高齢者への適切な睡眠を確保するための睡眠衛生教育は，積極的精神保健活動である。
3　×　うつ病のため休職した被雇用者への職場復帰支援は，支持的精神保健活動である。
4　×　PTSDが疑われる被災者への精神科医療機関の紹介は，支持的精神保健活動である。
5　×　自傷行為を繰り返す若者へのカウンセリングは，支持的精神保健活動である。

解答　2

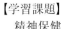

【学習課題】
　精神保健活動は，対象別に，精神障害者福祉，精神医療，精神保健の3つに大別される。つまり，精神障害者に対する福祉的な支援，精神疾患に対する適切な医療の提供，国民の精神的健康の保持・増進に関してそれぞれ対応する制度や対策などの理解が必要となる。そのうえで，精神保健活動の3つの側面の理解が求められる。とくに地域精神保健活動の理解は重要である。

問題13

がん患者の支援に関連する次の記述のうち、**正しいもの**を1つ選びなさい。

1. ホスピスは、がんで親を亡くした子どもに教育資金を貸与する仕組みである。
2. 緩和ケアは、がんと診断された段階から必要とされている。
3. がんによる全人的苦痛は、身体的苦痛と精神的苦痛の二つで構成される。
4. QOLは、がん患者の生命予後を評価する指標である。
5. グリーフケアは、がん患者のADL向上を目的としている。

　がん対策基本法に基づいて策定されている「第3期がん対策推進基本計画」〔2018（平成30）年3月9日閣議決定〕は、2017（平成29）年度から2022年度までの6年程度の期間の全体目標を「がん患者を含めた国民が、がんを知り、がんの克服を目指す」とし、その柱を①科学的根拠に基づくがん予防・がん検診の充実、②患者本位のがん医療の実現、③尊厳をもって安心して暮らせる社会の構築、として定められた。

1 × ホスピスは、がん末期患者のように治療的な効果がこれ以上期待できず、苦痛の強い患者に対し、安らかに死を迎えられるように援助するための施設のことである。
2 ○ がん対策推進基本計画において、緩和ケア開始の時期をより明確に示すために「がんと診断された時からの緩和ケアの推進」と記載されている。
3 × がんによる全人的苦痛（トータルペイン）は、身体的苦痛（痛み、他の身体症状、日常生活動作の支障）、精神的苦痛（不安、いらだち、うつ状態）、スピリチュアルな苦痛（人生の意味への思い、死の恐怖、自責の念、死生観に対する悩み）、社会的苦痛（経済的な問題、仕事上の問題、家庭内の問題）の4つで構成される。
4 × 日本緩和医療学会の緩和ケアの説明文によると、「緩和ケアとは、重い病を抱える患者やその家族一人一人の身体や心などの様々なつらさをやわらげ、より豊かな人生を送ることができるように支えていくケア」と定義している。QOL（クオリティ・オブ・ライフ）は、「生活の質」と訳され、その向上を目的に緩和ケアが行われる。がん患者の生命予後を評価する指標は生存率で示される。
5 × グリーフケアは、残された家族・遺族への悲嘆に焦点を当てたケアのことである。グリーフケアの基本姿勢は、①そばにいて話を傾聴すること、②遺族のあらゆる感情を受容すること、③個人を尊重すること、④悲嘆反応は正常なことであることを知ってもらうこと、⑤正しい悲嘆反応はないことを理解してもらうこと、⑥宗教的な儀式など遺族の価値観を尊重すること、などがあげられる。

解答　2

【学習課題】
　病気療養や介護をめぐる精神保健に関する理解が必要である。わが国の死因の第1位はがん（悪性新生物）、第2位は心疾患、第3位は脳血管疾患、第4位は肺炎、第5位は老衰となっており、がん対策は喫緊の課題となっている。がんに対する支援内容の理解のほか、「第3期がん対策推進基本計画」の理解、また高齢者の精神保健や認知症なども関連づけて学習するとよい。

問題 14 いじめ防止対策推進法に関する次の記述のうち、**正しいものを2つ**選びなさい。

1 学校外で生じた児童生徒同士のトラブルも、いじめに該当することがある。
2 背景にいじめが疑われる自殺が生じた場合の調査についての規定がある。
3 児童生徒から教員に対して向けられる暴力の防止についての規定がある。
4 学校長に対する罰則の規定がある。
5 インターネット上に書き込まれた悪口は、いじめの定義から除外されている。

　2013(平成25)年6月、いじめ防止対策推進法が成立した。この法律は、いじめが、いじめを受けた児童等の教育を受ける権利を著しく侵害し、その心身の健全な成長および人格の形成に重大な影響を与えるのみならず、その生命または身体に重大な危険を生じさせるおそれがあるものであることに鑑み、いじめの防止等のための対策を総合的かつ効果的に推進するため、いじめの防止等のための対策に関し、基本理念を定め、国および地方公共団体等の責務を明らかにし、並びにいじめの防止等のための対策に関する基本的な方針の策定について定めるとともに、いじめの防止等のための対策の基本となる事項を定めた。

1　○　いじめ防止対策推進法第2条では、いじめを、「児童等に対して、当該児童等が在籍する学校に在籍している等当該児童等と一定の人的関係にある他の児童等が行う心理的又は物理的な影響を与える行為(インターネットを通じて行われるものを含む。)であって、当該行為の対象となった児童等が心身の苦痛を感じているもの」と定義している。よって学校外でのトラブルもいじめに該当することがある。
2　○　同法第28条で、学校の設置者またはその設置する学校は、「いじめにより当該学校に在籍する児童等の生命、心身又は財産に重大な被害が生じた疑いがあると認める」などの場合には、「その事態(以下「重大事態」という。)に対処し、及び当該重大事態と同種の事態の発生の防止に資するため、速やかに、当該学校の設置者又はその設置する学校の下に組織を設け、質問票の使用その他の適切な方法により当該重大事態に係る事実関係を明確にするための調査を行う」こととした。
3　×　同法第2条のいじめの定義では、「当該児童等が在籍する学校に在籍している等当該児童等と一定の人的関係にある他の児童等が行う心理的又は物理的な影響を与える行為(インターネットを通じて行われるものを含む。)」とされており、児童生徒から教員に対して向けられる暴力の防止についての規定はない。
4　×　同法第25条では、「校長及び教員は、当該学校に在籍する児童等がいじめを行っている場合であって教育上必要があると認めるときは、学校教育法第11条の規定に基づき、適切に、当該児童等に対して懲戒を加えるものとする」という規定はあるが、学校長に対する罰則の規定はない。
5　×　同法第2条のいじめの定義では、「インターネットを通じて行われるものを含む」と規定されている。

解答　1, 2

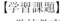

【学習課題】
　学校教育に関する精神保健の課題は頻出問題であるので、十分に理解することが重要である。とくに、いじめ、児童生徒の自殺、不登校などの調査データである、文部科学省「児童生徒の問題行動・不登校等生徒指導上の諸課題に関する調査」(毎年度公表)には必ず目を通しておくこと。一方、いじめ防止対策推進法など個別の施策の理解も必要である。

問題15

次の記述のうち、労働者の精神保健の現状として、**正しいものを1つ**選びなさい。

1 セルフケアとは、各企業に義務づけられた精神保健に関する活動である。
2 公立学校教育職員の病気休職者のうち、精神疾患による休職者は1割未満である。
3 職場でのセクシュアルハラスメント被害による精神障害は、労働災害の認定基準の対象から除外されている。
4 年間自殺者数のうち、死亡時に被雇用者であった者はその半数以上を占めている。
5 過労死等防止対策推進法が規定する過労死等の原因には、精神障害が含まれる。

1 × 労働安全衛生法による「労働者の心の健康の保持増進のための指針」では、事業者は、心の健康づくり計画を策定したうえで4つのケア(セルフケア、ラインによるケア、事業場内産業保健スタッフ等によるケア、事業場外資源によるケア)の推進を求めている。セルフケアとは、労働者自身がストレスに気づき、必要なストレスマネジメントや対処行動をとることである。

2 × 文部科学省「『教職員のメンタルヘルス対策について』(最終まとめ)の概要」〔2013(平成25)年〕、によれば、精神疾患による教員の病気休職者数は2011(平成23)年度に約5,300人となり、病気休職者に占める精神疾患の割合は、61.7%となっている。

3 × 「心理的負荷による精神障害の認定基準」の出来事の評価の留意事項では、「いじめやセクシャルハラスメントのように、出来事が繰り返されるものについては、発病の6カ月よりも前にそれが開始されている場合でも、発病前6カ月以内の期間にも継続しているときは、開始時からのすべての行為を評価の対象とすること」と規定されている。

4 × 「平成28年中における自殺の状況」(厚生労働省・警察庁)によると、職業別自殺者数の被雇用者・勤め人の年次推移は以下のようになっている。

	被雇用者・勤め人(人)	総数(人)	総数に占める割合(%)
平成25年	7,272	27,283	26.7
平成26年	7,164	25,427	28.2
平成27年	6,782	24,025	28.2
平成28年	6,324	21,897	28.9

5 ○ 過労死等防止対策推進法は、「近年、我が国において過労死等が多発し大きな社会問題となっていることから、過労死等の防止のための対策を推進し、もって過労死等がなく、仕事と生活を調和させ、健康で充実して働き続けることのできる社会の実現に寄与することを目的」(同法第1条)として、2014(平成26)年11月に施行された。同法の過労死等の定義は、「業務における過重な負荷による脳血管疾患若しくは心臓疾患を原因とする死亡若しくは業務における強い心理的負荷による精神障害を原因とする自殺による死亡又はこれらの脳血管疾患若しくは心臓疾患若しくは精神障害をいう」(同法第2条)とされている。

解答 5

【学習課題】
職場の精神保健に関する制度や取り組みを理解する。出題の制度や取り組み以外に、労働基準法、労働契約法、労働安全衛生法の「過重労働による健康障害防止のための総合対策」「ストレスチェック制度」なども重要である。

問題 16 依存症対策における精神保健福祉士の支援に関する次の記述のうち，**適切なもの**を2つ選びなさい。

1　治療については，自己コントロールが困難であるため，専門医療機関での入院治療を優先する。
2　「依存症は本人の意志の弱さに起因するものである」という理解を，広く普及することが求められている。
3　本人に治療意欲がなくても，過度に突き放すのではなく，治療意欲を高めるようにする。
4　精神医学的な知識や問題解決に向けた面接技術に加え，社会資源を活用又は開発し，調整することも必要とされる。
5　家族相談は，依存症者本人の同意を得てから開始する。

1　×　治療意欲がないアルコール依存症者の家族から相談を受けた場合は，初期介入技法等により受診への動機づけを行う。動機づけができたら依存症専門治療機関で治療を行う。外来治療では，治療関係づくりと治療や断酒への動機づけを行う。外来で症状の改善が困難な場合は入院治療を行う。必要に応じて断酒会やAA（アルコホーリクス・アノニマス）などのセルフヘルプグループを紹介する。
2　×　依存症は，精神依存や身体依存の結果，精神症状が出現するものである。アルコール依存症の場合，その特徴は「否認」のため治療につながりにくく，家族が長年の飲酒問題に巻き込まれ「共依存」となってしまうことを理解することが必要である。
3　○　本人に治療意欲がない場合でも，その人を受容し，生活困難や失職，家庭崩壊，多重債務による経済困窮などの生活問題が依存症によるものかをアセスメントする。そして依存症への理解を促し，治療に向き合うことができるように働きかけることが必要である。また，家族から相談を受けることにより支援が開始されることも多く，家族とともに治療意欲を高める働きかけをすることが必要となる。
4　○　依存症を支援する精神保健福祉士には，依存症に関する精神医学的な知識や問題解決に向けた面接技術に加え，医師や看護師とのチーム医療への参画，セルフヘルプグループ活動の育成，地域におけるネットワークの構築や普及啓発への取り組み，コーディネート能力・アセスメント能力の習得などが求められる。
5　×　依存症の家族相談では，まず家族が依存症を理解し，家族教室やセルフヘルプグループ，家族会などに参加して不安や恐れを軽減し，依存症者に適切な対応ができるようにすることに主眼が置かれることが多い。さらに，初期介入技法等を用い家族からメッセージを伝えて本人の受診への動機づけを行うため，必ずしも依存症者本人の同意を得てから開始されるものではない。

解答　3，4

【学習課題】
　依存症は，アルコールや薬物，ギャンブルなどの疾患としての理解が必要である。そのうえで，アルコール関連問題への理解を広げていく。制度では，アルコール健康障害対策基本法，第4次薬物乱用防止5カ年戦略，刑の一部執行猶予制度などの理解が必要である。また依存症の治療や精神保健福祉士の支援，さまざまなセルフヘルプグループの理解も併せて必要となる。

問題 17

次のうち，精神保健福祉に関係する法律とその規定に関する組合せとして，**正しいもの**を１つ選びなさい。

1 　地域保健法――――――市町村保健センターの設置
2 　医療法―――――――自立支援医療費の支給
3 　「精神保健福祉法」――精神保健参与員の配置
4 　「医療観察法」―――――退院後生活環境相談員の活用
5 　「障害者総合支援法」――精神科救急医療の確保

（注）　1 　「精神保健福祉法」とは，「精神保健及び精神障害者福祉に関する法律」のことである。
　　　 2 　「医療観察法」とは，「心神喪失等の状態で重大な他害行為を行った者の医療及び観察等に関する法律」のことである。
　　　 3 　「障害者総合支援法」とは，「障害者の日常生活及び社会生活を総合的に支援するための法律」のことである。

1 　○　地域保健法は，「地域保健対策の推進に関する基本指針，保健所の設置その他地域保健対策の推進に関し基本となる事項を定めることにより，母子保健法その他の地域保健対策に関する法律による対策が地域において総合的に推進されることを確保し，もつて地域住民の健康の保持及び増進に寄与すること」（同法第１条）を目的として制定された。同法第 18 条で，「市町村は，市町村保健センターを設置することができる」と定めている。
2 　×　医療法は，医療を受ける者による医療に関する適切な選択の支援や医療の安全を確保，病院，診療所および助産所の開設及び管理などの必要な事項を定めることにより，医療を受ける者の利益の保護および良質かつ適切な医療を効率的に提供する体制の確保を図ることを目的として制定された。一方，自立支援医療費の支給は障害者総合支援法に規定されており，精神通院医療では，申請者は市町村を経由して都道府県に支給申請を行う。
3 　×　精神保健福祉法による専門職は，法第 48 条で精神保健福祉相談員の規定がある。精神保健参与員は，医療観察法第 15 条，第 36 条に規定され，精神保健福祉士その他の精神障害者の保健および福祉に関する専門的知識および技術を有する者のうちから，処遇の決定の要否およびその内容について意見を述べることが認められ審判に関与するものとされている。
4 　×　医療観察法における指定入院医療機関からの退院後の支援は，保護観察所に配置されている社会復帰調整官が入院対象者の入院生活と退院予定地域などとの生活環境の調整，通院・地域処遇において継続した医療等を確保するための精神保健観察など，処遇全般の調整・援助を行う。一方，精神保健福祉法第 33 条の４では，精神保健福祉士および厚生労働省令で定める資格を有する者のうちから退院後生活環境相談員を選任し，医療保護入院者およびその家族等からの退院後の生活環境に関する相談に応じるよう精神科病院の管理者に義務づけている。
5 　×　障害者総合支援法の相談支援における地域定着支援では，居宅で単身生活を送る障害者に対して，常時の連絡体制を確保し，緊急時に必要な支援を行うこととされているが，精神科救急医療の確保に関する規定はない。一方，精神科救急医療の確保に関しては，精神保健福祉法第 19 条の 11 に定められている。都道府県に対して，夜間や休日において精神障害の医療を必要とする精神障害者本人，あるいは家族等その他の関係者からの相談に応じることをはじめ，地域の実情に応じた精神科救急医療体制の整備を図ることを求めている。

解答　1

【学習課題】
　出題の法律以外にも，障害者基本法などの障害者支援に関する法規，児童福祉法や介護保険法などの各ライフステージにおける法規や対策も理解すること。

精神保健の課題と支援——23

> **問題18** 精神保健福祉活動を行っている民間団体に関する次の記述のうち，**正しいもの**を1つ選びなさい。
>
> 1 日本精神衛生会は，精神病者慈善救治会として創設された。
> 2 日本いのちの電話連盟は，自殺対策基本法の成立を受けて創設された。
> 3 全日本断酒連盟は，依存症の治療に従事している多職種チームが中心となって創設された。
> 4 全国精神障害者団体連合会は，「障害者総合支援法」の成立を受けて創設された。
> 5 全国精神保健福祉連絡協議会は，精神保健福祉士の職能団体として創設された。

1 ○ 日本精神衛生会は，1902年に呉秀三により精神病者慈善救治会として創設された。当時の活動は，病院内で作業療法を行う患者への慰労金の補助，病者の病衣の寄付，病院園庭での園遊会の開催など精神障害者に対する社会の理解を図る取り組みを行った。現在は，日本精神保健会議の開催など国民のメンタルヘルスに対する普及啓発を中心として，精神障害者の医療および福祉の促進に向けた活動を行っている。

2 × 「いのちの電話」の活動は，1953年に英国のロンドンで開始された自殺予防のための電話相談に端を発し，日本ではドイツ人宣教師ルツ・ヘットカンプ女史を中心として準備され，1971（昭和46）年10月日本で初めてボランティア相談員による自殺予防の電話相談が東京で開始された。1977（昭和52）年に全国5つの「いのちの電話」のセンターが組織化され，日本いのちの電話連盟が結成された。2016（平成28）年で連盟加盟センターは49センターとなっている。一方，自殺対策基本法は2006（平成18）年に成立し，自殺対策基本法第22条では民間団体の活動の支援を講じることが定められている。

3 × 全日本断酒連盟は，1958（昭和33）年に酒害者（依存症者）による酒害者のための自助組織が生まれ，1963（昭和38）年に全国ネットワークとしての全日本断酒連盟となった。現在では，本人会員が約1万人となっている。

4 × 特定非営利活動法人全国精神障害者団体連合会（全精連）のブログによると，会の設立は，1993（平成5）年4月，精神障害者が精神障害者のために，精神障害者自身の要求や願いを分かち合い，その実現に向けて自分たちが活動する当事者活動を当事者自らの運営で行おうと結成された。

5 × 全国精神保健福祉連絡協議会は，1963年に全国精神衛生連絡協議会の名称で発足した。この協議会は各都道府県（指定都市を含む）の精神保健福祉協会で構成され，これらの連絡を図るとともに，精神保健福祉の普及啓発に資することを目的として活動を行っている。精神保健福祉士の職能団体は，公益社団法人日本精神保健福祉士協会である。

解答　1

【学習課題】
　精神保健福祉活動を行っている民間団体や学会は，いのちの電話や日本精神衛生会など，出題された団体以外にも多数存在する。当事者や家族のセルフヘルプグループの意義や活動についても関連づけて理解することが必要である。

問題19

DALY（障害調整生命年）に関する次の記述のうち，**正しいものを1つ選びな さい。**

1 平均寿命と健康寿命（日常生活に制限のない期間の平均）の差から求める。
2 疾患の有病率とジニ係数から求める。
3 患者と家族の疾患による経済的損失を合計して求める。
4 有病率と集団の調査対象者全員の数の積から求める。
5 疾患による損失生存年数と障害生存年数を合計して求める。

　DALY（障害調整生命年）は，WHO（世界保健機関）が，病気等がどれだけ社会に影響を与え ているかを測る指標として示したものである。精神保健の問題の影響をとらえるのに適した指標 とされている。

1　×　「国民の健康の増進の総合的な推進を図るための基本的な方針」〔健康日本21（第2次）〕 によると，平均寿命と健康寿命との差は，日常生活に制限のある「不健康な期間」を意味する。 今後，平均寿命の延伸に伴い健康寿命との差が拡大すれば，医療費や介護給付費の多くを消費 する期間が増大することになるので，疾病予防と健康増進，介護予防などによって平均寿命と 健康寿命の差を短縮することができれば，個人の生活の質の低下を防ぐとともに，社会保障費 の軽減も期待できる。
2　×　有病率とは，ある時点における，病気やけがをしている人の人口に対する割合のことで あり，ジニ係数とは，所得や資産の不平等あるいは格差を計るための尺度である。
3　×　経済的損失については，国立社会保障・人口問題研究所による，自殺によって失われた 生涯所得の総額やうつ病が原因で支払われる労災補償や休業で失われた賃金などの推計があ る。アルコール関連問題による医療費や死亡による間接費用の推計も行われている。
4　×　有病率＝集団のある一時点における疾病を有する人数／調査対象となる集団全員の人数， で算出される。有病率に集団の調査対象者全員の数を掛ける（積）と集団のある一時点におけ る疾病を有する人数しか求められない。
5　○　DALYは，疾病による死亡，障害の影響を表す指標のこと。早世により失われた年数で ある損失生存年（years of lost life；YLL）と，疾病により障害を余儀なくされた年数である障 害生存年数（years lost due to disability；YLD）で見積もられる。

解答　5

【学習課題】
　近年，WHOなどの国際機関の活動や世界の精神保健の実情からの出題が多くなっ ている。DALY以外には，WHOによる「メンタルヘルスの定義」「メンタルヘルスア クションプラン2013-2020」「メンタルヘルス・ギャップ・アクションプログラム （mhGAP）」「クオリティライツプロジェクト」「メンタルヘルスアトラスプロジェクト」「アル コールの有害な使用を低減するための世界戦略（2010）」「メンタルヘルスのプライマリケアへ の統合─世界的な展望」，世界自殺レポート（自殺を予防する─世界の優先課題）やOECD（経 済協力開発機構）の取り組みなどに一度は目を通しておくこと。

精神保健の課題と支援——25

問題20 次の記述のうち，職場のメンタルヘルスに関して，**正しいもの**を１つ選びなさい。

1 精神障害に係る労災請求件数は，過去30年間一貫して脳・心臓疾患に係る労災請求件数より多い。
2 「男女雇用機会均等法」では，妊娠中及び産後の女性の危険有害業務の就業制限を規定している。
3 「労働者の心の健康の保持増進のための指針」は，労働契約法に基づき定められたものである。
4 従業員支援プログラム（EAP）は，職場の管理監督者が，職場環境の改善や心の健康相談を実施するものである。
5 精神科デイ・ケアなどで提供されるリワークプログラムは，精神疾患で休職した労働者の職場復帰に向けた支援策である。
（注）「男女雇用機会均等法」とは，「雇用の分野における男女の均等な機会及び待遇の確保等に関する法律」のことである。

1 × 厚生労働省の「過労死等の労災補償状況」によれば，精神障害と脳・心臓疾患に係る労災請求件数の平成12～14年度と平成26～28年度の推移は下表のようになっている。

年度	平成12	平成13	平成14	平成26	平成27	平成28
精神障害	212	265	341	1,456	1,515	1,586
脳・心臓疾患	617	690	819	763	795	825

平成12～14年度では，脳・心臓疾患が精神障害に係る労災請求件数より多い。
平成26～28年度では，脳・心臓疾患が精神障害に係る労災請求件数より少ない。

2 × 労働基準法では，妊産婦等を妊娠・出産・哺育等に有害な業務に就かせることはできないと規定されている。なお，2017（平成29）年1月，男女雇用機会均等法の改正により，事業主に対し，妊娠・出産・育児休業・介護休業等を理由とする不利益取り扱いの禁止に加え，就業環境を害する行為をすることがないよう防止措置義務が追加された。
3 × 「労働者の心の健康の保持増進のための指針」は，労働安全衛生法によって規定されている。2014年（平成26）年の改正では，ストレスチェック制度が創設された。なお，労働契約法には，安全配慮義務などの労働契約についての基本的なルールがわかりやすい形で示されている。
4 × 従業員支援プログラム（EAP）は，職場におけるメンタルヘルスの問題を解決するために開発されたプログラムである。事業場外機関がメンタルヘルスに関する教育や相談活動，専門機関への紹介，フォローアップなどの一連のサービスを提供する。職場の管理監督者が，職場環境の改善や心の健康相談を実施することは，「労働者の心の健康の保持増進のための指針」の事業場内産業保健スタッフ等によるケアのことである。
5 ○ 精神科デイケアなどで提供されるリワークプログラムは，うつ病などで休職中の患者の職場復帰前のトレーニングを提供するもので，リハビリテーションの一つである。認知行動療法やリラクゼーション法などによりストレスコーピングを高めたり，対人関係のスキルを習得したりして職場復帰後の生活スタイルを改善させ，病状の回復と再発の防止を目的としている。

解答 **5**

【学習課題】
職場のメンタルヘルスに関する労働関係法規や支援の内容を学習しておく。ストレスチェック制度，セルフケア教育，ハラスメント，「心の健康により休業した労働者の職場復帰支援の手引き」による段階的な復職支援，などの理解が必要である。

3 精神保健福祉相談援助の基盤

[第20回]

出題傾向と対策

　今回も，出題基準のすべての大項目から，網羅的に出題された。また，「LGBT」という用語が設問文に盛り込まれるなど，例年どおり，近年の動向に沿った問題も出題された。
　さて，毎年，必ず倫理綱領に関する問題が出題されるのだが，今年度は，国際ソーシャルワーカー連盟（IFSW）の「倫理綱領」に関するものが2題出題された。実際に解答を導きだすためには，2題ともIFSWではなく，社会福祉専門職団体協議会や公益社団法人日本精神保健福祉士協会の倫理綱領への理解とその知識の援用が必要であり，厳密にいうと，設問そのものが妥当なものであるのか，疑義を抱くものであった。
　本科目は，『精神保健福祉相談援助の基盤』という名称ではあるが，実際の「相談援助の基盤」となる「理念」に関する設問は，全体からみると出題数は多くない。「理念」の中では，「権利擁護」のみが大項目としても取り上げられ，毎年，必ず出題されている。しかし，権利擁護に関する問題としてとらえなくとも，「主体」「対象」「方法」をカタカナ（英語）でどのように言うのかを理解していれば，自ずと解けるものである。そのため，真の意味で「理念」を問う出題になっているのか，例年同様，疑問の残るものであった。また，援助の「理念」については，シラバスには盛り込まれていない「ストレングス」等からも出題されるので，知識を確実なものにしておきたい。
　ここ2年ほどの特徴として，英語の略字（アルファベット3文字）の語句についての知識を問うもの（問題33）や，国家試験としての出題の意図が見えにくいもの（問題23）などもあった。いずれも，出題方法に拘るあまりに，国家試験としてその専門性を問う出題としての質が担保されているのかどうか，疑念を抱くものが散見された。

重要なポイント

　「精神保健福祉士法」への理解，IFSWおよび社会福祉専門職団体協議会，日本精神保健福祉士協会の「倫理綱領」への理解を確実なものにしておく。「権利擁護」については，必ず関連の問題が出題される。その他「ソーシャル・インクルージョン」「リカバリー」「ストレングス」など，近年の動向については押さえておくことが重要である。

学ぶにあたって

　出題傾向は，毎年同様であるので，過去問について確実に解けるようにしつつ，最新の知識についてもあたっておくことが重要である。冒頭にも述べたように，出題基準の大項目をほぼ網羅しているので，幅広い学習が必要になる。

［井上　牧子］

【出題基準】『精神保健福祉相談援助の基盤』対応出題実績　　（数字は問題番号）

大項目	中項目	小項目（例示）	18回	19回	20回
1 精神保健福祉士の役割と意義	1）精神保健福祉士法	定義，義務 精神保健福祉制度の歩み	24		21
	2）精神保健福祉士の専門性		22		
	3）精神保健福祉士の専門職倫理と倫理的ジレンマ	日本精神保健福祉士協会倫理綱領 国際ソーシャルワーカー連盟（IFSW）倫理綱領 倫理的ジレンマ	33	21	22 35
2 社会福祉士の役割と意義	1）社会福祉士及び介護福祉士法	定義，義務	23		
	2）社会福祉士の専門性				
3 相談援助の概念と範囲	1）ソーシャルワークに係る各種の定義	国際ソーシャルワーカー連盟（IFSW）の定義			
	2）社会福祉士・精神保健福祉士が行なうソーシャルワークの形成過程	慈善組織活動 セツルメント運動	24	22	23 25
4 相談援助の理念	1）人権尊重				
	2）社会正義				
	3）利用者主体				
	4）尊厳の保持				
	5）権利擁護		28		28
	6）自立支援				
	7）社会的包摂			23	24
	8）ノーマライゼーション				24
5 精神保健福祉士が行なう相談援助活動の対象と相談援助の基本的考え方	1）保健，医療，福祉等の各分野における相談援助の対象及び相談援助の基本的考え方	対象，目的，価値，意義，内容，原則	21 25 30 31 34	24 25 30 31 32 33 34 35	24 30 31 33 34
6 相談援助に係わる専門職（精神科病院，精神科診療所を含む）の概念と範囲	1）医療機関（精神科病院，精神科診療所を含める）における専門職	医師，薬剤師，看護師，作業療法士，理学療法士，臨床心理技術者，管理栄養士			27
	2）福祉行政・関連行政機関等における専門職	福祉事務所の現業員，査察指導員，社会福祉主事，児童福祉司，身体障害者福祉司，知的障害者福祉司 保健所の医師，保健師，作業療法士 保護観察所の社会復帰調整官 労働行政機関等の障害者職業カウンセラー，職場適応援助者（ジョブコーチ）			27
	3）民間の施設・組織における専門職	施設長，生活指導員，社会福祉協議会の職員，地域包括支援センターの職員 相談支援専門員，サービス管理責任者，居宅介護従事者	26		
7 精神障害者の相談援助における権利擁護の意義と範囲	1）相談援助における権利擁護の概念と範囲	自己決定，意思決定能力 権利擁護システム アドボカシー	27 28	27	28
	2）精神障害者の人権擁護と精神保健福祉士の役割			26	28
8 精神保健福祉活動における総合的かつ包括的な援助と多職種連携（チームアプローチ含む）の意義と内容	1）総合的かつ包括的な援助の意義と内容	コミュニティソーシャルワーク	32	28	26
	2）多職種連携（チームアプローチ）の意義と内容		29 35	20	29 32

> **問題 21** 次の記述のうち，精神保健福祉士法に規定されている精神保健福祉士の業務に関するものとして，**正しいものを2つ**選びなさい。
>
> 1 助言，指示，日常生活への適応のために必要な訓練その他の援助を行う。
> 2 資質向上のため，厚生労働省令で定められている研修の受講義務がある。
> 3 職を辞した後も，5年の秘密保持義務がある。
> 4 常にその者の立場に立って，誠実にその業務を行わなければならない。
> 5 精神保健福祉士の信用を傷つけるような行為をしてはならない。

1 ×　精神保健福祉士を定義した，精神保健福祉士法第2条を一部抜粋すると，精神保健福祉士は，「助言，指導，日常生活への適応のために必要な訓練その他の援助を行うこと」（アンダーライン筆者加筆）とされている。設問文中に記された「指示」を行うとはされていない。
2 ×　精神保健福祉士は，精神保健福祉士法第41条の2において，「資質向上の責務」が「義務」として定められている。しかし，設問文に記載されたような「厚生労働省で定められている研修の受講義務」については，規定そのものがない。
3 ×　精神保健福祉士の秘密保持義務は，精神保健福祉士法第40条において「精神保健福祉士は，正当な理由がなく，その業務に関して知り得た人の秘密を漏らしてはならない。精神保健福祉士でなくなった後においても，同様とする」（アンダーライン筆者加筆）と規定されている。職を辞した後も秘密保持義務は継続する。
4 ○　精神保健福祉士法第38条の2で，精神保健福祉士の「誠実義務」は，「精神保健福祉士は，その担当する者が個人の尊厳を保持し，自立した生活を営むことができるよう，常にその者の立場に立って，誠実にその業務を行わなければならない」と明記されている。
5 ○　精神保健福祉士法第39条で，精神保健福祉士の「信用失墜行為の禁止」を「精神保健福祉士は，精神保健福祉士の信用を傷つけるような行為をしてはならない」と定めている。

解答　4，5

【学習課題】
　精神保健福祉士法において定められている，精神保健福祉士の「義務等」についての理解を確実なものにしておく。

問題22

次の記述のうち、国際ソーシャルワーカー連盟（IFSW）の倫理綱領の「倫理基準」に関するものとして、**正しいもの**を1つ選びなさい。

1 専門職としての倫理責任として、秘密の保持が示されている。
2 利用者に対する倫理責任として、説明責任が示されている。
3 実践現場における倫理責任として、専門職の擁護が示されている。
4 社会に対する倫理責任として、業務改善の推進が示されている。
5 専門職としての倫理責任として、社会への働きかけが示されている。

国際ソーシャルワーカー連盟（International Federation of Social Work；IFSW）は、2004年10月にオーストラリアのアデレードで行われた国際ソーシャルワーク学校連盟との総会において"Ethics in Social Work, Statement of Principles"を採択し、現在でも"Statement of Ethical Principles"と位置づけられている。この"Ethics in Social Work, Statement of Principles"（日本語訳は、「ソーシャルワークの倫理：原理についての表明」[1]）が、IFSWの「倫理綱領」としてわが国においても理解されている。

IFSWの公用語の一つである英語版によると、それは、1. Preface（序文）、2. Definition of Social Work（ソーシャルワークの定義）、3. International Conventions（国際規約）、4. Principles（原理）、5. Professional Conduct（専門職としての行動）によって構成されている。しかし、設問文にあるいわゆる「倫理基準」（註：全米ソーシャルワーカー協会では、「倫理基準」として"Ethical standard"の語を用いている）は、IFSWの「倫理綱領」の構成の中には含まれていない。よって、設問の「次の記述のうち、国際ソーシャルワーカー連盟（IFSW）の倫理綱領の『倫理基準』に関するものとして、正しいものを1つ選びなさい」という設問文自体が、不適切なものであると言わざるを得ないであろう。

ところで、わが国の社会福祉専門職団体協議会が2005（平成17）年に制定した「ソーシャルワーカーの倫理綱領」は、上記のIFSWの「倫理綱領」を基に策定したものとされており、「前文」「ソーシャルワークの定義」「価値と原則」「倫理基準」から構成されている。そこで、本問を解くために、わが国の「ソーシャルワーカーの倫理綱領」を参照し、援用することとした。

1 × 「秘密の保持」は、「専門職としての倫理責任」ではなく、「利用者に対する倫理責任」として示されている。
2 ○ 「利用者に対する倫理責任」として、「説明責任」が示されている。
3 × 「専門職の擁護」は、「実践現場における倫理責任」ではなく、「専門職としての倫理責任」として示されている。
4 × 「業務改善の推進」は、「社会に対する倫理責任」ではなく、「実践現場における倫理責任」として示されている。
5 × 「社会への働きかけ」は、「専門職としての倫理責任」ではなく、「社会に対する倫理責任」として示されている。

解答　2
（不適切問題）

〔文献〕
1）国際ソーシャルワーク学校連盟，国際ソーシャルワーカー連盟，日本社会福祉教育学校連盟：ソーシャルワークの定義　ソーシャルワークの倫理：原理についての表明　ソーシャルワークの教育・養成に関する世界基準．相川書房，2009．

問題 23

次のうち，最も早く設立された社会福祉に関する職能団体として，**正しいもの**を1つ選びなさい。

1 日本医療社会事業家協会（現 公益社団法人日本医療社会福祉協会）
2 日本介護福祉士会（現 公益社団法人日本介護福祉士会）
3 日本社会福祉士会（現 公益社団法人日本社会福祉士会）
4 日本精神医学ソーシャル・ワーカー協会
　（現 公益社団法人日本精神保健福祉士協会）
5 日本ソーシャルワーカー協会
　（現 特定非営利活動法人日本ソーシャルワーカー協会）

1 ○　「日本医療社会事業家協会」は，1953（昭和28）年に結成され，1958（昭和33）年に「日本医療社会事業協会」に改組された。そして，2011（平成23）年に現在の公益社団法人日本医療社会福祉協会となっている。
2 ×　日本介護福祉士会（現　公益社団法人日本介護福祉士会）は，1994（平成6）年に設立されている。
3 ×　日本社会福祉士会は，任意団体として1993（平成5）年に設立され，1996（平成8）年に「社団法人日本社会福祉士会」となり，2014（平成26）年に現在の公益社団法人日本社会福祉士会に移行している。
4 ×　「日本精神医学ソーシャル・ワーカー協会」は，1964（昭和39）年に設立された。精神医学ソーシャルワーカーの国家資格である，精神保健福祉士の1997（平成9）年の制定を受けて，1999年に「日本精神保健福祉士協会」に名称を変更した。そして，2013（平成25）年に現在の「公益社団法人日本精神保健福祉士協会」へと移行している。
5 ×　日本ソーシャルワーカー協会は，1960（昭和35）年に誕生している。2005（平成17）年より，現在の特定非営利活動法人（NPO法人）の認証を受け活動をしている。（アンダーライン筆者加筆）

以上により設問のもっとも早く設立された社会福祉に関する職能団体は，1の日本医療社会事業家協会である。

深読みすれば，専門職としてのソーシャルワーカーの日本における活動の歴史や，それらと関連する専門職能団体の設立，資格制度の成立の理解を問うことを意図した問題と考えられるであろうか。しかし，本問題の出題の仕方では，専門職の国家資格試験として何を問おうとしているのか，解答者にとって理解しにくいのではないかと考えられる。

解答　1

【学習課題】
　各団体の沿革についての詳細は，下記のURLにあたってほしい。

専門職能団体名	URL
公益社団法人日本医療社会福祉協会	http://www.jaswhs.or.jp/
公益社団法人日本介護福祉士会	http://www.jaccw.or.jp/home/index.php
公益社団法人日本社会福祉士会	http://www.jacsw.or.jp/
公益社団法人日本精神保健福祉士協会	http://www.japsw.or.jp/
NPO法人日本ソーシャルワーカー協会	http://www.jasw.jp/

| 問題 24 | 次の記述のうち，ソーシャルワークにおけるストレングスの説明として，**最も適切なもの**を1つ選びなさい。 |

1 年齢や障害の有無などにかかわらず，どの人にとっても当たり前の生活を実現できるよう，成熟した社会をつくることである。
2 主体性・連帯性・無償性に基づき，一人一人を大切な存在として認め合う社会をつくるために，自ら進んで行う行為を支えることである。
3 その人の問題に焦点を当てるのではなく，その人が本来持っている強さに着目し，それを引き出しいかしていくことである。
4 精神障害に対する誤解や偏見，差別に対して正しい知識を提供することで，適切な理解や態度，行動に変えていくことである。
5 人とその環境との関係に焦点を当て，環境や自分の生活をコントロールする力を高め，自ら主体的にその状況に働き掛け改善することである。

1 × 前半の「年齢や障害の有無などにかかわらず，どの人にとっても当たり前の生活を実現」するというのは，「ノーマライゼーション」や「社会的包摂（ソーシャルインクルージョン）」の理念を示したものとして考えられる。後半の「実現できるよう，成熟した社会をつくることである」という文章は，「コミュニティワーク（あるいはコミュニティ・ソーシャルワーク）」を説明したものであると考えられる。
2 × 「主体性・連帯性・無償性に基づき，一人一人を大切な存在として認め合う」という説明は，「ボランティア活動」の基盤となる考え方であると推測できる。その文章に引き続く「～認め合う社会をつくるために，自ら進んで行う行為を支えることである」という記述は，「ボランティア・コーディネーター」についての説明であると考えられる。
3 ○ 「その人の問題に焦点を当てるのではなく，その人が本来持っている強さに着目し，それを引き出しいかしていく」という記述は「ストレングス」視点の説明である。
4 × 「精神障害に対する誤解や偏見，差別に対して正しい知識を提供すること」，それらを通して，「（市民等の）適切な理解や態度，行動に変えていく」ことは，正しい知識の「普及・啓発」活動といえるであろう。
5 × 「人とその環境との関係に焦点を当て，環境や自分の生活をコントロールする力を高め，自ら主体的にその状況に働き掛け改善すること」は「コーピング（対処）」の説明と考えられる。とくにジャーメイン（Germain, C. B.）らが提唱した「エコロジカル・ソーシャルワーク」では，人と環境との相互作用の場を「生活」として，そこに生じる生活問題に焦点を当てようとした。そして，個人がその環境の中で，交互作用を促進させ問題解決していけるよう対処することを「コーピング」と呼んだ[1]。よって，この設問文はエコロジカル・ソーシャルワークを説明したものであるとも考えられる。

解答　3

〔文献〕
1）岩間伸之：ソーシャルワークの展開とケースワーク．大塚達雄他，編著，ソーシャル・ケースワーク論―社会福祉実践の基礎，ミネルヴァ書房，pp89-91，1994.

【学習課題】
C. A. ラップらが提唱した「ストレングスモデル」の6つの原則について理解を深める。その他の相談援助の理念についても，知識を確かなものにしておく。

| 問題 25 | 次の記述のうち，ソーシャルワーク理論とその代表的な人物として，**正しいもの**を1つ選びなさい。|

1 ホリス（Hollis, F.）は，人間に共通の欲求充足を権利として認めることを説いた。
2 マイヤー（Meyer, C. H.）は，人と状況の両者の相互作用を重要であるとして，状況の中にある人間を中心概念として位置づけた。
3 トール（Towle, C.）は，機関には，特定の社会サービスを実施する特定の機能があり，それを手段として用いることがソーシャルワーカーの独自性であるとした。
4 ジャーメイン（Germain, C. B.）は，システム理論に生態学的な視点を導入して，「有機体」と「環境」との相互作用に焦点を合わせた。
5 アプテカー（Aptekar, H. H.）は，生態的システム論的視点を提唱し，人と環境が相互に関連し合っている視点を重視した。

1 × ホリスは，ソーシャルワークの多様なモデルのなかでももっとも古いものの一つである心理社会的アプローチを提唱している。人と状況と両者の相互作用といった三重の相互関連性こそがソーシャルワークにおいては重要であるとして，状況の中にある人間を中心的概念として位置づけた。1はトールについての記述である。
2 × マイヤーは，生態学と一般システム理論を組み合わせ，個人と環境の交互作用面を包括的にとらえようとした。これは「エコシステム理論」と呼ばれる。2はホリスについての記述である。
3 × トールは，『公的扶助ケースワークの理論と実際』（村越芳男，訳，全国社会福祉協議会，1963年）を刊行しており，人間に共通の欲求充足を権利として認めることを説いている。3はアプテカーについての記述である。
4 ○ ジャーメインは，個人と環境の交互作用において発生する生活上の問題に焦点を当て，状況を把握するためのアセスメント（事前評価）の重要性を強調している。
5 × アプテカーは，ソーシャルワーカーが働いている機関には社会的サービスを実施する特定の機能があることから，こうした機能を手段として用いることが精神科医とは異なるソーシャルワーカーの独自性であると主張した。5はマイヤーについての記述である。

解答　4

〔参考文献〕
精神保健福祉士養成セミナー編集委員会編：精神保健福祉相談援助の基盤（基礎・専門），第6版．へるす出版，2017．

【学習課題】
　ソーシャルワーク理論における提唱者と内容の整合性を問う問題であるが，いずれも基本的な知識を問うている。このような問題は，ほかの科目も含めて頻回に出題されていることからも，理解しておく必要がある。理論が発表された年代やテーマごとに整理し，提唱者や具体的な学説を併せて理解しておくとよい。

問題 26

次の記述のうち，精神保健福祉士の行うマクロ領域のソーシャルワーク実践として，**最も適切なもの**を１つ選びなさい。

1 退院後の地域生活定着を目指し，サービスの調整やサービス利用を支援する。
2 地域に出向き，サービスに結び付いていない精神障害者を発見する。
3 居住支援を通じて明らかになった政策的課題の解決に向けた提言を行う。
4 就労を希望する精神障害者に面接を行い，願いや今後の課題を明らかにする。
5 精神科デイケアで，相互作用を活用しながら個人の成長や課題解決を図る。

1 × サービスの調整やサービス利用を支援する行為は，個人，家族に対する個別的な介入を伴う直接的な実践であることから，ミクロ領域でのソーシャルワーク実践である。
2 × 個別的支援であるアウトリーチ（訪問支援）についての記述である。ミクロ領域のソーシャルワーク実践と考えられる。
3 ○ 政策的課題の解決に向けた提言を行うことは，地域社会全体に対する間接的な介入がなされる実践であると考えられる。マクロ領域のソーシャルワーク実践といえる。居住支援から明らかになった課題に対してマクロ領域の実践を行うことも，精神保健福祉士の役割の一つである。
4 × クライエントに対して願いや今後の課題を明らかにする面接は，個別的・直接的な介入や働きかけであることから，ミクロ領域のソーシャルワーク実践である。
5 × 精神科デイケアにおける相互作用を活用していることから，小集団を構成する人々に対する実践と考えられる。メゾ領域のソーシャルワーク実践といえる。

解答　3

【学習課題】
精神保健福祉士が行う実践における介入のレベルを問う問題である。事例からも判断できるようにしておくとよい。

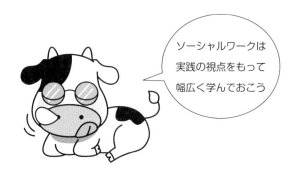

ソーシャルワークは実践の視点をもって幅広く学んでおこう

問題 27

次の記述のうち，法に規定されている専門職の業務として，**正しいものを1つ**選びなさい。

1 社会復帰調整官は，医療観察制度による処遇決定を行う。
2 精神保健指定医は，措置入院の解除を判断するための診察を行う。
3 社会福祉主事は，生活保護の決定を行う。
4 精神保健福祉相談員は，精神障害者保健福祉手帳の交付に当たっての審査を行う。
5 介護福祉士は，介護保険の給付管理を行う。

1　×　医療観察制度による処遇要否は，地方裁判所において裁判官と精神保健審判員（精神科医）からなる合議体により，その意見の一致したところにより決定する。なお，その際に精神保健参与員（主な職種は精神保健福祉士）が関与し，意見を述べる。社会復帰調整官は，審判時の資料となる生活環境のために対象者や家族と面接等を行うが，処遇の決定に関与するわけではない。

2　○　精神保健指定医の業務には，措置入院の解除に関する診察および判定（精神保健福祉法第29条の4）が規定されている。措置入院における退院時の手続きには，精神保健指定医1名の診察と症状消退届の届け出が必要である。

3　×　「保護の実施機関は，保護の開始の申請があつたときは，保護の要否，種類，程度及び方法を決定し，申請者に対して書面をもつて，これを通知しなければならない」（生活保護法第24条第3項）と記されている。保護の実施機関とは市町村に設置されている福祉事務所等である。

4　×　都道府県知事は申請に基づいて審査し，精神障害の状態にあると認めたときは申請者に精神障害者保健福祉手帳を交付しなければならない。手帳の交付の可否および障害等級の判定は精神保健福祉センターが行うとしている。

5　×　介護保険の給付管理とは，介護支援専門員が行う給付管理業務についての記述と考えられる。介護保険では，給付管理業務を介護福祉士ではなく，ケアマネジャーと呼ばれる介護支援専門員が行うこととなっている。

解答　2

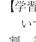

【学習課題】
　いずれの職種も精神保健福祉士が連携をもつ専門職である。各専門職の専門性と役割，業務について，具体的に理解をしておく必要がある。根拠となる法律全体を理解しておくと，各専門職の業務の位置づけについて理解が深まる。法律の主な条文を読んでおくことは必須である。

精神保健福祉相談援助の基盤——35

問題28

N市にある精神科病院の相談室に勤務するA精神保健福祉士は，単身生活をしているBさんから，「もう病院には通えないよ。どうしよう」という相談を受けた。理由は，Bさんが通院に利用しているバス路線が廃止になることであった。病院デイケアのスタッフからも，バス路線廃止後のプログラム参加について，メンバーから不安が上がっていることを聞いた。また，外来患者以外にも，通学や買物に困る住民が多く，その対応を地域で話し合っているとのことだった。そこで，A精神保健福祉士は住民やメンバーと共に，通院や日常生活に支障が出ることをN市に訴え，路線の存続を求めた。

次のうち，A精神保健福祉士が行った権利擁護の活動として，**正しいもの**を**2つ**選びなさい。

1 クラスアドボカシー
2 ケースアドボカシー
3 シチズンアドボカシー
4 セルフアドボカシー
5 リーガルアドボカシー

1 ○ クラスアドボカシーとは，市民の権利擁護を目的に制度・政策の整備などの変革を目指し，行政との交渉や請願運動等により社会全体における権利擁護を目指すことをいう。Bさんだけではなく，デイケアを利用するメンバー，外来患者，外来患者以外の住民も同じ課題をもっており，共にN市に対して訴えていることから，同じ課題をもつ特定の集団を対象にした権利擁護となっている。
2 × ケースアドボカシーとは，個別または家族の問題を個別に扱うものである。対象は主として判断能力が不十分な人と，判断の能力がない人たちである。
3 ○ シチズンアドボカシーとは，障害者も含まれる市民が主体的に活動する権利擁護活動であり，市民が特定個人の訴えやニーズを聞いて，問題解決や権利擁護のための活動をすることである。
4 × セルフアドボカシーとは，支援者の側からではなく，利用者が自らの権利を自らの責任のもとで，自らの方法で主張していくことをいう。精神保健福祉士が支援者として住民やメンバーと共に訴えている。
5 × リーガルアドボカシーとは，法律家を中心とする権利侵害への法律相談や訴訟を含む法手続き援助をいう。法律家の関与は記されていない。

解答 1，3

〔文献〕
精神保健福祉士養成セミナー編集委員会編：精神保健福祉相談援助の基盤（基礎・専門），第6版．へるす出版，2017．

【学習課題】
精神保健福祉士の業務には権利擁護が含まれていることからも，十分に理解しておく必要がある。選択肢に記されているアドボカシーは，目指す方向性や目的と，アドボカシーを行う主体者で区別できる。それらを整理して理解するとよい。

問題29

病院で，新たに就労支援を目的としたデイケアを立ち上げることとなった。C精神保健福祉士を主任とし，就労支援に関わる新たなスタッフが決まり，立ち上げのための会議を開いた。初めに，それぞれが情報共有を行い，次の段階では，ゴール設定とそれに伴う役割を確認し，SSTを中心としたプログラムが開始された。しかし，初回のプログラムが終了した際に，D看護師から，「この就労支援のSSTでは，就労場面での練習より先に生活面の改善から始めた方がよい。練習課題の設定について会議を開いてほしい」と要望があった。これを受けて，C精神保健福祉士は会議を開催することとした。

次のうち，この時点のチームビルディングの段階として，**適切なもの**を1つ選びなさい。

1 形成段階
2 対立段階
3 規範形成段階
4 実践段階
5 離脱段階

---

1 × 形成段階とは，チームビルディング（チーム構築）の段階において，メンバーが集まり，情報が交換され，相互理解が図られる段階をいう。
2 ○ 対立段階とは，表面化していなかったメンバー間の考え方，役割境界が浮かび，葛藤や矛盾が顕在化する段階である。D看護師がSST（社会生活技能訓練）で取り扱う課題に関する提案をしている。この発言は，デイケアを構成するスタッフ間の職種の違いによる役割境界により，葛藤が生じたゆえの発言と考えられる。
3 × 規範形成段階は，チームの目標づくりが目指され，同時に各メンバーの役割についての話し合いがされる段階である。
4 × 実践段階とは，対立段階で生じた対立に対して各自が前向きに向き合うなかで，相互の信頼が醸成される段階である。
5 × 離脱段階とは，チーム目標が達成されることで，チームとしての使命を果たしたこととなり，解散に向けて各自が離れる段階である。

解答　2

【学習課題】
　精神保健福祉士が多職種連携のチームにおいて実践することは，業務上欠かせない。分野によっては精神保健福祉士がチームリーダーとして積極的にチーム構築に関与する場合も多くあり，チーム構築における流れをしっかりと理解しておくことが大切である。学習者自身の過去の体験に当てはめて考えてみると理解しやすいと思われる。

（精神保健福祉相談援助の基盤・事例問題1）

次の事例を読んで，**問題30**から**問題32**までについて答えなさい。
〔事　例〕
　E養護教諭は，Fさん（中学1年生，女性）から，入学当初より自傷行為についての相談を受けていた。ある日，Fさんから，「同級生たちからひどい言葉を浴びせられる。自分の性別のせいだ」と話をされた。性別への違和感の訴えは初めてで，これまでの相談の様子と異なることに気付いたE養護教諭は，性自認に課題がある人への支援経験が豊富な，スクールソーシャルワーカーのGさん（精神保健福祉士）に会ってみることをFさんに勧めた。Fさんの了解が得られたことから，E養護教諭はGさんに相談の予約をした。約束した日に，緊張した面持ちのFさんは，Gさんの下を訪れた。自己紹介の後，世間話をして，Fさんの緊張も解けた頃，Gさんが語りかけた。（**問題30**）
　Fさんは長い沈黙の後，「自分の性別に違和感があり，そのことをただ一人の親友に言ってみたが，それ以後，親友の態度がよそよそしくなってしまった」と話し始めた。さらに，「このままだと居場所がない」，「性別によって押しつけられた役割には納得がいかない」と続け，これからは男性として生活をしたいという願いを語った。そして，「家族は気が付いていると思うが，きちんと話をしてみたい」と述べる一方で，「学校では，一人ぼっちでつらい」と話した。肩を落とし涙ぐむFさんに，Gさんは，「親友にあなたのことを分かってもらい，今までどおり接してほしいのですね」と伝えた。（**問題31**）
　後日，Gさんは，家族同伴面接を行い，自分の性別の違和感について理解してほしいというFさんの気持ちを家族に伝え，専門の医療機関の受診を勧めた。その後，性同一性障害（疑い）と診断を受け，カウンセリングが開始されることになった。
　しばらくして，Fさんと家族から学級担任に，Fさんが自認する性で生活をしてみたいという申出があり，Gさんの協力の下，E養護教諭を中心に支援チームが作られ，修学を継続する環境調整が始まることになった。（**問題32**）

問題 30 次の記述のうち，GさんがFさんに対して語りかけた言葉として，**適切なもの**を2つ選びなさい。

1 「友人関係で悩んできたと聞いています。よろしければ少しお話ししてくれますか」
2 「自傷行為のことは聞いています。病院探しの手伝いをします」
3 「一緒に問題を解決します。何でも困っていることを話してください」
4 「相談の秘密は守ります。安心して話してください」
5 「私にはできないこともあります。そのときは，他に相談できる人を探してみます」

1 ○ G精神保健福祉士は，E養護教諭からFさんについて聞いていることを伝えるとともに，Fさん自身が課題や置かれている状況をどのようにとらえているのか確認し，援助関係を形成しようとする姿勢をみせている。
2 × E養護教諭はFさんの性別への違和感の訴えについて，支援経験が豊富なG精神保健福祉士を紹介したという経緯を考えると，まず性自認の課題について取り上げることが適切である。自傷行為や病院探しの話題は適切ではない。
3 × まだFさんは何も語っていないのに，Fさんが何らかの問題を抱えていると決めつけること，そしてそれを解決しなければならないと考えるのは，精神保健福祉士の一方的な決めつけで，非審判的態度とはいえない。
4 ○ Fさんは，緊張してG精神保健福祉士との初回面接に訪れている。今後安心して相談していける関係を築くためには，G精神保健福祉士がFさんの秘密を保持し，信頼感を醸成していく秘密保持の姿勢が求められる。
5 × まだFさんは何も語っていないため，Fさんの相談内容がG精神保健福祉士に対応できるかできないかの判断は難しい。その段階から自分には引き受けられないことを伝えるのは，相談に来たFさんを受容する態度とはいえない。

解答　1，4

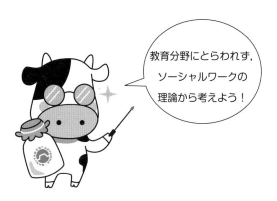

> **問題 31**　次のうち，Gさんが用いた技法として，**最も適切なもの**を1つ選びなさい。
>
> 1　開かれた質問
> 2　リフレーミング
> 3　自己開示
> 4　言い換え
> 5　感情の反映

1　×　開かれた質問とは，クライエントが「はい」「いいえ」で答えられない聞き方を援助者がすることで，クライエントに自分の思いや感情を自分のペースで自由に語ってもらうことができる技法である。G精神保健福祉士の発言は，Fさんに思いや感情を語ることを促すものではない。

2　×　リフレーミングとは，クライエントの発言に含まれる否定的な意味を肯定的なものに変える技法で，それによってクライエントは認知の再構成がなされ，新しい選択肢を見つけることができる。G精神保健福祉士の発言はFさんの発言のとらえ方を変えるものではなく，同じ意味合いのものである。

3　×　自己開示とは，自分のなかにある思いや感情などを他者に打ち明けることで，援助者がクライエントと人として対等な関係を築くためのもっとも基本的な技法である。しかし，G精神保健福祉士の発言は自分の思いや感情をFさんに伝えるものではない。

4　○　言い換えとは，クライエントの語った言葉を，援助者の言葉で言い換えて反射する技法である。Fさんが性別の違和感を打ち明けて以後，よそよそしい態度を示すただ一人の親友のことで「一人ぼっちでつらい」と話したFさんの気持ちを，G精神保健福祉士は「分かってもら」いたい，「今までどおり接してほしい」と言い換えた。

5　×　感情の反映とは，クライエントの表現から伝える「今，ここで」経験している，クライエントがうまく受容できていない，あるいは気づかないでいる感情を受容し，それを援助者が適切に言語化し，クライエントに返す技法である。感情の反映は，クライエントに，自分自身の感情に気づかせ，自分自身の感情を受容されたという安心感を覚えさせる。G精神保健福祉士の発言は，Fさんが自身で語っている感情を言い換えたものであり，反映したものではない。

解答　4

> **問題 32** 次の記述のうち，この時点で支援チームが行うこととして，**最も適切なもの**を1つ選びなさい。
>
> 1 相談窓口をGさんに一本化する。
> 2 ホームルームでLGBTの学習会を行う。
> 3 Fさんの学校への具体的な要望について考える。
> 4 性別に違和感を持つ生徒がいないか調査する。
> 5 戸籍上の性別変更を行う方法について調べる。
> （注）LGBTとは，（Lesbian, Gay, Bisexual, Transgender）の頭字語である。

1 × Fさんが就学を継続するにあたり課題となるのは，性自認のことだけではないだろう。それをすべてG精神保健福祉士に相談する必要はなく，Fさんが適切だと思う人に相談してよい。
2 × Fさんは自認する性で生活してみたいという申し出はしたが，学校でLGBTを理解してもらいたいというニーズがあるかどうかは確認できない。この時点で学習会を開くのは適切とはいえない。
3 ○ Fさんは自認する性で学校生活をしたいという希望があったが，Fさんがその希望を実現するためにはどのようなサポートが必要になるのか，十分聞き取る必要がある。しかし，学校という機関ではできることとできないことがあるため，Fさんの要望をすべて受け入れるのではなく，学校としてどのように対応するのか，検討が必要である。
4 × Fさんの就学を継続する環境調整を始める時点で，どのような支援を行うかが問われているのであって，学校に同じような生徒がいるかを調査するのは別の問題である。
5 × Fさんは自認する性で生活したいと話しているが，戸籍上の性別変更を希望しているかどうかは確認しないとわからない。

解答　3

【学習課題】
　スクールソーシャルワークは，学校において児童・生徒とその家庭を対象に展開されるソーシャルワークである。2008（平成20）年度に文部科学省が開始した「スクールソーシャルワーク活動事業」により全国的に広がっている。スクールソーシャルワークと聞くと，教育分野に関する知識に意識が向きがちであるが，スクールソーシャルワークもソーシャルワークの一部であり，ソーシャルワークの理論に基づいて展開される。つまり，領域ごとに求められる知識以前に，ソーシャルワークの価値・知識・技術をしっかりと身につけることが重要である。
　今回出題された面接における姿勢や応答技術は，ソーシャルワーカーとして働くのであればどの領域でも必要とされるものである。もう一度確認しておこう。

(精神保健福祉相談援助の基盤・事例問題2)

次の事例を読んで，**問題33**から**問題35**までについて答えなさい。

〔事　例〕

Hさん（22歳，精神保健福祉士）は大学を卒業し，4月から精神科病院に勤務している。就職後3カ月間，各病棟での研修と各職種からの説明を受けることによって，病棟機能とその役割，各職種の業務を知り，病院組織についての理解が進んだ。その後，相談室主任であるJさん（42歳，精神保健福祉士）担当の病棟に配属され，分からないことがあると尋ねることができ，少しずつではあるが業務が行えるようになってきた。（**問題33**）

半年が経過し，相談業務を自分なりにできると感じ始めていたHさんは，ある日，担当しているKさん（48歳，統合失調症）と退院後の生活について面接をした。しかし，その面接でKさんを怒らせてしまい，そのことをJさんに相談した。

Jさんからは，Kさんとの面接をどのように進めてきたか尋ねられた。HさんはKさんが失敗しないために，本人に適していると考えたサービスを利用するように説得しようとしたと話した。それを聞いたJさんは，Hさんが精神保健福祉士として専門的な動きができていないと感じ，スーパービジョンへの参加を提案した。Hさんがスーパービジョンに参加すると，固定的なスーパーバイザーを置かず，数名の精神保健福祉士がスーパーバイザーとスーパーバイジーの両方の役割を行いながら，精神保健福祉士が持つべき支援の視点や，精神保健福祉士としての価値について意見を出し合い検討されていた。（**問題34**）

スーパービジョンの参加者が，職能団体主催の様々な研修を受講していることを知ったHさんは，それまで積極的にはなれなかった研修会への参加を考えるようになった。実際に参加してみると，様々な領域で働く精神保健福祉士の話を聞くことができ，新たな知見も広がった。その後も，開催される研修会に積極的に参加したHさんは，ある日，Kさんとの面接が終わった帰り際に，「しっかり話を聞いてもらえてよかった」と声を掛けられた。その言葉を聞き，研修に参加し，学び続けることの重要性を改めて認識した。（**問題35**）

問題 33 次のうち，Hさんの成長を促したものを表す用語（略語）として，**正しいもの**を1つ選びなさい。

1 IPE
2 CBT
3 IMR
4 FPE
5 OJT

1 ×　IPEは，Interpofessional Educationの略で，多職種連携教育と訳される。精神保健福祉士には，専門職連携のスキルを取得する機会を積極的に活用することが求められる。JさんはHさんと同じ精神保健福祉士である。
2 ×　CBTは，Cognitive Behavior Therapyの略で，認知行動療法のことを指す。JさんのHさんに対する助言指導は治療ではない。
3 ×　IMRとは，Illness Management and Recoveryの略で，疾病管理とリカバリーと訳されている。精神障害者のリカバリーに効果があるとされる複数の支援方法を組み合わせ，総合的に提供できるよう開発されたプログラムである。
4 ×　FPEは，First Pass Effectの略で，初回通過効果と訳されている。摂取した薬剤成分が肝臓を通過する際に代謝されてしまう効果のことを指す。
5 ○　OJTは，On the Job Trainingの略で，現任訓練のことを指す。実際の職場のなかで，業務を通して上司や先輩社員が部下の指導を行う教育訓練のことである。

解答　5

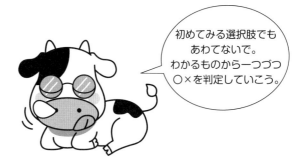

> **問題 34** 次のうち、Hさんが参加したスーパービジョンとして、**正しいもの**を１つ選びなさい。
>
> 1 ピアスーパービジョン
> 2 ライブスーパービジョン
> 3 個人スーパービジョン
> 4 グループスーパービジョン
> 5 セルフスーパービジョン

　スーパービジョンは、ソーシャルワーカーがクライエントを支援するために、専門職としてのアイデンティティを身につけ、ソーシャルワーカーとしての力量を高め、成長する目的で行われる。スーパービジョンでは、経験ある熟練者をスーパーバイザー、経験の浅いソーシャルワーカーや実習生をスーパーバイジーと呼ぶ。スーパービジョンの中心的課題は、スーパーバイジーがスーパーバイザーとのかかわりを通して、自分とクライエントとのかかわりを見直し、学び、成長するプロセスにある。

1　○　ピアスーパービジョンとは、同じ職場あるいは同じ専門職集団の仲間で、固定的なスーパーバイザーを置かず、複数のスーパーバイジーがそれぞれ、スーパーバイザーとスーパーバイジーの両方の役割をとって意見を出し合い、検討するスーパービジョン形態である。
2　×　ライブスーパービジョンとは、スーパーバイジーの実際の援助場面にスーパーバイザーが同席して行われるスーパービジョン形態である。Hさんの面接場面でのスーパービジョンではない。
3　×　個人スーパービジョンとは、スーパーバイザーとスーパーバイジーが１対１で行うスーパービジョン形態である。事例のスーパービジョンには複数名の精神保健福祉士がいた。
4　×　グループスーパービジョンとは、１人のスーパーバイザーが、複数のスーパーバイジーに対して行うスーパービジョン形態である。事例では、固定的なスーパーバイザーを置いていない。
5　×　セルフスーパービジョンとは、ソーシャルワーカーが１人で業務を検討する際のスーパービジョン形態である。単に業務内容を振り返って反省するのではなく、ソーシャルワーカーとしての自分をセルフアセスメントするという意味がある。Hさんは複数の精神保健福祉士がいるスーパービジョンに参加した。

解答　1

> **問題 35** 次のうち,この時,Hさんが改めて認識した国際ソーシャルワーカー連盟（IFSW）の倫理綱領に規定されているソーシャルワーカーの責務として,**最も適切なもの**を1つ選びなさい。
>
> 1 　調査・研究
> 2 　専門性の向上
> 3 　教育・訓練・管理
> 4 　社会的信用の保持
> 5 　専門職の擁護

　設問の5つのキーワードはすべて,国際ソーシャルワーカー連盟（IFSW）の倫理綱領にある倫理基準の「Ⅳ．専門職としての倫理責任」で挙げられている項目である。

1 　× 　調査・研究は,第7項目で「ソーシャルワーカーは,すべての調査・研究過程で利用者の人権を尊重し,倫理性を確保する」と述べられている。Hさんは調査・研究を行っているのではない。
2 　○ 　専門性の向上は,第5項目で「ソーシャルワーカーは,最良の実践を行うために,スーパービジョン,教育・研修に参加し,援助方法の改善と専門性の向上を図る」と述べられている。スーパービジョン後の面接でKさんからかけられた言葉から,Hさんの援助方法が改善したことがうかがえる。
3 　× 　教育・訓練・管理は,第6項目で「ソーシャルワーカーは教育・訓練・管理に携わる場合,相手の人権を尊重し,専門職としてのよりよい成長を促す」と述べられている。HさんはKさんの教育・訓練・管理に携わっているわけではない。
4 　× 　社会的信用の保持は,第3項目で「ソーシャルワーカーは,他のソーシャルワーカーが専門職業の社会的信用を損なうような場合,本人にその事実を知らせ,必要な対応を促す」と述べられている。Hさんが精神保健福祉士の社会的信用を損なう可能性をほかの精神保健福祉士から指摘を受けたものではない。
5 　× 　専門職の擁護は,第4項目で「ソーシャルワーカーは,不当な批判を受けることがあれば,専門職として連帯し,その立場を擁護する」と述べられている。面接後,Kさんからかけられた言葉は,Hさんの対応を不当に批判するものとは受け取れない。

解答　2

【学習課題】
　問題33のように略語の選択問題が出てきた場合,選択肢に初めて聞くものがあってもあわてる必要はない。わかるものの正誤を確実に押さえれば正答を選べる確率が非常に高い。問題34のようにいくつかの類型があるキーワードについては,その違いを整理していくと,すぐに正答を選べるだろう。国家試験を受験するにあたり,教科書のキーワードを覚えるだけでなく,その根拠となる資料に目を通しておく必要があることを示している。
　事例問題は,その段落を読めばすぐに設問を解けるように作られているが,実際のソーシャルワーク実践は,どこか一つの場面を切り取って解釈できるような単純なものではない。だからこそ,ソーシャルワーカーは,常に現任教育やスーパービジョンを受けながら自己研鑽を継続していく必要がある。国家資格取得は専門職としてのゴールではなく,スタートだ。

精神保健福祉の理論と相談援助の展開

[第20回]

出題傾向と対策

『精神保健福祉の理論と相談援助の展開』は，精神保健福祉士国家試験における重要かつ中心科目として位置づけられている。出題基準に示されるように，出題領域は広範囲である。出題傾向については，次頁の表を参照されたい。

重要なポイント

精神保健福祉援助実習の体験以外とくに現場経験をもたないでいる多くの受験者が戸惑う事例問題について指摘しておきたい。

事例問題は現場の経験に基づいて出題されることが多いものだが，本年度の出題を見ると，事例そのものに問題があり，正答を引き出すにも選択できる的確な正答が設問に設定されていない，むしろ事例に登場する精神保健福祉士の姿勢そのものが問われるような問題が見受けられた。

実際の支援は，精神保健福祉士の実践理念に基づき総合的な判断が必要とされるものには違いないのだが，【問題53】【問題54】の解答や，【事例問題4】の事例そのものに，精神保健福祉士の実践姿勢に大きな問題があり，したがって【問題58】の解答選択において的確な選択肢の記述がないなど，この傾向は顕著である。これらについては，「正答なし」と判断せざるを得ない。事例問題を丸バツ方式の選択肢で判断することそのものに無理があろう。

これらに対する受験生への具体的対策は見つからないが，事例問題は，ともすれば受験者すべてが正解を安易に導くことができるような問題と，正答そのものが不確かな難解問題が混在しやすいことについて，受験生と出題者自身が再吟味する必要があると思われる。

学ぶにあたって

本科目は，学習する範囲が広範囲となり，大学や専門学校等の養成機関において，これらすべてを習得することは困難である。養成機関で総論的に学習した基礎知識や，具体的な精神保健福祉実習から得られたものを，さらに自己研鑽を通して豊かにする必要がある。実際，精神保健福祉の他科目から学ぶ事柄も実に大きい。精神保健福祉士になるための総合的・基礎的な科目であることを踏まえたうえで，興味・関心の幅をより広げ，学習を継続し，深めてほしい。

［西澤　利朗］

【出題基準】『精神保健福祉の理論と相談援助の展開』 対応出題実績 （数字は問題番号）

大項目	中項目	小項目（例示）	18回	19回	20回
1 精神保健医療福祉の歴史と動向	1) わが国の精神保健医療福祉の歴史と動向	モデル転換	36	36	37
	2) 諸外国の精神保健医療福祉の歴史と動向	欧米 東アジア	36		36
2 精神障害者に対する支援の基本的な考え方と必要な知識	1) 精神保健福祉士における活動の歴史	社会防衛 Y問題 権利擁護 自立生活支援			37
	2) 精神障害者支援の理念	ノーマライゼーション エンパワメント ストレングス リカバリー レジリエンス	37	37 40 47	
	3) 精神保健医療福祉領域における支援対象者	精神障害の概念 精神障害者の定義 精神障害者の特性 その他（労働, 司法, 教育領域における対象者） その他（自殺対策基本法, 発達障害者支援法等の対象者）	48	47 49	
	4) 精神障害者の人権と尊厳	国連原則 欠格条項 インフォームドコンセント 権利擁護システム	37	37 38	
3 精神科リハビリテーションの概念と構成	1) 精神科リハビリテーションの概念	リハビリテーションの歴史と概念		39	38
	2) 精神科リハビリテーションの理念, 意義と基本原則	リハビリテーションの理念, 意義と基本原則	38	39	38
	3) 精神科リハビリテーションの構成と展開				39
4 精神科リハビリテーションのプロセス	1) リハビリテーション計画	リハビリテーション評価	39	41	
	2) アプローチの方法				
5 医療機関における精神科リハビリテーション（精神科専門療法を含む。）の展開とチーム医療における精神保健福祉士の役割	1) 精神科専門療法	作業療法及びレクレーション療法, 集団精神療法, 行動療法, 認知行動療法, SST（社会生活技能訓練）	40	47	
	2) 家族教育プログラム	心理教育	44	47	
	3) 精神科デイ・ケア等	精神科ナイト・ケア, 精神科デイ・ナイト・ケア			
	4) アウトリーチ	精神科退院前訪問指導, 精神科訪問看護・指導			
	5) チーム医療の概要				
	6) 多職種との協働・連携				
	7) 代表的な実践モデル	治療モデル（医学モデル, 欠陥モデル） 生活モデル（環境モデル, エコシステムモデル, 社会モデル） ストレングスモデル			
6 相談援助の過程及び対象者との援助関係	1) 受理面接（インテーク）	ケース発見	41		
	2) 契約	リファーラル（紹介）		47	
	3) 課題分析（アセスメント）	ジェノグラム エコマップ		42	40
	4) 支援の計画（プランニング）	個別支援計画		42 48	47
	5) 支援の実施（インターベンション）	危機介入		39 42	47
	6) 経過観察（モニタリング）			42	47
	7) 効果測定と支援の評価		42		47
	8) 終結とアフターケア				47
7 相談援助活動のための面接技術	1) 面接を効果的に行なう方法	面接技法 生活場面面接	43		41
8 相談援助活動の展開（医療施設, 社会復帰施設, 地域社会を含む）	1) 個別支援の実際と事例分析	疾病及び障害に配慮した個別支援展開 精神障害者の主体性の尊重 個別支援の実際と適用分野	52 53 54 55 56 57	43 58	48
	2) 集団を活用した支援の実際と事例分析	疾病及び障害に配慮した集団支援の展開 集団を活用した支援の実際と適用分野[デイケアとグループワーク, SST（社会生活技能訓練）]			

大項目	中項目	小項目（例示）	18回	19回	20回
8 相談援助活動の展開（医療施設，社会復帰施設，地域社会を含む）	3）具体的事例検討		52 53 54 55 56 57		42 52 53 54 55 56 57 58 59 60
9 家族調整・支援の実際と事例分析	1）精神障害者と家族との関係				
	2）家族支援の方法	家族療法的アプローチ	46		
	3）具体的事例検討			51	
10 スーパービジョンとコンサルテーション	1）スーパービジョンの意義，方法，展開			44 60	
	2）コンサルテーションの意義，方法，展開			44 60	
11 地域移行・地域定着支援の対象及び支援体制	1）地域移行・地域定着支援の対象			52	
	2）地域移行・地域定着の体制	精神科病院の体制 地域移行・地域定着支援の体制		53	
	3）精神保健福祉士の役割と多職種との連携	精神保健福祉士の業務内容 精神保健福祉士の専門性と役割 多職種連携（チームアプローチ） 包括型地域生活支援プログラム（ACT，PACT）	48	54	
	4）地域移行・地域定着に係る組織や機関	障害者総合支援法における協議会		45 54	
	5）地域移行・地域定着を推進する制度，施策				44
	6）具体的事例検討		49 50 51	52 53 54	43 46
12 地域を基盤にした相談援助の主体と対象（精神障害者の生活実態とこれらを取り巻く社会情勢，医療，福祉の状況を含む）	1）地域相談援助の主体		48		
	2）地域相談援助の対象			49	
	3）地域相談援助の体制		45	50	51
	4）具体的事例検討			49 50 51	42
13 地域を基盤にしたリハビリテーションの基本的考え方	1）地域を基盤にしたリハビリテーションの意義				
	2）地域を基盤にしたリハビリテーションの展開	地域ネットワーク 地域生活支援事業と訪問援助 セルフヘルプグループ（家族会及び自助グループ） 精神保健ボランティアの育成と活用	46 58	46 53 59	45
14 精神障害者のケアマネジメント	1）ケアマネジメントの原則	適用と対象 人権への配慮			
	2）ケアマネジメントの意義と方法	ケアマネジメントの意義と方法 関係機関との連携	47		
	3）ケアマネジメントのプロセス	インテーク ニーズの把握とその評価 目標設定と計画的実施 包括的サービスの実現 評価	47		
	4）チームケアとチームワーク				
	5）具体的事例検討				
15 地域を基盤にした支援とネットワーキング	1）地域を基盤にした支援の概念と基本的性格				
	2）地域を基盤にした支援の具体的展開	ノーマライゼーションの推進と住民参加 社会資源の活用と開発 地域社会における連携と調整機能 家族会，自助グループの支援 ボランティア等地域の人材の育成と活用 地域生活支援活動	58 59 60	46 48 53 54 55 56 57	44 45 50
	3）具体的事例検討			55 56 57	49
16 地域生活を支援する包括的な支援（地域精神保健福祉活動）の意義と展開	1）包括的な支援（地域精神保健福祉活動）の意義と実際	包括的支援体制の理念 ソーシャルインクルージョン（社会的包摂） 諸外国の実践例 わが国の実践例	37	48 58 59 60	

問題 36

諸外国の精神保健福祉に関する次の記述のうち、**正しいもの**を1つ選びなさい。

1 韓国では、入院医療・入所施設中心から地域ケア中心に転換したことにより、精神療養施設を廃止した。
2 イタリアでは、ケアプログラムアプローチ（CPA）により、精神障害者への医療サービスと福祉サービスを計画している。
3 イギリスでは、法律180号（1978年）制定後、単科精神病院への新規入院を禁じた。
4 アメリカでは、入院回避のためのショートステイ施設として、ベンチャー（Venture）を用いている。
5 カナダでは、政府が発表した『闇からの脱出』の中で、精神障害者を中心に位置づけたリカバリーシステムを目指すこととした。

1 × 韓国における精神保健福祉の歴史は、朝鮮戦争後に動き始めてはいるが、本格的に動き始めたのは、1984年の精神疾患総合対策開始以降となる。その後、精神療養施設支援と精神科病院の設立が進み、1995年精神保健法が制定され、精神保健発展5カ年計画の策定（1998年）に伴って、精神健康増進センターの設置等の地域福祉サービスが強化されるに至っている。現在では、精神科病院（公立187、民間1,167）、精神療養施設（59）、社会復帰施設（317）、精神健康増進センター（208）などによって編成されている。設問の精神療養施設は廃止してはいない。
2 × ケアプログラムアプローチ（CPA）を導入（1991年）し、精神障害者への医療サービスと福祉サービスを計画・実施したのは、イギリスである。イギリスの精神保健福祉の動向としてはほかに、国民保健サービスおよびコミュニティ法の成立（1990年）が重要である。
3 × 法律180号制定（1978年）後、単科精神病院への新規入院を禁じたのは、イギリスではなく、イタリアでの精神医療改革である。
4 × 入院回避のためのショートステイ施設としてベンチャー（Venture）を用いているのは、カナダでの施策であり、アメリカではない。カナダにおいては、ベンチャーというショートステイ施設やビスタという女性のための宿泊訓練施設を設けている。
5 ○ カナダでは、地区ごとにメンタルヘルスチームやACTチームが配置され、先に述べたベンチャーというショートステイ施設や、ビスタという女性のための宿泊訓練施設を設けているが、これらの歩みは、設問にあるようにカナダ政府が、リカバリーを指す「闇からの脱出」を精神保健サービスの変革として発表したことによる。

解答 5

【学習課題】
次の国々の精神保健福祉施策・制度を整理しておきたい：アメリカ、カナダ、イギリス、フランス、イタリア、韓国、ニュージーランド、オーストラリア、オーストリア、スウェーデン等の北欧。

精神保健福祉の理論と相談援助の展開——49

問題37 次の記述のうち，我が国の精神保健福祉に関するものとして，**正しいもの**を1つ選びなさい。

1　谷中輝雄が提唱した「ごく当たり前の生活」の実現とは，他の人々と同様の生活を実現することである。
2　「札幌宣言」では，精神科ソーシャルワーカーの実践目標として精神障害者の社会的復権を掲げた。
3　精神保健福祉士は，精神障害者の人権と福祉の増進を図る専門職として，1995年（平成7年）の「精神保健福祉法」に規定された。
4　1980年代以降の実践に影響を与えた「生活モデル」は，病理・診断・治療の視点を重視している。
5　「精神保健医療福祉の更なる改革に向けて」による地域生活支援体制の強化では，支援者の意向に即したサービスの利用が求められている。
（注）　1　「札幌宣言」とは，日本精神医学ソーシャル・ワーカー協会が1982年（昭和57年）に出した宣言のことである。
　　　　2　「精神保健福祉法」とは，「精神保健及び精神障害者福祉に関する法律」のことである。
　　　　3　「精神保健医療福祉の更なる改革に向けて」とは，2009年（平成21年）9月に取りまとめられた「今後の精神保健医療福祉のあり方等に関する検討会報告書」（厚生労働省）として公表されたものである。

1　×　谷中輝雄が提唱した「ごく当たり前の生活」の実現とは，ほかの人々と同様の生活ではなく，その人が望む生活を，その人なりに実現することを目指すものであり，ノーマライゼーションの促進を意味すると理解することができる。
2　○　日本精神保健福祉士協会の前身である日本精神医学ソーシャル・ワーカー協会が発した「札幌宣言」において，精神科ソーシャルワーカーの実践目標として「精神障害者の社会的復権と福祉のための専門的・社会的活動」を掲げており，この宣言の採択を通じて，組織的混乱からの回復を成し遂げたという歴史的事実がある。
3　×　精神保健福祉士が規定されたのは精神保健福祉法ではなく，1997（平成9）年制定の精神保健福祉士法による。
4　×　「生活モデル」は，病理・診断・治療の視点を重視する考え方ではない。病理等を重視するのは「医療モデル」と考えられ，「生活モデル」では，本人の置かれた状況や環境そのものを重視し，精神保健福祉領域では，日常生活において直面する事象に焦点を当てた支援の取り組みを意味する。
5　×　「精神保健医療福祉の更なる改革に向けて」において強調されているのは，支援者の意向に即したサービスの利用ではなく，「入院医療中心から地域生活中心へ」を基本に据えた改革を達成するために，今後の10年間の方向性が示されたいわゆる「精神保健医療福祉の改革ビジョン」〔2004（平成16）年〕を引き継ぎ，7万床の病床削減をはじめとした数値目標が掲げられていることである。

解答　2

【学習課題】
　厚生労働省の精神保健福祉施策を推進する方向を示す文書や検討会の報告書は熟読し，その要点を整理しておきたい。

> **問題 38** 精神科リハビリテーションの原則に関する次の記述のうち，**正しいもの**を１つ選びなさい。
>
> 1 発病前の状態に戻すことを到達点とする。
> 2 回復期への移行とともに速やかに開始する。
> 3 特定の技法やプログラムを基本とする。
> 4 個人の社会生活技能の改善と環境面での支援開発を行う。
> 5 障害支援区分を基準に実施する。

1 × 精神科リハビリテーションの基本原則は，アンソニー（Anthony, W.）らによる提唱が有名である。その要点は，①包括的なアプローチを行うこと，②障害者本人の自己決定を尊重すること，③すべてのリハビリテーション実施過程においては，障害者本人の参加を保障すること，④環境に適応する行動変容を促すこと，⑤成功体験により心理的障害の軽減を図ること，⑥障害者本人の個別性に配慮すること，⑦再発予防の視点をもつこと，⑧各種技法を柔軟に取り入れること，⑨変化や希望をもつこと，⑩健全な依存を促進すること等にまとめて理解することができる。こうした考え方を原則とすれば，決して発病前の状態に戻ることはない。
2 × 回復期への移行過程とともに開始されるという，時期区分による適用の問題ではない。
3 × 特定の技法やプログラムを用いるのではなく，各種の技法を柔軟に取り入れることが重要となる。
4 ○ アンソニーらが提唱した精神科リハビリテーションの基本原則には，個人の社会生活技能の改善と環境面での支援開発を行うことが謳われている。
5 × 障害支援区分とは関係なく考えられており，基準に実施することは原則にはない。

解答　4

【学習課題】
　アンソニーらが提唱した精神科リハビリテーションの基本原則や，実際の精神科リハビリテーションプログラム，例えばスレッシュホールズ・プログラム（米国シカゴの精神科リハビリテーション機関におけるプログラム）などを参照しておきたい。

| 問題 39 | 次の記述のうち，就労移行支援事業所が行う職業リハビリテーションのプロセスにおけるインターベンションとして，**正しいもの**を1つ選びなさい。

1 利用者と関係諸機関で話し合い，新たに職場適応援助者制度の利用を決めた。
2 利用者の職場実習の前に当該事業所で職場体験を行い，仕事内容等を整理した。
3 就職を希望する利用者に同行し，ハローワークで求職登録を支援した。
4 就職が決まった利用者と，それまでの支援内容について検討した。
5 初めて来所した利用者に対して事業所の支援内容を説明した。

1 ×　利用者の目標に向けて関係諸機関とともに支援内容を検討し，職場適応援助者制度（ジョブコーチ制度）の利用を決定したプロセスは，就労移行支援事業所が行う職業リハビリテーションとしてはプランニングといえる。
2 ×　職場実習前の当該事業所での職場体験により，利用者の得手不得手や配慮の必要性などを踏まえた仕事内容等の整理を行うことは，職業リハビリテーションのプロセスとしてはアセスメント（職業評価）である。
3 ○　ハローワークでの求職登録の支援は，職業紹介へのつなぎとして，利用者と社会資源を結びつける資源調整の段階であり，就労移行支援事業所が行うインターベンションといえる。
4 ×　就職決定後の支援の検討は，就労移行支援事業所の支援終結段階におけるエバリュエーション（事後評価）であるといえる。この段階では，本人の成果（アウトカム）評価のみならず，サービス内容の評価が重要となる。
5 ×　初めて来所した利用者への支援内容の説明は職業リハビリテーションの入口にあたり，初回の受理面接（インテーク）の段階である。

解答　3

【学習課題】
　設問は，就労移行支援事業所が行う支援内容と職業リハビリテーションのプロセスとの関連について問う問題である。職業リハビリテーションの流れとともに，障害者総合支援法における就労支援に関する各事業の特徴を整理しておきたい。

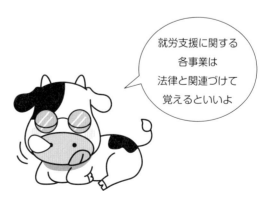

| 問題 40 | 次のうち，支援過程においてジェノグラムを作成する目的として，**最も適切な**ものを1つ選びなさい。 |

1　家族や親族の関係や世代間関係の把握
2　家族の各成員間の情緒的結び付きや力関係などの状況の把握
3　家族や家族を取り巻く人々と諸機関との関係の把握
4　家族の個々人が所属する集団の人間関係や構造の把握
5　家族の職業や生活歴及び病歴などの個人情報の把握

1　○　ジェノグラムは，三世代以上の世代間家族・親族関係の把握に適したアセスメントツールとして代表的なマッピング技法である。
2　×　家族成員間の相互関係を把握し，家族力動を理解する目的で作成されるアセスメントツールは，ファミリーマップである。
3　×　社会資源とのつながりや家族外の諸機関との関係を把握する目的で作成されるのは，ハルトマン（Hartman, A.）が考案したエコマップである。
4　×　個人が所属する集団内の人間関係や構造を図式化したものは，ソシオグラムである。
5　×　家族のこれまでの経緯などを時間軸に沿って時系列で把握する目的で作成されるのは，タイムラインである。

解答　1

【学習課題】
　設問は支援過程で活用するアセスメントツールに関する問題である。設問のジェノグラムのみならず，ファミリーマップ，エコマップ，ソシオグラム，タイムラインなど，各種アセスメントツールの特徴と活用の際の目的についても確認しておきたい。

精神保健福祉の理論と相談援助の展開——53

問題 41 精神保健福祉士が用いる面接技法に関する次の記述のうち，**正しいものを１つ**選びなさい。

1 励ましとは，相手のはっきりしない考えを，適切に理解して応答することである。
2 要約とは，相手が気付かずにいる自身の感情を，汲み取って言語化して返すことである。
3 支持とは，相手の感情を，そのまま認めて受容したことを表明することである。
4 繰り返しとは，相手の話した内容の矛盾点を，見定めて指摘することである。
5 相づちとは，相手の話の中から，一部の言葉を相手の言ったとおり伝えることである。

1 × 「励まし」とは，非言語的なうなずきや言語的な相づちにより，相手の話を促進するために行われる面接技法である。1は「明確化」の説明である。
2 × 「要約」とは，相手の話した内容の中心的なことをまとめて伝えることで，話の内容を確認する面接技法のことである。2は「感情の反映」の説明である。
3 ○ 「支持」とは，相手の感情を含めた言動を尊重し，非審判的に受け止めることで，存在自体を認めていくための面接技法である。
4 × 「繰り返し」とは，相手の話したことの一部を，解釈などを一切入れずそのまま伝えることで，話の内容を吟味する面接技法である。
5 × 「相づち」とは，相手の話を促すために，短い返答を適切なタイミングで意図的に行う面接技法のことである。5は「繰り返し」の説明である。

解答　3

【学習課題】
　精神保健福祉士が用いる主な面接技法として，設問にある「励まし」「要約」「支持」「繰り返し」「相づち」は最低限押さえておきたい。その他の技法についても，実際の言い方などの例を踏まえて理解しておくとよい。

問題42

精神科病院の医療相談室に勤務しているL精神保健福祉士の下に、P市に住むMさんが相談に訪れた。「同居している30歳の弟が3か月前から家に引き籠り、私には見えない誰かと対話し、興奮して壁を蹴るなどの行動がある。入院が必要ではないかと思うが、弟はどうしても受診に同意しない」という。Mさんの父は既に亡くなっている。母は認知症に罹患し、現在司法書士が保佐人に選任されている。Mさんには弟の他、成人した妹が一人いるという。L精神保健福祉士は、受診方法や様々な入院形態について、Mさんに説明した。

次の記述のうち、L精神保健福祉士がMさんに行った説明の中で、弟が医療保護入院になった場合についての説明として、**適切なもの**を1つ選びなさい。

1 「Mさんが同意者となる場合、家庭裁判所による選任を受ける必要があります」
2 「Mさんの母の保佐人は、同意者となることができます」
3 「移送制度を使って医療保護入院する場合、市長が同意者になります」
4 「Mさんは、同意者とならなくても精神医療審査会に退院請求できます」
5 「同意者が自立支援医療を申請することで、医療費を軽減できます」

(注) 同意者とは、精神保健及び精神障害者福祉に関する法律(第33条)における医療保護入院の同意を行う家族等のことである。

---

1 × 2013(平成25)年の精神保健福祉法改正により保護者制度が廃止された〔2014(平成26)年4月1日施行〕。医療保護入院における保護者の同意要件が外され、家族等のうちのいずれかの者の同意を要件とするとされた。家族等とは、配偶者、親権者、扶養義務者、後見人または保佐人のうちいずれかのものとされ、順位はない。該当者がいない場合等は、市町村長が同意の判断を行う。このうち扶養義務者とは、民法の規定により、直系血族、兄弟姉妹および家庭裁判所に選任された三親等以内の親族とされている。Mさんは兄弟であるので、同意者となる場合に裁判所による選任を受ける必要はない。Mさんが医療保護入院の同意者となっても、家庭裁判所による選任の必要性はない。

2 × 母親の保佐人はあくまでも母親個人の保佐人であるため、Mさんの弟にとっての「家族等」には含まれない。

3 × 移送制度を使う場合の同意者は「家族等」である。「家族等」が不在の場合のみ、市長による同意もあり得るが、弟の家族としてMさんが存在するため、ここでの説明として適切とはいえない。

4 ○ 2013年の精神保健福祉法改正により、精神医療審査会へ退院請求できる者は、本人および家族等となった。ここでの「家族等」は、入院時の同意者と同一であるとは限らない。

5 × 自立支援医療は通院医療のみに適用される制度であるため、入院場面での精神保健福祉士の説明として適切とはいえない。ちなみに、自立支援医療の申請者は本人または代理人と規定されている。

解答 4

【学習課題】
設問の事例は精神科病院における精神保健福祉士の受診・受療支援に関する問題である。医療保護入院、移送制度、精神医療審査会、自立支援医療など、各法律の内容を確認し、実際の運用と合わせて頭に入れておきたい。

> **問題 43** 次の機関における地域移行・地域定着支援に関わる専門職の支援として、正しいものを2つ選びなさい。
>
> 1 精神科病院では、地域移行に向けて個別事例のケア会議の開催を調整する。
> 2 指定特定相談支援事業所では、地域移行のための外出時の同行支援を行う。
> 3 基幹相談支援センターでは、地域の体制整備に係るコーディネーターの役割を担う。
> 4 指定一般相談支援事業所では、介護給付のための障害支援区分の認定を行う。
> 5 救護施設では、地域生活支援のためのサービス等利用計画を作成する。

1 ○ 2013（平成25）年の精神保健福祉法改正で創設された、退院後生活環境相談員による「医療保護入院者退院支援委員会」の開催も、ここで示されているケア会議に含まれる。
2 × 指定特定相談支援事業所は計画相談支援と基本相談支援を行う事業所であり、地域移行支援、地域定着支援等の一般相談支援事業は行っていない。
3 ○ 基幹相談支援センターは、地域相談支援の拠点として地域の関係機関のネットワークの中心となる事業所であり、地域移行・地域定着支援においてコーディネーター役を担うことが求められている。
4 × 指定一般相談支援事業所は、地域相談支援（地域移行支援・地域定着支援）と基本相談支援を行う事業所である。介護給付のための障害支援区分の認定を行うのは市町村審査会である。
5 × 救護施設は、身体や精神に障害があり、経済的な問題も含めて日常生活を送ることが困難な人を受け入れる生活保護法に規定された施設である。サービス等利用計画の作成を行うのは、障害者総合支援法に基づく指定特定相談支援事業所である。

解答　1, 3

【学習課題】
　設問は、地域移行・地域定着支援にかかわる各専門職の支援と機関の機能と役割について問う問題である。とくに指定特定相談支援事業所と指定一般相談支援事業所の違いや基幹相談支援センターの特徴については、整理して確認しておきたい。

問題44 次の記述のうち,精神障害者の生活ニーズに対応したサービスの活用の在り方として,**適切なもの**を1つ選びなさい。

1 保証人がいないために一般住宅への入居が困難な障害者に対し,日常生活自立支援事業を活用する。
2 住居の確保や地域における生活に移行するための支援が必要な障害者に対し,移動支援事業を活用する。
3 食事や入浴などの支援が必要な障害者に対し,住宅入居等支援事業を活用する。
4 余暇活動等の社会参加のための外出の支援が必要な障害者に対し,地域移行支援を活用する。
5 常時の連絡体制が必要であり,障害の特性に起因して生じた緊急の事態などへの対応が必要な障害者に対し,地域定着支援を活用する。

1 × 日常生活自立支援事業とは,認知症高齢者,知的障害者,精神障害者等のうち判断能力が不十分な人が地域において自立した生活が送れるよう,市町村の社会福祉協議会が窓口となり,利用者との契約に基づき,福祉サービスの利用援助,日常生活上の消費契約および住民票の届出等の行政手続に関する援助,預金の払い戻し・預け入れなどの手続等,利用者の日常生活費の管理(日常的金銭管理)などを行うものである。
2 × 移動支援事業は,移動が困難な障害者(児)が充実した日常生活を営むことができるよう,ヘルパーを派遣し,社会参加等に必要な外出時の支援を行うサービスである。住居の確保や地域における生活に移行するための支援は,地域移行支援である。
3 × 住居入居等支援事業(居住サポート事業)とは,賃貸契約による一般住宅への入居を希望しているが,保証人がいない等の理由により入居が困難な障害者に対し,入居に必要な調整等に係る支援を行うとともに,家主等への相談・助言を通じて障害者の地域生活を支援するものである。障害者総合支援法の相談支援事業のサービスの一つであり,市町村が実施主体になる。食事や入浴などの支援が必要な障害者に対しての支援は,居宅においては居宅介護,障害者施設などにおいては生活介護である。
4 × 地域移行支援は,障害者支援施設等の入所者または精神科病院の入院患者など,地域における生活に移行するために重点的に支援を必要としている人に対して,住居の確保などの地域生活に移行するための相談や必要な支援を行うものである。このサービスでは,施設・病院からの退所・退院にあたって支援を必要とする人に,入所・入院中から外出時の同行,障害福祉サービス(生活介護,自立訓練,就労移行支援,就労継続支援に限る)の体験利用,体験宿泊など新しい生活の準備等の支援を行うことで,障害のある方の地域生活への円滑な移行を目指している。余暇活動等の社会参加のための外出の支援は,移動支援である。
5 ○ 地域定着支援は,単身等で生活する障害者に対し,常に連絡がとれる体制を確保し,緊急に支援が必要な事態が生じた際に,緊急訪問や相談などの必要な支援を行うものである。このサービスでは,入所施設や精神科病院から退所または退院した人や地域生活が不安定な人などに「見守り」としての支援を行うことで,障害者の地域生活の継続を目指している。

解答 5

【学習課題】
障害者総合支援法の各サービスの対象者,内容を理解し,どのようにサービスが活用されるかイメージできるようにする。

> **問題 45** 次のうち，主として薬物依存症者の家族・友人のセルフヘルプグループとして，**正しいものを1つ選びなさい。**
>
> 1 イモーションズ・アノニマス（EA）
> 2 ナラノン（Nar-Anon）
> 3 セクサホーリクス・アノニマス（SA）
> 4 アルコホーリクス・アノニマス（AA）
> 5 アラノン（Al-Anon）

1 × イモーションズ・アノニマス（Emotions Anonymous；EA）とは，感情・情緒的な問題からの回復を目指す人の自助グループである。アノニマスは「無名の・匿名の」と訳され，グループの中では，自分の姓名を名乗ること，連絡先を教えること，何も明かさないことも，その人に任されている。匿名性によって，メンバーのプライバシーは守られ，全員が平等であることが明確にされる。そのようなグループだからこそ，一人ひとりが自分の課題にまつわる話を安心して話すことができる。そして，グループの参加者は，自分の話に共感してくれる仲間の存在に支えられ，元気な仲間の姿に希望を見つけ，回復に向かっていく。
2 ○ ナラノン（Nar-Anon）とは，薬物依存症者の家族や友人の自助グループである。薬物依存者本人たちのグループを Narcotics Anonymous（無名の薬物依存者），頭文字をとって NA，家族や友人のグループを Nar-anon（ナラノン）と名づけ活動している。anon とは，匿名を意味する英単語 anonymous の略称である。
3 × セクサホーリクス・アノニマス（Sexaholics Anonymous；SA）とは，不倫，性風俗通い，配偶者やパートナーへの DV や性的虐待，不健全な恋愛やストーカー行為，性的な犯罪行為など，性依存・性的な問題から回復したい人の自助グループである。
4 × アルコホーリクス・アノニマス（Alcoholics Anonymous；AA）とは，1935年にアメリカでアルコール依存症者によって始められた自助グループである。専門家に治療や援助をされるだけでは改善されない自分たちの問題に対し，自分たちのアルコールに対する無力を認め，参加メンバー同士が支え合い，飲酒から解き放たれ，飲まない生き方を目指す，当事者による当事者のための活動グループである。AA のメンバーたちは決められた曜日と時間に定期的に集まり，ミーティングを開く。AA は自助グループの原型とされ，以後，ほかの多くの障害にも応用されている。
5 × アラノン（Al-Anon）とは，アルコール依存の問題をもつ人の，家族と友人の自助グループである。アルコール依存症は本人だけの病気ではなく，家族も巻き込まれ，精神的に疲れきってしまうことが多い。そのため，家族がアルコール依存症という病気と本人への対応に関する正しい知識を学ぶと同時に，同じ境遇で苦しんでいる人と支え合うアラノンなどの自助グループに参加することで，悩みや不安を打ち明け，家族自身が元気を取り戻すことができる。

解答　2

【学習課題】
依存症のセルフヘルプグループは，依存症からの回復にどのように支えになっているか理解する。また，当事者や専門家の間で用いられる各セルフヘルプグループの略語の名称は押さえておく。

> **問題 46** 次のうち，障害者の地域生活を支援するために，個別のニーズと複数のサービスを結び付ける方法として，**適切なもの**を1つ選びなさい。
>
> 1　グループワーク
> 2　ケアマネジメント
> 3　コミュニティワーク
> 4　ソーシャルアクション
> 5　ソーシャルアドミニストレーション

1　×　グループワークとは，意図的なグループ活動のなかで生まれる相互作用とプログラム活動を活用しながら，個人の成長を促し，個人が社会生活に必要な技術や能力を高めたり，それぞれの問題解決を目指すソーシャルワーク実践である。グループワークは医療機関のデイケアや就労支援施設などで用いられ，障害者の地域生活を支援する一つの方法であるが，個別ニーズと複数のサービスを結びつける方法ではない。

2　○　ケアマネジメントとは，利用者の必要とするニーズに対して，さまざまな社会資源を調整し，組み合わせ，その人らしい地域生活ができるようにする援助法である。ケアマネジメントは，利用者に必要な福祉・保健・医療・教育・就労などの幅広いニーズに対応するフォーマルサービスやインフォーマルサービスと利用者の希望や関心も社会資源として活用する。ケアマネジメントを行うには，エンパワメントやノーマライゼーションの理念をベースに，利用者のニーズを満たす社会資源と利用者をしっかりと確実に結びつけることが必要である。

3　×　コミュニティワークとは，地域で生じる諸問題に対し，地域住民が主体的・組織的・計画的に解決していけるように，公私の専門機関が側面的な援助を行うソーシャルネットワーク実践である。地域社会開発や地域組織化活動などを包括した概念としてとらえられる。

4　×　ソーシャルアクションとは，福祉問題とされる環境や制度などの改変や開発を目的に，住民や組織，地方自治体，国などに対して，陳情や請願を含めた多様な手段を駆使し，働きかけ，福祉問題の解決を目指す間接援助技術の一つである。精神保健福祉士には，積極的に地域に出向き，精神障害者や家族が抱えるニーズや彼らと同じ地域で生きる住民のニーズにも着目し，それらを正確に把握し，ニーズ充足に応えるため関係機関などの組織化を図りながら，既存の社会資源の充実や改良，あるいは新たな社会資源の開発を目指して国や自治体に働きかけるソーシャルアクションを展開していくことが求められている。サービスの改変や開発がソーシャルアクションの目的になるので，4は適切ではない。

5　×　ソーシャルアドミニストレーションとは，一般的に社会福祉運営管理と訳され，社会福祉組織や機関，団体の組織運営，管理方法から，国や地方自治体の社会保障政策に関連する制度の運営管理，また社会福祉施設の運営管理としても用いられる間接援助技術の一つである。

解答　2

【学習課題】
　援助技術の目的や方法について理解し，どのような場面で用いられるかイメージできるようにする。

> **問題47** Aさんは，うつ病で3か月前に入院し，近々退院することになっている。同病院に勤務するB精神保健福祉士は，Aさんと面接を行い，入院中の治療経過を振り返った。Aさんは入院中の様々な取組から，退院後の自宅生活における生活習慣を身につけられたことについては満足していた。他方で，「入院当初の治療プログラムが自分に合っていたのか気になっている。もう少し早く退院したかった」などと述べた。B精神保健福祉士は，Aさんにどのような支援があればよかったのかを尋ねるとともに，今後の業務にいかしていきたいと話した。
>
> 次のうち，B精神保健福祉士のAさんへの支援過程におけるこの面接の位置づけとして，**正しいもの**を1つ選びなさい。
>
> 1 プランニング
> 2 インターベンション
> 3 モニタリング
> 4 エバリュエーション
> 5 ターミネーション

1 × プランニングとは，アセスメントに基づいて問題の解決や緩和，ニーズの充足を目指す支援計画のことである。支援計画では目標が設定され，その目標達成のための具体的な方法が決定される。プランニングでは，利用者が主体的に参加し，その自己決定が重視される。また，個別支援会議などで，チームで計画を検討し，援助の目標を明確にし，共通の目標に向かって支援を行うことも必要である。
2 × インターベンションとは，利用者が合意した支援計画に基づいて行われる支援の実施である。支援は，利用者に面接などで直接的にかかわる援助と，利用者を取り巻く環境に働きかける間接的援助に分けられるが，それらは関連し合っており，利用者とのかかわりを通して，利用者の置かれている現状を理解し，個別のニーズに基づいて援助を展開し，利用者が自ら目標の達成に向かって取り組めるように支援していくことが重要である。
3 × モニタリングとは，支援過程の途中に実施され，支援活動や支援計画の継続や見直しを目的としている。利用者の満足度や納得，情報提供は十分であったか，自己決定は保障されているか，目標の達成度などを利用者と評価し，その時点までの支援活動の方向や支援目標などを再修正，微調整していくための評価として位置づけられている。
4 ○ エバリュエーションとは，終結にあたって最終的に支援活動がどれだけ適切であったか，当初設定された支援計画がどれだけ達成されたかなど，支援活動全体の評価を利用者と共同で行うことをいう。この面接は，退院にあたり，入院中の支援活動を振り返り，今後の支援に活かしていくという位置づけで行っているので，正しい。
5 × ターミネーションとは，支援の終結のことである。終結の面接では，終結後の利用者の生活について話し合い，必要があれば支援を再開する，フォロー体制を整えるなど，利用者ができるだけ安心して終結を迎えられるように配慮する必要がある。この面接は，終結に向けての評価を行っているので，ターミネーションは誤りである。

解答　4

【学習課題】
支援過程のどの段階でどのような支援が行われるのか，流れとともに確認する。

> **問題48**
>
> Cさん（34歳，女性）は，20歳代後半に，うつ病で入院したことがある。結婚を機に退職し，その後，妊娠したが，つわりもひどく，うつ状態になっていた。授乳中の服薬調整も考え，精神科のある総合病院で出産することにした。その後，無事出産し，間もなく自宅に戻る予定となった。夫は，5年間の契約社員として一昨年から勤務している。退院後は，数日のみ，遠方に住むCさんの実母が手伝ってくれることになっている。今後の子育てと体調のことが不安になったCさんは，過去の治療歴も含めて，精神科外来のD精神保健福祉士に相談した。
>
> 次の記述のうち，このときのCさんに対する，D精神保健福祉士が行う支援として，**適切なもの**を2つ選びなさい。
>
> 1 不安が解消するまで精神科病棟へ入院し治療を受ける。
> 2 Cさんの住む市が実施している養育支援訪問事業を活用する。
> 3 契約社員であっても，夫が育児休業の申出ができると知らせる。
> 4 子育てのサポートになる育児ボランティアを養成する。
> 5 子どもを児童養護施設に預かってもらえるようにする。

1 × まずは，Cさん自身がどのような不安を抱えているか聴き，不安が軽減できるように支援していく必要がある。Cさんは「今後の子育てと体調」が不安だということなので，子育て支援を行い，体調が悪化しないように見守りを行っていく。通院治療は必要であるが，入院治療では子育てができず，不安を先延ばしすることになるため，適切ではない。
2 ○ 市町村において実施している養育支援訪問事業は，育児ストレス，産後うつ病，育児ノイローゼ等の問題によって，子育てに対して不安や孤立感等を抱える家庭や，さまざまな原因で養育支援が必要となっている家庭に対して，子育て経験者等による育児・家事の援助または保健師等による具体的な養育に関する指導助言等を訪問により実施することにより，個々の家庭の抱える養育上の諸問題の解決，育児負担の軽減を図るサービスである。具体的には，地域担当の保健師などが自宅を訪問し，新生児と母親の健康チェックをしたり，母親の悩みを聴き，育児に関する助言をし，必要に応じて家事代行サービスや一時保育サービスなどの利用支援を行う。本事業の活用により，Cさんも安心感が得られ，育児負担も軽減すると考えられる。
3 ○ 育児・介護休業法により，期間の定めのある雇用契約の人も育児休業の取得が認められている。必要な要件は，①同じ事業主に引き続き1年以上雇用されている，②子の1歳の誕生日以降も引き続き雇用されることが見込まれている，③子の2歳の誕生日の前々日までに雇用契約が満了し，更新されないことが明らかではない，である。男性も女性と同様に育児休業が取得できる。夫は上記の要件を満たすため，育児休業の取得が見込まれる。実母の支援に加え，夫の育児休業が取得できると，不安の軽減につながると考えられる。
4 × 育児ボランティアはサポートになるが，これから養成するとなると，Cさんが一番必要とする時期には間に合わないと考えられる。
5 × Cさんの希望を確認しないまま，子どもの施設入所を提示するのは適切な支援とはいえない。Cさんの気持ちを聴き，本人のニーズを丁寧に確認したうえで支援を行う必要がある。

解答　2，3

【学習課題】
　事例では，本人がどのような希望をもっているか理解し，そのために必要な支援を考えていく。

(精神保健福祉の理論と相談援助の展開・事例問題 1)

次の事例を読んで，**問題 49** から**問題 51** までについて答えなさい。

〔事 例〕

Eさん（24歳，男性）は，就学前に医療機関でアスペルガー症候群（当時）と診断された。Eさんには，環境の変化への対応困難や相手の意図を理解できないことからくる混乱などがみられたが，高等学校までは，学級担任などの理解と丁寧な指導によって，何とか卒業できた。Eさんは，父親と同じコンピューターソフトを扱う仕事に興味を示し，志望大学に入学した。しかし，入学後1週間通ったところで，「履修計画を立てられない」，「自分が座りたい席に座れない」などの理由で，通学したくないと言い出した。以前診断を受けた医療機関が遠方であったため，母親はEさんを伴って，精神保健福祉センターに勤務するF精神保健福祉士の下を訪れた。F精神保健福祉士は二人の話を詳しく聞いた後，ある提案を行った。（**問題 49**）

その2か月後，母親から，「お陰でEが大学に行っている」と電話があった。しかし，母親によれば，Eさんは，元々好きだったインターネットゲームに最近ますます興じるようになり，夜更かしする結果，午前中の授業に出られないことがあるという。「注意しても聞かないし，このままでは心配」との話を聞いたF精神保健福祉士は，精神保健福祉センターの事業として立ち上げた，発達障害児・者の家族サポートグループを案内し，会の内容について説明した。（**問題 50**）

Eさん自身も，時折，F精神保健福祉士の下を訪れ，「授業で発言したら笑われた」，「レポートをどう書いたらいいか分からない」など，大学で起こったことを相談していた。他の関係者からも適宜助言が行われた結果，Eさんは4年生に進級し，何とか卒業に必要な単位を取得する見込みが立った。しかし，Eさんは，「今の状態ではどこに就職しても長く働ける自信がない」，「卒業後少し訓練や経験を積んで，障害を開示せずに働ける仕事に就くことが自分の希望」と述べた。F精神保健福祉士は，Eさんの希望に沿う形で卒業後の進路について助言を行った。（**問題 51**）

Eさんは，F精神保健福祉士の助言を参考に進路を選択し，最終的に自分に合う仕事に就くことができた。

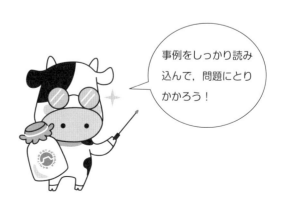

> **問題49** 次の記述のうち，F精神保健福祉士がEさんと母親に対して提案した内容として，**最も適切なもの**を1つ選びなさい。
>
> 1 「医療機関に問い合わせて，処方を検討してもらうよう依頼してみます」
> 2 「参加できそうな当事者グループを探して，Eさんに紹介します」
> 3 「市の障害福祉の担当者と相談して，受けるべき合理的配慮の内容をお伝えします」
> 4 「大学の学習支援の担当者に連絡して，学内での支援体制について確認してみます」
> 5 「父親にも声を掛け，Eさんの学習意欲を高めるための話し合いをもちましょう」

1 × Eさんが診断を受けたのは就学前である。相当時間が経過しているため，Eさんの主訴が薬物療法により改善する問題とは考えにくい。
2 × Eさんが直面している課題は，大学入学後間もないなかでの通学の継続が可能かどうかということであり，この時点での当事者グループへの参加が課題解決に直結するとは考えにくい。
3 × 障害を理由とする差別の解消の推進に関する法律（障害者差別解消法）に基づき，地方公共団体は障害者等からの障害を理由とする差別（合理的配慮の不提供を含む）に関する相談窓口を設置しているものの，Eさんに対する合理的配慮の相談先としては考えにくい。
4 ○ Eさんが「履修計画を立てられない」「自分が座りたい席に座れない」といったことで通学の継続を躊躇している状況にあっては，大学内に設置している学習支援の担当者と連絡をとり，大学としてのEさんへの支援について確認をとることが望ましい。
5 × Eさんの課題は，学習意欲が低いことではなく，学習をするための手続きや環境が障壁となっていることである。

解答　4

【学習課題】
　精神保健福祉センターなどの相談機関において，精神保健福祉士は，初回面接（インテーク面接）でクライエントの相談内容の主旨を把握し，課題や問題となっている状況や背景に関する的確なアセスメントを行ったうえで，課題解決のための提案をする。
　本事例問題では障害者差別解消法に関連した記述もあるので，関連制度の概要を把握している必要がある。

問題 50 次の記述のうち，F精神保健福祉士が説明したものとして，**適切なものを1つ**選びなさい。

1 「この会では，参加者相互の連絡用に名簿を作成しています」
2 「この会では，相互批判の精神が大切ですので積極的に発言してください」
3 「この会の企画や運営は，参加者同士で行ってください」
4 「この会での他の参加者の発言内容は，口外しないでください」
5 「この会に参加後，経験の浅い家族の相談に乗る立場になってください」

1 × 発達障害児・者の家族サポートグループといったグループの参加者がお互いに連絡先を交換すること自体は問題ないが，公的機関が取り組む事業において参加者相互の連絡を推奨することは考えにくいし，個人情報保護の観点からも名簿の作成はすべきでない。
2 × 家族サポートグループは，参加者の対応方法等からの相互の学び合いも目的としており，相互批判の場とすべきではない。
3 × 家族サポートグループは，いわゆるセルフヘルプグループではなく精神保健福祉センターが事業として取り組んでいる活動であり，専門職が企画・運営に関与しなければならない。
4 ○ グループの参加者の発言をほかの参加者がほかの場で話すことになると，参加者は安心して心情を吐露することはできない。グループのなかで語られたことはグループの中だけにとどめることを原則としなければならない。
5 × 将来的に経験の浅い家族の相談に乗る立場となることを期待することはよいとしても，参加前の段階でそのことを伝えることは，参加の条件と受け止められかねず，本来の参加の目的からも外れることとなる。

解答 4

【学習課題】
　グループワークに関する基本的な知識に加え，セルフヘルプグループとソーシャルワーカーが主導するグループワーク（グループ活動）の違いについても理解しておく必要がある。

| 問題 51 | 次のうち，この時点でF精神保健福祉士が紹介した事業所や機関として，**適切なものを2つ**選びなさい。 |

1 就労移行支援事業所
2 就労継続支援B型事業所
3 特例子会社
4 地域活動支援センター
5 地域若者サポートステーション

1 ○ 就労移行支援は，一般就労などを希望し，知識・能力の向上，実習，職場探しなどを通じ，適性に合った職場への就労等が見込まれる者を対象として，一般就労などへの移行に向けて，事業所内や企業における作業や実習，適性に合った職場探し，就労後の職場定着のための支援を行う。就職に不安をもつ発達障害のあるEさんも就労移行支援の対象となり得る。
2 × 就労継続支援B型の対象は，就労移行支援事業等を利用しても一般企業などの雇用に結びつかない人や，一定年齢に達している人などであって，就労の機会などを通じ，生産活動にかかる知識および能力の向上や維持が期待される人である。Aさんは利用の対象とはならない。
3 × 特例子会社は，障害者の雇用の促進および安定を図るため，厚生労働大臣の認可を受け，障害者雇用率の算定において親会社の一事業所とみなされる子会社である。一定の要件を満たす場合には，特例として，その子会社に雇用されている労働者を親会社に雇用されているものとみなして，実雇用率を算定できるとしている。Eさんは「卒業後少し訓練や経験を積んで，障害を開示せずに働ける仕事に就くことが自分の希望」であるが，特例子会社は障害者であることを開示することが前提となっている。
4 × 地域活動支援センターは，障害者などを通わせ，創作的活動または生産活動の機会の提供，社会との交流の促進，その他の便宜を供与する施設であり，障害者総合支援法の地域生活支援事業に位置づけられている。Eさんの希望は，訓練や経験を積んだうえで仕事に就くこととはっきりしているが，地域活動支援センターは就労訓練の機能をもっていない。
5 ○ 地域若者サポートステーションは，働くことに悩みを抱えている15～39歳までの若者に対し，キャリアコンサルタントなどによる専門的な相談，コミュニケーション訓練等によるステップアップ，協力企業への就労体験などにより，就労に向けた支援を行っている。

解答 1，5

【学習課題】
　障害者総合支援法に規定する就労支援関連の各種障害福祉サービス等，障害者雇用促進法に規定する障害者の雇用の促進や安定を図る制度，および厚生労働省が実施する障害者のみを対象としない就労支援施策について，それぞれの役割や特徴を把握しておく必要がある。

(精神保健福祉の理論と相談援助の展開・事例問題2)

次の事例を読んで，**問題52** から **問題54** までについて答えなさい。

〔事　例〕

大手の情報通信産業企業であるU社は，障害者法定雇用率の引上げに対応するため，総務部に社員サポート室を新設することにした。Gさん（精神保健福祉士）は，大学卒業後に障害者雇用支援機関で10年間勤務した後，U社に入職した。主な担当業務は，障害者の雇用と雇用管理，社員のメンタルヘルス支援である。

入職して4か月後，制作部門のH課長が，部下でプログラム開発作業に従事しているJさん（35歳，男性）のことで相談に来た。H課長は，「Jさんは1年前に交通事故に遭って入院し，4か月で仕事に復帰した。ところが，復帰後はパターン化した仕事でなければミスばかりして，指示された内容もよく忘れる。仕事に集中できず，意欲も減退している。診断書には，高次脳機能障害による注意障害と記憶障害があり，これ以上の改善は難しいと記載されていると聞いている。社員サポート部門が新設されたと聞いたので，相談に乗ってほしい」と話した。話を聞いたGさんは，Jさんとインテーク面接を行った後に，アセスメントとして，最初に機能評価を行った。（**問題52**）

そして，全てのアセスメント結果から，Jさんに対する支援計画案を作成した。（**問題53**）

さらに，Gさんは，支援計画案を基にJさんとその家族，H課長と話し合い，支援計画を策定した。その後，Gさんを中心とした会社の支援もあり，Jさんは仕事を継続できている。時に，周りの社員と折り合えずに不適応を起こすこともあるが，その都度，Gさんが相談に乗り，解決している。

その後，社内で，精神障害について理解を深めたいという声が上がったことから，Gさんは，社員を対象とした研修会の開催，精神障害の特徴と合理的配慮事項を記したパンフレットの作成配布など，精神障害者の雇用管理に向けて活動している。

これらの活動が評価され，Gさんは，自社の障害者実雇用率をさらに高め，職場定着も図るよう会社から指示を受けた。そして，Gさんは，実現に向けて活動を開始した。（**問題54**）

問題 52 次の記述のうち，この時点でGさんが行ったこととして，**適切なもの**を1つ選びなさい。

1 Jさんの仕事のサポートを行う社員の採用を検討する。
2 厚生労働省の教育訓練給付制度について調べる。
3 同じ部署の社員に，Jさんに対してできそうな支援内容を聞く。
4 Jさんの家庭での状況について，家族に記録してもらう。
5 制作部門に出向き，Jさんの職務遂行状況を把握する。

1 ×　Gさんが行ったことは，Jさんが仕事を遂行するにあたっての機能評価や環境評価，本人の希望等を含むアセスメントであり，このアセスメントを基に具体的な支援計画を立てていくこととなる。アセスメントの段階でサポート社員の採用といった具体策を検討することはない。
2 ×　厚生労働省の教育訓練給付制度は，労働者の主体的な能力開発の取り組みや中長期的なキャリア形成を支援するため，教育訓練受講に支払った費用の一部を支給するとともに，専門実践教育訓練を受講する45歳未満の離職者に対しては，基本手当が支給されない期間について，受講に伴う諸経費の負担についても支援を行うことにより，雇用の安定と再就職の促進を図ることを目的とする雇用保険の給付制度である。しかし，Jさんの場合は，能力開発のための教育訓練が必要とは考えにくい。
3 ×　アセスメントの段階で，上長以外の社員からGさんの支援に関する情報を収集することは考えにくい。
4 ×　就労継続のサポートをしていくにあたって，Jさんの家庭環境を把握しておくことは必要であるが，その場合でも，家族に記録を求めるのではなく，Gさんが家族と直接面接をして聴き取ることが望ましい。
5 ○　Jさんに関する機能評価をするためには，実際に仕事をしている現場における職務遂行状況を観察する必要がある。

正解　5

【学習課題】
　企業における労働者のメンタルヘルス支援に従事する精神保健福祉士には，支援対象となる社員に対するアセスメントにおいて，労働遂行能力等も的確に把握したうえで，必要とされる環境調整等の内容を特定していく必要がある。

> **問題53** この時点でGさんがまとめた支援計画案に関する次の記述のうち，**適切なもの**を１つ選びなさい。
>
> 1 地域障害者職業センターのリワーク支援利用に向けて活動する。
> 2 Ｊさんの職務内容を単純なデータ入力とし，勤務時間の短縮に向けて調整する。
> 3 作業場面に付き添い，ミスがなくなるようＪさんに働き掛ける。
> 4 給与所得を補償するために，障害年金の取得に向けて支援する。
> 5 会社からの支援が得やすくなるため，精神障害者保健福祉手帳の取得を勧める。

1 × 地域障害者職業センターのリワーク支援は，うつ病などで休職中の労働者の円滑な職場復帰のために実施されるもので，主治医の協力のもと，本人に対しての各種リワークプログラムの実施と事業主に対する復職にあたっての助言などを行う。Ｊさんは休職しているわけではないのでリワーク支援の対象とはならない。

2 ○ 現状では，高次脳機能障害による注意障害，記憶障害が影響して，複雑な工程の処理やプログラム開発といった構想力が求められる仕事に支障があるものの，パターン化した仕事であれば遂行能力が保たれていることから，勤務時間を短縮して職務内容も単純化することで，Ｊさんの負担を軽減することが可能となる。

3 × 一時的に社員サポート部門の社員が作業場面に付き添うことが必要なこともあるが，その場合も，Ｊさんの仕事上のミスがなくなることが目的ではなく，Ｊさんが安心して仕事ができるようにしていくための支援である。

4 × 現時点では，Ｊさんは障害の原因となった交通事故から１年経過したところであり，障害年金の裁定請求の際に必要となる障害認定日（初診から１年６カ月）に達していない。

5 × 精神障害者保健福祉手帳を取得しておくこと自体は計画に盛り込んでもよいと考えるが，手帳の取得によって会社からの支援が得やすくなることはとくにない。

解答　2

【学習課題】
　地域障害者職業センターが実施する雇用支援プログラムの概要，障害年金の受給要件，精神障害者保健福祉手帳制度の概要など，幅広い知識の習得が求められる。

| 問題 54 | この時点でのGさんの活動に関する次の記述のうち，**適切なもの**を**2つ**選びなさい。 |

1　会社独自の雇用率を設定し，労使間で承認してもらうよう働き掛ける。
2　障害者用に一律に減額した給与表を作成し，雇用機会の拡大を図る。
3　精神障害のある社員の協力を得て，精神障害者保健福祉手帳の有無を管理する。
4　社内の主な職務について，各部署の社員と一緒に難易度を調査する。
5　障害のない社員を対象に，元気回復行動プラン（WRAP）のプログラムを実施する。

1　○　会社からGさんへの指示内容にある自社の障害者実雇用率の向上に向けて，法定雇用率（民間企業は平成30年3月までは2.0％，平成30年4月以降は2.2％）を上回る会社独自の雇用率を設定するための働きかけを行うことが望ましい。
2　×　個々の稼働能力とは別に，障害があることを理由として一律の給与表を設定することは，募集または採用にあたって，障害者に対してのみ不利な条件を付すこととなり，障害者の雇用の促進等に関する法律（障害者雇用促進法）に定める障害を理由とした差別の禁止に抵触する。
3　×　精神障害者保健福祉手帳の取得はあくまでも本人の任意によるものであり，会社が手帳の有無を管理することは，単に雇用率の向上を目的とした手帳取得の勧奨につながりかねず，厳に慎まなければならない。
4　○　社内の主な職務について難易度を調査することは，障害者に対する職務上の合理的配慮を検討する際の素材となり得る。障害者が従事することのできる作業，従事することのできるような作業内容，支援などを調整された作業を組み合わせて，職務を再構成する試みである。
5　×　元気回復行動プラン（WRAP）は，アメリカの精神疾患の体験者が開発したもので，毎日を元気で豊かに生きること，また，気分を乱すような状況への気づきを高め，調子が乱れたときに元気に向かうことを促してくれる，自分で作る，自分のための行動プランである。WRAPは汎用性が高く，誰にでも取り組めるプログラムではあるが，障害のない社員にプログラムを実施することは，会社がGさんに求めている障害者の職場定着などに合致していない。

解答　1，4

【学習課題】
　障害者雇用促進法に規定する，障害を理由とした差別の禁止の具体的内容や，リハビリテーションにおいて用いられるリカバリープログラムに関して，概要を把握しておく必要がある。

　なお，近年の事例問題では，設問だけを読んで回答できるものはほとんどなくなっており，事例をしっかりと読み込んだうえで，問題に取り掛かる必要がある。

(精神保健福祉の理論と相談援助の展開・事例問題3)

次の事例を読んで，**問題55**から**問題57**までについて答えなさい。
〔事　例〕
　Kさん（77歳，男性）は，小学校の校長を定年まで務めた。退職後は地域での活動を積極的に行い，1年ほど前まで民生委員も務めていた。妻の話では，民生委員を引退してからは，外出や人と接することが少なくなった。特に，3か月ほど前からは，時々食事をしたことを忘れていたり，県外に住む長男家族が帰省した時も，孫の名前を何度も聞いていたと言う。心配した妻は，Kさんが高血圧のために定期通院をしている内科クリニックに相談をした。そうしたところ，主治医から認知症疾患医療センター（以下「センター」という。）を紹介され，まずは，妻が電話をすることにした。
　センターでは，L精神保健福祉士が電話を受け，妻に日常生活において感じていることなどを聞いた。妻は，Kさんが食事をしたことを忘れていることや，孫の名前が出てこないことなどを話した。（**問題55**）
　傍らで聞いていたKさんは，妻が，「認知症ですか」などと発言したことに怒り始め，「そんなことはない」と大きな声で否定した。L精神保健福祉士は，妻にKさんのセンターへの受診を勧めた。しかし，Kさんは頑(かたく)なに拒み，センターの利用には至らなかった。
　2か月が経過した頃，民生委員の後輩のMさんが，民生委員・児童委員協議会の公開シンポジウムにKさんを誘い，一緒に行くことになった。そこで，同年代の認知症の人がシンポジストとして話をするのを聞き，Kさんは，「認知症になってもあれだけの話ができるんだ」と感心した。これが契機となり，Kさんはセンターの受診を受け入れた。二日後にセンターを訪れたKさんと妻は，L精神保健福祉士の面接を受けた。（**問題56**）
　その後，Kさんは各種の臨床検査や心理テストを受け，診察の結果，初期の認知症と診断された。Kさんは診察の中で，たとえ認知症であっても地域の中で活動をしてみたいと言い，再びL精神保健福祉士に今後のことについて相談をした。（**問題57**）

> **問題 55** 次のうち，L精神保健福祉士が電話を受けた時点での認知症疾患医療センターの役割として，**適切なもの**を1つ選びなさい。
>
> 1 鑑別診断とそれに基づく初期対応
> 2 身体合併症と周辺症状の対応
> 3 認知症に関する疾病教育
> 4 救急・急性期対応
> 5 専門医療相談

1 × 認知症疾患医療センターの役割には，認知症疾患に関する鑑別診断の実施があるものの，鑑別診断を行うのは医師の役割である。妻から電話を受けた時点において精神保健福祉士が担う役割ではない。

2 × 総合病院に設置されている認知症疾患医療センター（基幹型）では，身体合併症と周辺症状の対応も役割の一つである。しかし，選択肢1と同様に，妻から電話を受けた時点において精神保健福祉士が担う役割ではない。また，Kさんはかかりつけ医である内科クリニックで高血圧の治療を受けており，合併症の治療が必要な状態ではなく，周辺症状も出ていない。

3 × 電話相談は，顔が見えないなかでの対応となる。まずはKさんのことを心配して電話してきた妻の思いに共感を示すことが必要である。また，L精神保健福祉士は，この時点でKさんと会っていない。本人と会わないままに「Kさんは認知症である」との思い込みに基づいて妻に疾病教育をすることは，いわゆる「Y問題」を通して精神保健福祉士が学んだ「かかわり」に反する。精神保健福祉士は，クライアントとの「ここで，今」の「かかわり」を通して相手を理解していかなければならない。

4 × Kさんは，物忘れという状態がみられるにすぎず，既述のように周辺症状もみられない。現時点において，精神科の救急や急性期対応が必要な状態とはいえない。また，救急治療の必要性の有無についての判断や対応は医師の役割であり，精神保健福祉士の役割ではない。

5 ○ 認知症疾患医療センターでは，認知症に関する専門知識を有するスタッフ（医師，臨床心理技術者，精神保健福祉士，保健師，看護師）が，本人，家族，介護サービス事業所などからの治療や介護の相談に応じる「専門医療相談」を行う。L精神保健福祉士は，Kさんの様子を心配して電話してきている妻の気持ちに共感的理解を示すとともに，妻の心配に対して専門的な助言等を行い，専門機関として支援を提供できるということを伝えていく。

解答　5

【学習課題】
　認知症疾患医療センターの役割・機能を問う問題である。精神保健福祉士が配置されている機関，とくに必置の機関に関しては，今後も同様の出題が行われる可能性がある。過去問を解き，すでに出題されている機関については，その役割・機能について十分に学習しておくことが必要である。

精神保健福祉の理論と相談援助の展開——71

> **問題56** 次の記述のうち，L精神保健福祉士が行った面接の内容として，**適切なもの**を1つ選びなさい。
>
> 1 同じような問題を抱える人たちのグループ活動を紹介する。
> 2 楽しかった思い出や，うれしかった出来事を整理する。
> 3 認知症であることを伝え，服薬を指導する。
> 4 不安や緊張を受け止めて今の思いや，悩みの内容を把握する。
> 5 長期目標，中期目標，短期目標を考えて提案する。

1 ×　ソーシャルワーカーの支援は，何らかの制度やサービスにつなげることだけではない。妻が「認知症ですか」とL精神保健福祉士に尋ねた際，Kさんは怒りながら大声で否定した。Kさんは自分が認知症であると認めたくなく，認知症になることへの強い不安や心配を抱えていると考えられる。セルフヘルプグループに参加するということは，自分が認知症であることを認めることでもある。不安や心配を抱えながらも来所してくれたKさんに対して，いきなり「自分は認知症である」と認めることを強いるような面接をすべきではない。

2 ×　Kさんは，過去の思い出や出来事を整理したいと思って認知症疾患医療センターを訪れたわけではない。ソーシャルワーカーは，過去の記憶を活用するという手法ありきの支援ではなく，さまざまな感情を抱えながらも来所してくれたKさんの思いを受容し，その思いに共感していくことが必要である。

3 ×　認知症であると鑑別診断を行い，その診断名をKさんに伝えるのは，医師の役割である。また，ソーシャルワーカーは業務や責任を抱え込むのではなく，服薬指導が必要であれば薬剤師を支援に巻き込むなど，他職種との連携を意識して支援を行う。

4 ○　初回面接では，クライエントの不安や心配を受容し，共感的態度で接することが大切である。不安や心配を抱えながらも来所した理由を丁寧に聴き，主訴をはじめとするKさんの悩みの内容を把握していく。クライエントは，「専門家への相談に至った生活困難それ自体に起因する不安」とともに「適切な援助がもらえるかどうか，援助を提供する側の人々が自分をどう扱うだろうかという不安」を有しながら面接に現れる。そのため，ソーシャルワーカーはこうした不安への対処を含みながら面接を行う必要がある（窪田暁子：福祉援助の臨床．誠信書房，p40-41，2013．）。

5 ×　Kさんは，ケアプランの作成を目的に来所したわけではない。ソーシャルワーカーは，援助技術や支援ツールを頼って，支援方法にクライエントを当てはめるような支援を展開してはいけない。ソーシャルワーカーは，クライエントの思いに寄り添い，彼らのペースに合わせて支援を展開していくことが必要である。

解答　4

【学習課題】
　ソーシャルワーカーの面接技術および役割に関する基礎的問題であり，きわめて難易度の低い問題である。この問題を間違えた人は，ソーシャルワーカーの面接技術と役割に関して，テキストで復習する必要がある。

> **問題 57** 次のうち，この場面でL精神保健福祉士が提案したこととして，**最も適切な**ものを1つ選びなさい。
>
> 1 認知症家族会の運営
> 2 民生委員への再就任
> 3 デイサービスの利用
> 4 孫の世話
> 5 当事者活動への参加

1 ×　Kさんは，認知症を有する本人であり，家族ではない。認知症家族会（以下，家族会）の運営に認知症を有する本人が関与することにより，家族会が，セルフヘルプグループとしての分かち合いなどの機能を十分に発揮できなくなる可能性がある。
2 ×　Kさんは，1年ほど前まで民生委員として活動していたが，自ら引退という道を選択している。「認知症であっても地域の中で活動をしてみたい」とは言っているが，民生委員として再び活動することは語っていない。加えて，民生委員には支援関係者と連携し，支援に協力することが求められる。Kさんは，認知症の症状として記銘力障害などがみられる。支援に必要な情報を記憶しておくことができなければ，支援関係者と連携・協力することができず，その役割を果たすことができない。
3 ×　Kさんの希望は，「地域の中で活動をしてみたい」のであって，福祉サービスを利用したいわけではない。Kさんの希望を無視してデイサービスの利用を勧めることはパターナリズムに基づく一方的な援助であり，ソーシャルワーカーの支援として適切ではない。ソーシャルワーカーは，クライアントの思いを中心に据えて，彼らのペースに合わせながら支援を展開していく。また，ソーシャルワーカーは，地域を"資源のオアシス"であると理解し，まずはインフォーマルな資源に目を向け，インフォーマルな社会資源の利用で補いきれない場合，フォーマルな資源の利用を検討する。
4 ×　Kさんは，「地域の中で活動をしてみたい」と言っており，「孫の世話をしたい」とは言っていない。Kさんにとり，孫はインフォーマルな資源ではあるが，Kさんの希望に添った資源とはいえない。
5 ○　繰り返しになるが，Kさんは「地域の中で活動をしてみたい」と希望している。また，同年代の認知症の人がシンポジストとして話をするのを聞いた際に「認知症になってもあれだけ話ができるんだ」と感心している。5つの選択肢のうちでは，5がKさんの希望にもっとも近い選択肢といえる。しかし，当事者活動というソーシャルワーカーに馴染みのある活動ばかりに目を向けていると，地域にある多様なインフォーマルな資源に目が向かなくなる。ソーシャルワーカーは，地域を"資源のオアシス"ととらえる視点を常に意識しなければならない。

解答　5

【学習課題】
　クライエントの思いを尊重するという相談援助場面における精神保健福祉士の姿勢を問う問題である。「本人主体」「ストレングス視点」などのソーシャルワーク実践における理念や視点について整理し，確認しておく必要がある。『精神保健福祉の理論と相談援助の展開』の事例問題については，ソーシャルワークに関する知識だけでは解けない問題も多い。『精神保健福祉に関する制度とサービス』など，ほかの科目に関する知識と統合して理解しておくことが必要である。

(精神保健福祉の理論と相談援助の展開・事例問題 4)

次の事例を読んで，**問題58**から**問題60**までについて答えなさい。
〔事 例〕
　Aさん（40歳，女性）は，18歳で統合失調症を発症し，入院経験がある。受診は継続し，時々対人緊張が強くなったり幻聴体験はあるが，自分で対応できている。夫が代表の農業法人に勤め，子ども（7歳）がいる。
　Bさん（45歳，女性，精神保健福祉士）は，以前，Aさんの受診先の精神科病院に勤務し，初診時からの担当であった。5年前に退職し精神保健福祉士事務所を開業，スクールソーシャルワーカーとしても勤務している。
　Bさんの退職後，AさんとBさんは，それぞれの子育ての悩みを話し合ったことをきっかけに，時々会って話をする関係を続けていた。その後，地域で子育てサークルを始め，今ではメンバーが増え，子どもたち向けの活動も行うようになり，Aさんは会長，Bさんは事務局長として会を運営している。
　ある日，勤務している学校で，精神障害のある母親（Cさん）と行動障害があるその子どもへの支援を検討する中で，この子育てサークルの活用が提案された。それを受けてBさんはCさんに，「親子の情報を事前に会のメンバーに知らせ，理解しておいてもらった方がよい」と提案したが，Cさんは，「参加したいが病気や障害のことは知られたくない」と訴えたため，Bさんは，倫理的ジレンマを感じながらもサークルでの支援を進めた。(**問題58**)
　初回参加時のその子の落ち着かない言動とCさんの子どもへの対応に，会のメンバーからは，「一緒にやっていくのは無理」という声が多く上がった。Bさんは，Cさん親子と会のメンバー両者の利益を視野に入れながら話合いを重ねた。Aさんの体験談もメンバーに大きな影響を与え，最終的にメンバー全員の了承が得られた。(**問題59**)
　これを契機に，メンバーの福祉課題への関心が高まり，新しい活動を展開するためにNPO法人の設立を模索することになった。ある日の打合わせ後に，Aさんは，「20歳の頃は人生を諦めていた。病気の経験が人の役に立つなんて思っていなかった。病気のことは心配だし，どこかに引け目はあるけれど，家族，友人，仕事があるし，新しい活動が楽しみ」と語った。(**問題60**)

> **問題 58** 次のうち,この時のBさん(精神保健福祉士)が感じた倫理的ジレンマの内容として,**適切なもの**を1つ選びなさい。
>
> 1 記録の開示とクライエントの利益に対する責任
> 2 自己決定の尊重とクライエント保護の責任
> 3 守秘義務と制度や法律に対する責任
> 4 クライエントに対する責任と所属組織に対する責任
> 5 同僚に対する責任と専門性への責任

　この事例問題では,子育てサークル(以下,サークル)におけるBさんの立場性が不明なまま事例が展開し,出題されている。Bさんはサークルにおいては事務局長であり,支援者として勤務しているわけではない。そのため,サークル内において,BさんとCさんの間には援助関係が成立しているとは考えられず,明確に正答を導くことが困難な不適切問題であると考える。

1　× 　Cさんは,サークルに「病気や障害のことは知られたくない」と訴えている。精神保健福祉士であるBさんは,Cさんの気持ちを大切にして,彼女と子どものプライバシーを尊重し,記録を開示してはならない。また,秘密を保持することがCさんに緊急かつ重大な被害を及ぼすとは考えられず,クライエントに対する責務を果たしていないとはいえない。
2　× 　既述のように,Cさんはサークルに病気や障害のことは知られたくないと語っており,その決定を尊重することは精神保健福祉士の責務である。Bさんは,Cさんが自己決定できるように,サークルに情報を提供しないことにより想定されるメリットとデメリットをCさんに伝え,Cさんと共によりよい選択を考える姿勢が必要である。また,精神保健福祉士は,緊急性を要さない場面において,クライエントを保護するというパターナリズムに基づく態度をとるべきではない。ソーシャルワーカーによるパターナリズムが正当化されるのは,クライエントが自らを害するような現実的で強制的な証拠をソーシャルワーカーがもつ場合に限られる(F.G.リーマー著,秋山智久監訳:ソーシャルワークの価値と倫理. 中央法規出版, p153, 2001.)。よって,2は適切でないと考えられるが,Bさんが自己覚知を十分にできていない場合,倫理的ジレンマを感じる可能性はある。なお,社会福祉振興試験センターは2を正答としている。
3　× 　Bさんは,Cさんと子どものプライバシーを尊重し,秘密を保持しなければならない。この秘密保持義務は,精神保健福祉士法第40条にも規定されており,法律に対する責任としても守らなければならない。
4　× 　日本精神保健福祉士協会の倫理綱領には,クライエントに対する責務として「クライエントのプライバシーを尊重し,その秘密を保持する」と規定されている。そのため,Bさんは,業務上知り得たCさんに関する情報をサークルに提供してはいけない。選択肢4でいうところの「所属組織」をサークルと考えれば,支援に関する情報を有しているにもかかわらず,情報を伝えていないため連携できていないと考えることもできる。ただし,Cさんの結論を尊重し,秘密を保持しているのであり,倫理的ジレンマを感じる必要はない。また「所属組織」を学校であるとすると,Bさんがサークルの事務局長でもあるため,結果的にサークルに情報が伝わってしまい,倫理的ジレンマを感じる可能性はある。
5　× 　この選択肢における「同僚」も,勤務先の学校の同僚を指すのか,サークルの仲間を指すのかはっきりしないが,サークルの仲間に対して同僚という呼称は使わないと考えられる。また,スクールソーシャルワーカーとしては専門性を発揮することを求められるが,サークルでは仲間同士であるため,本来は専門性を発揮する必要はない。選択肢の文章が指示している内容が明確ではなく,5を適切であると判断することはできない。

解答　2
(正答なし・不適切問題)

> **問題59** 次のうち，この話合いを通じてBさん（精神保健福祉士）が子育てサークルに果たした役割として，**適切なもの**を1つ選びなさい。
>
> 1　アドボケーター
> 2　ケースマネジャー
> 3　メディエーター
> 4　イネイブラー
> 5　エバリュエーター

　問題59では，Bさんのソーシャルワーカーとしての役割について出題されている。しかし，事例文で読み取れるサークルは，BさんがAさんと共に子育ての悩みを話し合ったことをきっかけに始められたものであり，サークル内では，メンバー同士は対等な関係であると考えられる。事例文と問題に整合性がないと考えられる。しかし，Bさんをサークルが雇用した精神保健福祉士と仮定すれば，容易に正答を導き出せる。

1　×　Bさんは，Cさんの立場から代弁（アドボケイト）をしているのではなく，「Cさん親子と会のメンバー両者の利益を視野に入れながら」中間者的役割で話し合いをしており，アドボケーターとしての役割を果たしているとはいえない。
2　×　スクールソーシャルワーカーとしてのBさんは，Cさん親子をサークルにリンケージ（ニーズを満たす社会資源に利用者を結びつけること）するなど，ケースマネジャーとしての役割を担っている部分はある。しかし，この問題では，サークル内での話し合いを通じて，Bさんが，Cさん親子ではなく，サークルに果たした役割が問われている。Bさんは，サークル内ではケアマネジメントは実施しておらず，ケースマネジャーとしての役割を果たしているとはいえない。
3　○　メディエーターとは，コミュニケーションがうまくいっていない人たちの間に中間者的役割で入り，相互理解が図れるように援助する役割である。Bさんは，Cさん親子と会のメンバー両者の利益を視野に入れながら，両者が話し合いを重ねられるように支援しており，その役割を果たしている。
4　×　ソーシャルワークにおけるイネイブラーとは，クライエントの力が不十分な支援開始時には関係を強くもって援助を行い，クライエントが自分で動けるようになり，自信をもつようになったら徐々に離れていく役割をいう。この話し合いの中で，Bさんは，Cさん個人をイネイブリングしてはいない。
5　×　Bさんは，この話し合いにおいて，Cさんとサークルのメンバーの間に入って中間者的役割を果たしているが，Bさん自身もサークルのメンバーであり，この話し合いを通じて両者を評価する役割ではない。

解答　3

【学習課題】
　ソーシャルワーカーの役割に関する設問である。ソーシャルワーカーの役割・機能には，カウンセラーやインストラクターなどの多様な役割がある。選択肢で挙げられた役割については，最低限理解しておく必要がある。

> **問題60** 次の記述のうち，Aさんが語ったことの意味として，**最も適切なものを1つ選**びなさい。
>
> 1 これまでの人生で失った機能の回復を追い求める。
> 2 客観的な基準に基づいて自分を評価する。
> 3 専門家によって支えられた暮らしを楽しむ。
> 4 疾病や障害から脱却した人生を送る。
> 5 自分で自分の人生のストーリーを捉え直す。

1 ×　Aさんは，病気のことを心配しつつも，家族や友人もおり，農業法人での仕事もある。そして，新しいNPO法人の活動に向けて希望を募らせている。人生で失った機能の回復を追い求めてはいない。
2 ×　Aさんは，「病気の経験が人の役に立つなんて思っていなかった」と語っている。この語りは，Aさんが自分の経験を"人の役に立つ"と評価できていなかったことを，そして，今は主観的に自分の経験が他者の役に立つと評価できるようになったことを示している。
3 ×　Aさんの暮らしは，専門家によって支えられた部分もあるかもしれない。しかし，Aさんの主観的な語りからは，夫や子ども，サークルの仲間たちという専門職以外の人たちとの関係によって支えられてきたことが読み取れる。
4 ×　Aさんは，統合失調症を有したまま，家族や友人との暮らしを楽しみ，NPO法人設立という新たな夢に向かって進んでいる。このようなAさんの態度は，「症状を体験し，スティグマとかトラウマに直面し，そしてその他のつまずきのまっただ中にあって，いかに人生をいきているかということ」（C.A.ラップ，R.J.ゴスチャ著，田中英樹監訳：ストレングスモデル，第3版，金剛出版，p19，2014.）という"リカバリー"の過程にあると考えられる。Aさんは，統合失調症という疾病や幻聴等の精神症状から脱却して人生を送っているわけではない。
5 ○　Aさんは，「20歳の頃は人生を諦めていた」と語っている。この語りは，Aさんが「統合失調症のせいで人生を諦めざるを得なかった」という病いの物語のなかで生きてきたことを表している。しかし，その病いの物語は，Aさんの家族や友人との生活を通して揺らぎ始める。そしてAさんは，病気の経験を"人生を諦める原因"から"人の役に立つ経験"へととらえ直し，自らの人生を新たな物語（オルタナティブ・ストーリー）へと書き換えている。

解答　**5**

【学習課題】
「リカバリー」や「ナラティブアプローチ」に関する知識が求められている。社会構成主義を背景としたソーシャルワーク理論については，テキストでの記述が不十分なため，文献等で整理し，まとめておく必要がある。

精神保健福祉に関する制度とサービス

[第20回]

出題傾向と対策

　本科目はとくに精神保健及び精神障害者福祉に関する法律（精神保健福祉法），障害者の日常生活及び社会生活を総合的に支援するための法律（障害者総合支援法），心神喪失等の状態で重大な他害行為を行った者の医療及び観察等に関する法律（医療観察法），質的・量的調査からの出題が大きな柱となっている。例えば，入院形態においては，医療保護入院・措置入院などの人権にかかわる内容を問うものが出題されている。それは，人を拘束する医療と保護に関する法律だからこそ，精神障害者の権利を守るための退院請求や本人からの申し立ての仕方などが中心となるであろう。また，精神保健福祉センターや地域生活支援センターなどの役割や機能と，就労支援にかかわる施設について熟知しておく必要がある。近年は医療観察法や更生保護，社会復帰調整官，保護司等の役割について多く出題されている。今後は，さらに加速化する精神障害者の高齢化を背景とした精神保健福祉にかかわる諸問題に直面しなければならず，そのための知識も求められる。

重要なポイント

　精神障害者に対する法制度は，精神科病院の入退院から社会復帰に向けた支援と，地域で暮らしていくための自立支援サービスや主たる機関や利用可能な施設の理解が重要となる。ソーシャルワーク実践においては，社会資源を知っているだけではなく，実際に使えなくては意味をなさない。さらに，提供されるサービスやその制度などはクライエントの生活において有効なものでなければならない。また，制度やサービスを利用するにあたっては，精神保健福祉士はそれらに関する情報等をクライエントが理解できるように噛み砕いて説明できなくてはならない。国家試験に向けてつい暗記をするだけにとどまってしまう傾向があるが，できるだけ実践を意識した理解を深めてほしい。

学ぶにあたって

　法制度などは，それぞれの専門科目ごとに精神保健福祉法などの法律や制度を断片的に覚えてしまう傾向があるが，縦に覚えていることを横のつながりに広げることによって専門分野の解答が可能となる。相談援助業務となるソーシャルワーク実践においては，これらの各法律や制度，さまざまなサービスをつなげながら支援をする場合が多い。そのため，それらの法律を暗記するだけでなく，どのように関連し合うのかを考えながら学習が深められると，ほかの専門科目にも関連し，相談援助業務に役立つものと考えられる。

［長坂　和則］

【出題基準】『精神保健福祉に関する制度とサービス』対応出題実績　（数字は問題番号）

大項目	中項目	小項目（例示）	18回	19回	20回
1 精神保健及び精神障害者福祉に関する法律（精神保健福祉法）の意義と内容	1）精神保健福祉法	法制度見直しの背景 法律の目的，地方精神保健福祉審議会及び精神医療審査会，精神保健指定医，退院後生活環境相談員，入院形態，精神障害者保健福祉手帳 家族支援	70 71 72	61	61 62 65
	2）精神保健福祉法における精神保健福祉士の役割			62	
2 精神障害者の福祉制度の概要と福祉サービス	1）障害者基本法と精神障害者施策との関わり			63	
	2）障害者の日常生活及び社会生活を総合的に支援するための法律（障害者総合支援法）における精神障害者の福祉サービスの実際		61	64	63
	3）精神障害者を対象とした福祉施策・事業の実際	精神障害者が利用する福祉サービスに特化した国・都道府県・市町村の制度や事業		65	
3 精神障害者に関連する社会保障制度の概要	1）医療保険制度の意義と内容				
	2）介護保険制度の意義と内容	地域包括ケアシステム 地域包括支援センター		66	71
	3）経済的支援に関する制度の意義と内容	生活保護法 障害年金制度 生活福祉資金	62	67	64
4 相談援助に係わる組織，団体，関係機関及び専門職や地域住民との協働	1）行政組織と民間組織の役割と実際	地方自治体，社会福祉法人，特定非営利活動法人，社会福祉協議会，民生委員・児童委員，自治会，ボランティア組織，企業		68	70
	2）福祉サービス提供施設・機関	社会復帰施設，グループホーム，小規模作業所，相談支援事業所，地域活動支援センター，就業・生活支援センター，地域援助事業者	63 72		71 72
	3）インフォーマルな社会資源の役割と実際	家族会，セルフヘルプグループ，ピアサポート	64		
	4）専門職や地域住民の役割と実際	社会福祉協議会の福祉活動専門員，介護相談員，認知症サポーター			
5 更生保護制度の概要と精神障害者福祉との関係	1）更生保護制度とその担い手	保護観察官 保護司	65	71 72	66
6 更生保護制度における関係機関や団体との連携	1）司法の仕組みと医療福祉との連携	矯正施設 地域生活定着支援センター		70	
	2）司法・医療・福祉の連携				
	3）保護観察所の役割と実際				67
7 医療観察法の概要	1）医療観察法の意義と内容				
	2）入院者・通院者に関する処遇	指定入院医療機関 指定通院医療機関	66 67		
	3）鑑定入院				
8 医療観察法における精神保健福祉士の専門性と役割	1）社会復帰調整官の役割と実際				68
	2）精神保健参与員の役割と実際		68	69	
9 社会資源の調整・開発に係わる社会調査の意義，目的，倫理，方法及び活用	1）社会調査の意義と目的	根拠にもとづいた実践			
	2）社会調査の対象				
	3）社会調査における倫理	社会調査における個人情報保護	69		
	4）量的調査の方法と活用	全数調査と標本調査 横断調査と縦断調査 自計式調査と他計式調査 測定の水準，信頼性と妥当性 質問紙の作成方法と留意点 調査票の配布と回収 集計と分析			69
	5）質的調査の方法と活用	観察法 面接法 記録の方法と留意点 データの整理と分析			
	6）ICTの活用方法				

問題61 医療保護入院に関する次の記述のうち，**正しいもの**を1つ選びなさい。

1 入院届は30日以内に届け出なければならない。
2 特定医師による入院は24時間に限り行うことができる。
3 定期病状報告は12か月ごとに行わなければならない。
4 地域生活移行を促進するため，退院支援相談員を選任する。
5 退院届は市町村長を経て都道府県知事に届け出る。

1 × 医療保護入院者の入院届は，入院後10日以内に，その精神科病院の管理者が入院について同意をした者の同意書を添え，保健所長を経由して都道府県知事に届け出ることとなっている。同時に，入院予定期間を記載した入院診療計画を提出する。
2 × 特定医師の診察による入院は，12時間に限り行うことができる。また，精神保健指定医の診察による場合には，その制限がない。さらに，家族等のいずれかの者の同意が必要となる。
3 ○ 医療保護入院における定期病状報告は，12カ月ごとに行わなければならない。
4 × 精神科病院の管理者の責務として，退院に向けた相談支援や居住の場の確保などの調整の業務を行う退院後生活環境相談員を精神保健福祉士等から選任することとなっている。また，地域援助事業者等の紹介や連携も含まれている。
5 × 退院届は，入院届と同様に10日以内に届け出をしなければならない。

解答　3

【学習課題】
　入院形態は精神障害者の人権にかかわる重要なものとなる。まず，任意入院における「本人の同意」と，自らの入院であることと，退院請求等について書面で示さなければならない。とくに，医療保護入院や措置入院については出題されやすい。入院に際しての告知や精神保健指定医の診察による入院の制限などは重要である。例えば，医療保護入院や応急入院は72時間以内に制限されるため，何でも「72」と覚えがちであるが，特定医師による診察の場合は12時間までであり，違いがある。さらに，医療保護入院による家族等の同意や，入院後の退院支援委員会の開催，定期病状報告は「いつ」「どこに」「誰が」提出するのかなど，具体的なイメージが必要となる。
　措置入院では精神保健指定医の診察は何名によるのか。緊急措置入院は何名による診察で，何時間の入院制限があるのか。退院時は何名による診察が必要なのか。そして，誰の命令による入院形態なのか等々が，重要な学習事項である。

問題 62

精神医療審査会に関する次の記述のうち、**正しいものを1つ**選びなさい。

1. 市町村に設置が義務づけられている。
2. 委員に精神障害当事者を含むことが義務づけられている。
3. 自立支援医療（精神通院医療）の支給認定を行う。
4. 精神障害者保健福祉手帳の交付決定を行う。
5. 処遇改善請求に関する審査を行う。

1 ×　精神保健福祉法に基づき、精神医療審査会が都道府県および政令市に置かれている。定期病状報告書や処遇に関する審査に基づく事務の窓口は、精神保健福祉センターとなっている。

2 ×　精神医療審査会の委員は都道府県知事によって任命され、精神障害者の医療に関する学識経験者（精神保健指定医・精神科医）、法律に関する学識経験者（弁護士・検事等）、精神障害者の保健または福祉に関する学識経験を有する者（精神保健福祉士・保健師等）によって構成されている。任期は2年である。

3 ×　自立支援医療（精神通院医療）の支給認定の実施主体は都道府県・指定都市となっており、精神保健福祉センターが支給認定等の業務を行っている。窓口は市町村である。

4 ×　精神障害者保健福祉手帳の交付決定に関する業務は、精神保健福祉センターの業務となっている。

5 ○　精神医療審査会は、精神障害者の人権に配慮しつつ、その適正な医療および保護を確保するために、精神科病院に入院している精神障害者の処遇等を専門的かつ独立的に審査するために設置されている。また、精神科病院からの定期病状報告書や、入院中の本人もしくは家族等からの退院請求、入院の必要性やその処遇が適当であるかの処遇改善請求に関する審査も行う。

解答　5

【学習課題】
　精神医療審査会の具体的な役割とその窓口などが重要な学習となる。「精神病者監護法」から「精神衛生法」の改正に至るまで、精神障害者は長い間社会防衛の対象として位置づけられてきた歴史がある。入院形態が「同意入院」（現在の医療保護入院）と「措置入院」の2つしかない時代であって、精神科病院における諸問題が精神障害者の人権問題として国内外からの関心を集め、精神科医療のあり方を問われることとなった。患者が訴える場の確保や人権擁護と社会復帰の促進が明確となっていったこれまでの法律を学ぶことは、「歴史を繰り返さない」私たちの役割でもあることを学習してほしい。

問題63

「障害者総合支援法」に定める地域定着支援に関する次の記述のうち、正しいものを1つ選びなさい。

1 居宅において生活する障害者が対象となる。
2 訓練等給付に位置づけられている。
3 計画相談支援に位置づけられている。
4 退院先の確保に向けた外出への同行支援を行う。
5 医療機関で機能訓練及び日常生活の世話を行う。

(注)「障害者総合支援法」とは、「障害者の日常生活及び社会生活を総合的に支援するための法律」のことである。

1 ○ 地域定着支援における対象者は、居宅で生活する障害者である。具体的には、単身で生活する障害のある人で緊急時の支援が見込まれない状況の人や、家族などと同居している障害のある人であっても、その家族などに障害や疾病等があり緊急時の支援が見込まれない状況にある人となっている。
2 × 訓練等給付は、自立訓練（機能訓練・生活訓練）、就労移行支援・就労継続支援（雇用型A型・非雇用型B型）、共同生活援助（グループホーム）等が対象となり位置づけられている。つまり、地域定着支援に該当しない。
3 × 計画相談支援は、サービス等利用計画についての相談および作成などの支援が必要と認められる場合に実施される。つまり、精神障害者の自立した生活を支えながら、精神障害者の抱える課題の解決と適切なサービス利用に向けてケアマネジメントを行うものである。それらよって、よりきめ細かな支援を実施するものである。
4 × 退院先の確保に向けた外出への同行支援は、地域移行支援となる。さらに、入院患者など、地域における生活に移行するために重点的な支援を必要としている人に対して、住居の確保などを行い、地域生活への円滑な移行を目指すものである。
5 × 医療機関における機能訓練および日常生活の世話に関しては、病院において医療的ケアを必要とする障害者のうち常に介護を必要とされる人が対象となり、療養介護に該当することとなる。

解答　1

【学習課題】
　障害者総合支援法では、障害者の生活を支えるべきサービスは、自立支援給付と地域生活支援事業の2つに大別される。障害福祉サービスにおける給付とは何か。相談支援事業で行われるものは何か。自立支援医療はどのような人を対象とするのか。補装具とはどのようなものか。地域生活支援事業での市町村事業と都道府県事業の内容とは何かを学習する必要がある。障害者総合支援法は、制度とサービスの要となる法律である。さらに、2016（平成28）年に障害者総合支援法と児童福祉法の一部が改正となり、2018（平成30）年より施行される事項に、障害者の重度化・高齢化への対応と医療的ケア児への支援や就労支援サービスの質の向上などの課題に対応した「障害者の望む地域生活の支援」「障害児支援のニーズの多様化へのきめ細かな対応」「サービスの質の確保・向上に向けた環境整備」等が挙げられている。基本に戻るが、住み慣れた地域で暮らすことを実現するための法律であるからこそ、深く学んでほしい。

問題 64 障害年金制度に関する次の記述のうち，**正しいものを1つ選びなさい。**

1 障害基礎年金の等級は，1級から3級の3区分である。
2 障害基礎年金は，特別障害給付金と同時に受給できる。
3 1級の障害基礎年金額は，2級の障害基礎年金額の2倍である。
4 精神の障害に係る等級判定ガイドラインが示されている。
5 発達障害は，国民年金・厚生年金保険障害認定基準による認定の対象外である。

1 × 障害年金は，初診日に加入していた年金制度により種類が異なり，国民年金（障害基礎年金），厚生年金（障害厚生年金），旧共済年金（障害共済年金）となる。障害基礎年金の対象は障害等級1，2級である。3級までの区分があるものは障害厚生年金と障害共済年金である。
2 × 特別障害給付制度は，国民年金に任意加入していなかった当時の学生や，被用者等にあたる配偶者の場合がその対象となる。障害基礎年金を受給していない障害者について，1級・2級に該当する障害のある人が対象となるものである。その背景は国民年金制度の過程において生じた事情によるものであり，任意加入時代の福祉的措置として創設されたものである。
3 × 障害基礎年金の1級（974,125円）の金額は，2級（779,300円）の金額に対して1.25倍となることから，2倍ではない。また，受給該当者に18歳未満の子どもがいれば，子に対して加算がなされる。
4 ○ 2016（平成28）年9月より，認定基準をより具体的に示した「精神の障害に係る等級判定ガイドライン」が発表された。国民年金・厚生年金保険によって示されており，障害認定基準に基づく障害の程度の認定と障害等級の判定について，目安とされた等級の妥当性を確認し，診断書等の記載を診査したうえで総合的に判定するためのものである。このガイドラインの背景には，各都道府県によって障害年金の認定や受給の傾向が違うことによるものであった。
5 × 発達障害では，その障害の状態によって障害年金の受給が可能である。国民年金・厚生年金保険障害認定基準は，日常生活能力の判定と日常生活能力の程度に応じて等級の目安が定められている。

解答 4

【学習課題】
　障害年金制度には，「初診日要件」「保険料の納付要件」「障害の程度」があり，これらを満たさないと申請ができない。初診日に年金に加入していること，一定の保険料を納付していること，症状や障害の程度が重要である。ただし，初診日が20歳未満の場合は，保険料の納付要件はない。また，障害の状態の悪化による事後重症制度がある。1級，2級，3級の障害の程度の違いを理解しつつ，精神障害者の経済的な問題にかかわる重要な年金制度のため，熟知が必要である。「一人一年金」が原則となるが，例外となる65歳以上に併給が可能となる年金についても理解し，老齢年金や遺族年金の受給要件についても学ぶことで年金制度の理解が深まると考える。

問題 65

精神保健福祉センターに関する次の記述のうち、**正しいものを1つ選びなさい。**

1. 援護、育成、更生の業務を行う。
2. 住居のない精神障害者の一時保護所を併設することとしている。
3. 精神保健福祉に関する知識の普及、及び調査研究を行う。
4. 精神上著しい障害のある人を入所させ、生活扶助を行う。
5. 精神保健福祉サービスに関する運営適正化委員会を設置している。

1 × 援護、育成、更生の措置に関する事務をつかさどる社会福祉行政機関となるのは、福祉事務所である。
2 × 精神保健福祉センターの役割には、住居のない精神障害者の一時保護所を併設することは規定されていない。
3 ○ 精神保健福祉センターの業務として、調査研究が示されている。「地域精神保健福祉活動の推進並びに精神障害者の社会復帰の促進及び自立と社会経済活動への参加の促進等について調査研究をするとともに、必要な統計及び資料を収集整備し、都道府県、保健所、市町村等が行う精神保健福祉活動が効果的に展開できるよう資料に提供する」(精神保健福祉センター運営要領)と定められている。
4 × 生活扶助を行うのは救護施設である。生活保護法第38条第2項において「身体上又は精神上著しい障害があるために日常生活を営むことが困難な要保護者を入所させて、生活扶助を行うことを目的とする施設とする」と定められている。
5 × 運営適正化委員会を設置しているのは、社会福祉協議会となる。福祉サービス利用者の苦情を適切に解決し、利用者の権利を擁護するために公正・中立に対応する目的をもって置かれている。

解答 3

【学習課題】
　精神保健福祉法に基づき、精神保健福祉センター運営要領が定められている。「地域住民の精神的健康の保持増進」「精神障害の予防」「適切な精神医療の推進」「社会復帰の促進」「自立と社会経済活動への参加の促進のための援助」等々の業務が挙げられている。精神保健福祉センターでは、若者やその他の年代の人のこころの問題についての電話相談などの相談業務がある。さらに自殺対策とひきこもり支援などが実施され、アルコールや薬物の相談にも応じている。精神医療審査会の事務や精神障害者保健福祉手帳、障害者総合支援法などとの関連について理解することが重要である。

問題 66

更生保護の担い手に関する次の記述のうち，**正しいもの**を１つ選びなさい。

1. 更生保護施設は，自立に向けた就労支援を行っている。
2. 地域生活定着支援センターは，刑務所出所後の帰住先のない高齢者や障害者を対象とした入所施設である。
3. 更生保護女性会は，刑務所出所者に無料の職業紹介を行う団体である。
4. BBS会は，高齢の刑務所出所者を支援する団体である。
5. 保護司は，総務大臣により委嘱される。

1 ○ 更生保護施設の役割は，自立に必要な就労に関する支援や金銭管理などの指導や援助等を行い，社会復帰を支援するものである。つまり，入所者に対する生活基盤の提供，円滑な社会復帰や自立に向けた指導や援助を行う。入所者の特性に応じた専門的な処遇を実施し，円滑な社会復帰に向けて再犯を防止する役割もある。

2 × 地域生活定着支援センターは，高齢者や障害者で矯正施設（刑務所・少年刑務所・拘置所および少年院）に収容されていた対象者のうち，退所後に行き場のない対象者に対して必要な福祉サービス等が受けられるよう，支援につなげるために設置されている。保護観察所や関係機関と協働し，コーディネート業務，フォローアップ業務，相談支援業務を実施している。入所施設に限定されていない。

3 × 更生保護女性会は，地域の犯罪や非行の予防活動と犯罪をした対象者や非行のある少年の更生支援活動を実施している。自主性，創造性，無償性による改善・更生に協力するボランティア団体である。

4 × BBS会（Big Brothers and Sisters Movement）は「兄や姉」のような身近な存在として，非行少年たちと共に悩み・学び・楽しみながら支援する青年ボランティア団体である。また，犯罪や非行のない地域社会の実現を目指すものである。

5 × 保護司は法務大臣からの委託を受けた非常勤の一般職国家公務員（無給）である。その職務として，保護観察を受けている対象者と定期的に面接を行い，指導・助言を行うものである。さらに，刑務所や少年院に入っている対象者の帰省先の生活環境調整や犯罪を予防するための啓発活動を行う。任期は２年であるが，再任は可能である。

解答　1

【学習課題】
　更正保護については，何らかの理由によって罪を犯した人（少年を含む）を地域でサポートしていくためには，どのような社会資源や支援システムがあるのかを学ぶ必要がある。例えば，保護司はどのようにして委託を受けるのか，保護司の役割は何であるのか，さらに，更生保護施設の役割や，地域生活定着促進事業として都道府県に設置されている地域定着支援センターの目的や役割なども重要ポイントとなる。さらに医療観察法における処遇の流れも覚えることで，より深みが増すと考える。

問題 67 保護観察所に関する次の記述のうち，**正しいものを2つ選びなさい**。

1 市町村に1か所設置されている。
2 業務に恩赦の上申が含まれている。
3 厚生労働省により設置されている。
4 業務に犯罪予防活動が含まれている。
5 精神保健参与員が配置されている。

1 × 保護観察所は，全国50カ所の地方裁判所の管轄区域ごとに設置されている。
2 ○ 恩赦の上申は，検察官，刑事施設および保護観察所の長が，職権または恩赦の対象となる者からの出願により，中央更生保護審査会に上申する。
3 × 保護観察所は，法務省設置法第15条，更生保護法第29条に規定された機関であり，法務省の地方支分部局である。
4 ○ 保護観察所は，更生保護法第29条により，保護観察，環境調整，更生緊急保護，恩赦の上申，犯罪予防活動，精神保健観察などの業務を行っている。
5 × 保護観察所における専門職としては，保護観察に関する業務等を行う保護観察官と医療観察法に関する業務に従事している社会復帰調整官が配置されている。精神保健参与員は，地方裁判所が事件ごとに選任する地方裁判所の特別職公務員である。

解答　2，4

【学習課題】
　施設内処遇として行われる矯正施設での処遇に対し，社会内処遇として行われるのが更生保護である。その更生保護の概要，目的を踏まえたうえで，その第一線機関である保護観察所の位置づけ，設置状況，役割，業務を理解することが必要である。
　また，保護観察所の法的根拠を押さえておくとともに，医療観察法においても，社会復帰調整官を配置し，精神保健観察等を行う機関として位置づけられているため，医療観察法も併せて整理しておく必要がある。

> **問題 68** 社会復帰調整官に関する次の記述のうち，**正しいものを1つ選びなさい**。
>
> 1 当初審判の申立てを，地方裁判所に行う。
> 2 当初審判中の対象者に対して，付添人として権利を擁護する。
> 3 合議体の構成員として，審判に関与する。
> 4 入院処遇中の対象者について，入院継続の確認申立てを行う。
> 5 通院処遇中の対象者に対して，精神保健観察を行う。

1 × 医療観察法の対象行為を行って不起訴処分になった，または裁判で無罪や執行猶予付きの有罪判決を受けた対象者についての当初審判の申し立ては，検察官が地方裁判所に対して行う。
2 × 当初審判において，対象者の権利擁護の観点から付添人をつけることとされているが，その付添人は弁護士に限られる。
3 × 当初審判の申し立てを受けた地方裁判所では，裁判官1名と精神保健審判員1名で合議体が構成され，社会復帰調整官は合議体の構成員とはならない。
4 × 入院継続の確認の申し立ては，指定入院医療機関の管理者が，原則として入院の決定があった日から6カ月が過ぎる日までに地方裁判所に対して行う。
5 ○ 社会復帰調整官の業務は，生活環境の調査，生活環境の調整，精神保健観察，関係機関相互間の連携の確保に関すること，およびその他の医療観察法によって保護観察所の所掌に属せしめられた事務である。そのなかの精神保健観察は，入院によらない医療を行う期間中に対象者が必要な医療を受けているか見守り，また継続的に医療を受けられるよう指導等を行うことである。

解答　5

【学習課題】
　社会復帰調整官は医療観察法第20条に規定されており，医療観察法における処遇の入り口にあたる当初審判における生活環境調査から，その後の処遇終了までかかわる専門職である。よって，医療観察法の処遇の流れと併せて，社会復帰調整官の役割を整理しておくことが必要である。社会復帰調整官はどのような業務を行い，当初審判や入院処遇，通院処遇などそれぞれの過程においてどのような役割を担うのか，また裁判官や精神保健審判員，精神保健参与員，付添人等との役割の違いについてしっかり押さえておきたい。
　また，社会復帰調整官は保護観察所に配置され，医療観察法における保護観察所の役割を担うことから，保護観察所と地方裁判所や指定入院医療機関，指定通院医療機関等との役割の違いも押さえておくことが必要である。

精神保健福祉に関する制度とサービス——87

問題69
Q市の障害福祉課は，障害福祉計画の作成に当たり精神保健福祉に関する住民の意識を把握するため，市民3,000名に対して郵送自記式の質問紙調査を行った。調査の対象者は，100ある選挙の投票区のうちから無作為に30区を選び，次に，30の投票区における住民基本台帳から100人ずつを無作為に選んだ。この調査結果では，心の健康について，市民の関心の高さが明らかになった。

次のうち，この調査で使われた社会調査の手法として，**正しいもの**を１つ選びなさい。

1　無作為化比較試験（RCT：Randomized Controlled Trial）
2　多段抽出法
3　ミックス法
4　縦断調査
5　シングルシステムデザイン

1　×　無作為化比較試験（RCT）は主に医療分野で用いられ，治療群と対照群に分けて比較を行う際に，２つの群を無作為に分けて行う方法である。
2　○　多段抽出法は標本の抽出を複数の段階で行う方法で，母集団のいくつかのグループから対象のグループを無作為に抽出し，その抽出されたグループの中からさらに分けられたグループを無作為に抽出することを繰り返し，最後に抽出されたグループから対象者を無作為に抽出する方法である。
3　×　ミックス法は混合研究法とも呼ばれ，１つの調査の中で質的調査および量的調査の複数のアプローチを用いて実施する方法である。
4　×　縦断調査は時系列調査とも呼ばれ，一定の時間間隔を空けて何回もデータをとる調査である。
5　×　シングルシステムデザインは単一事例実験計画法とも呼ばれ，１つのシステム（個人，家族，小集団，組織，地域など）を調査の対象として実施する方法で，援助を行う前後を比較することによって，援助の効果を測定する方法である。

解答　2

【学習課題】
　社会調査に関する問題であり，社会調査の具体的な方法について整理しておく必要がある。大きくは量的調査法と質的調査法があり，その違いと特徴をまず押さえておきたい。そのうえで，それぞれの調査法における対象者の選定や抽出方法，調査の種類やデータの収集，分析方法をきちんと押さえておくことが必要である。また量的調査と質的調査を１つの調査の中で用いるミックス法（混合研究法）やソーシャルワークの実践の効果を測定する実践評価についても押さえておきたい。

(精神保健福祉に関する制度とサービス・事例問題)

次の事例を読んで，**問題70**から**問題72**までについて答えなさい。

〔事　例〕
　Ｄさん（52歳，男性）は，高校卒業後に地元の印刷会社に就職したが，20歳代前半に，統合失調症を発症したことを契機に退職し，以後は入退院を繰り返していた。自宅では両親と三人で生活していた。5年前に父親を肺がんで亡くし，それからは，年老いた母親との二人暮らしが続いている。Ｄさんに，きょうだいはいない。
　現在のＤさんは，通院以外は自宅に籠りがちであるが，調子が良いときには，近所の図書館まで出掛けて読書をすることがある。これまで，75歳になる母親がＤさんの身の回りの世話をしてきたが，先月，風呂場で転んでから歩行が不自由になり，家事をこなすことが難しくなってきた。母親の状態を見兼ねたＤさんは，自ら家事をしたり，時には母親の入浴を手伝ったりするようになった。
　最近，町内に住むＥさんが，Ｄさんと母親の生活の様子を気にかけて，時々家を訪れて声を掛けてくれるようになった。Ｅさんは，厚生労働大臣から委嘱されて，住民の立場に立って，相談に応じ助言を行う人である。Ｄさんが母親の介護で疲れないか心配し，何らかのサービスを利用してみてはどうかと声を掛けてくれた。(**問題70**)
　そこでＤさんは，通院先の精神科病院のＦ精神保健福祉士に，Ｅさんから母親のサービス利用について声を掛けられたことを話し，どこに相談すればよいか尋ねた。相談を受けたＦ精神保健福祉士は，介護保険法に規定される相談窓口となる機関をＤさんに紹介することにした。(**問題71**)
　その後，Ｄさんは，母親のサービス利用をきっかけに，「自分も何かサービスを利用して，家の外に出る機会を増やしたい。何かやってみたい」とＦ精神保健福祉士に相談するようになった。Ｄさんの希望を聞いたＦ精神保健福祉士は，まずは，Ｄさん宅から歩いて行ける距離にある，市町村地域生活支援事業で創作的活動を行っている機関の利用を勧めてみた。(**問題72**)

問題 70

次のうち、Eさんの立場として、**適切なもの**を1つ選びなさい。

1. 認知症サポーター
2. 福祉活動専門員
3. 精神保健福祉相談員
4. 民生委員
5. 行政相談委員

1 × 認知症サポーターは、一般住民を対象として養成され、認知症を正しく理解し、認知症の人や家族を温かく見守り、支援する役割がある。

2 × 福祉活動専門員は、市町村社会福祉協議会に配置され、市町村の区域における民間社会福祉活動の推進方策について調査、企画および連絡調整を行い、広報、指導、その他の実践活動の推進に従事する。

3 × 精神保健福祉相談員は、精神保健福祉センターおよび保健所、その他これらに準ずる施設に配置され、精神保健および精神障害者の福祉にかかる相談に応じ、必要な指導等を行う。都道府県知事または市町村長が、精神保健福祉士など政令で定める資格者の中から任命する。

4 ○ 民生委員は、地域住民のもっとも身近な相談支援者であり、地域住民からの生活上のさまざまな相談に応じ、その内容に応じて行政の支援につないだり、適切な福祉サービスの紹介などを行う。厚生労働大臣が委嘱し、任期は3年で給与は支給されない。

5 × 行政相談委員は、国民の身近な相談相手として、行政サービスに関する苦情、行政の仕組みや手続きに関する問い合わせなどの相談を受け付け、解決に向けての助言や当該関係行政機関に対する通知などの仕事を無報酬で行っており、総務大臣が委嘱する。

解答　4

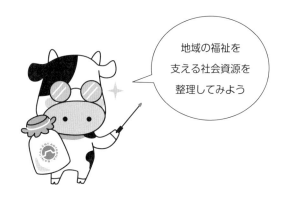

| 問題 71 | 次のうち，F精神保健福祉士がDさんに紹介した相談窓口となる機関として，**適切なもの**を1つ選びなさい。 |

1 市町村保健センター
2 地域包括支援センター
3 認知症疾患医療センター
4 基幹相談支援センター
5 老人デイサービスセンター

1 × 市町村保健センターは，1994（平成6）年の地域保健法成立により設置が定められ，母子保健など地域住民に身近で利用頻度の高い保健サービスを提供する。
2 ○ 地域包括支援センターは，介護保険法に基づいて設置されており，介護予防支援および包括的支援事業（介護予防マネジメント業務，総合相談支援業務，権利擁護業務，包括的・継続的ケアマネジメント支援業務）を行っており，高齢者の生活を地域で支える機関である。
3 × 認知症疾患医療センターは，「認知症疾患医療センター運営事業」によって都道府県，指定都市が設置し，認知症疾患に関する鑑別診断，専門医療相談，認知症の介護および在宅サービス事業者との連携など地域での認知症医療提供体制の拠点としての活動を行う専門医療機関である。
4 × 基幹相談支援センターは，障害者総合支援法第77条の2に定められ，障害者の地域における相談支援の中核的な役割を担い，地域の相談支援事業所間の連絡調整や地域の関係機関の連携支援などの障害者の相談支援に関する業務を総合的に行う。
5 × 老人デイサービスセンターは，要介護認定または要支援の認定を受けた利用者に対し，入浴，排せつ，食事等の介護や機能訓練等を行い，心身機能の維持向上，社会的孤立の解消等を図る施設である。

解答 2

| 問題72 | 次のうち，F精神保健福祉士がDさんに利用を勧めた機関として，**適切なもの**を1つ選びなさい。 |

1 　就労継続支援A型事業所
2 　就労継続支援B型事業所
3 　地域活動支援センター
4 　地域障害者職業センター
5 　障害者就業・生活支援センター

1 　×　就労継続支援A型事業所は，障害者総合支援法において訓練等給付に位置づけられ，通常の事業所に雇用されることが困難で雇用に結びつかなかった障害者に対して雇用契約に基づいた就労の機会を提供することによって，その知識や技能の向上を図る訓練等を行う。
2 　×　就労継続支援B型事業所は，障害者総合支援法において訓練等給付に位置づけられ，通常の事業所に雇用されることが困難な障害者に対して雇用契約に基づかない就労の機会や生産活動の機会を提供することによって，その知識や技能の向上を図る訓練等を行う。
3 　○　地域活動支援センターは，障害者総合支援法の市町村地域生活支援事業に位置づけられ，地域の実情に応じ，利用者に対して創作的活動・生産活動の機会を提供し，社会との交流の促進等を行う。
4 　×　地域障害者職業センターは，障害者の雇用の促進等に関する法律（障害者雇用促進法）に基づいて，地域における職業リハビリテーションの推進基盤となり，障害者一人ひとりの状況に応じ，職業評価，職業指導，職業準備訓練，職場適応援助等の支援を行うとともに，事業主に対して障害者の雇用管理に関する専門的な助言や支援および地域関係機関への助言等を行う（全国47都道府県に設置，47センター5支所）。
5 　×　障害者就業・生活支援センターは，障害者雇用促進法第27〜33条に規定された施設で，就労を希望する障害者が職業的自立を図れるよう，就業面および生活面の一体的な支援を継続して行う。また雇用，保健福祉，教育等の関係機関との連携を図り，支援体制を整える地域連携の拠点としての役割も担っている。

解答　3

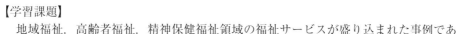

【学習課題】
　地域福祉，高齢者福祉，精神保健福祉領域の福祉サービスが盛り込まれた事例である。厚生労働省が「全世代・全対象型地域包括支援体制の確立」を示していることから，精神保健福祉領域だけでなく，全世代・全対象の福祉サービスに関する知識が求められている。とくに，地域の課題として多い地域福祉や高齢者福祉の知識は押さえておきたい。そのためには，介護保険法や障害者総合支援法における福祉サービスに加えて，相談援助にかかわる行政や民間組織および地域の専門職やインフォーマルな社会資源などを押さえておくことが必要である。そのうえで，事例問題では，対象者はどのような福祉サービスや専門職，インフォーマルな社会資源等の支援の対象になるのか，そしてその対象者のニーズは何かを理解し，それに応じた専門職や社会資源を選択できることが大切である。

精神障害者の生活支援システム

[第20回]

出題傾向と対策

『精神障害者の生活支援システム』の出題数は全8題である。事例問題はこのうち3題（問題78, 79, 80）であった。解答は五肢択一式を基本とした多肢選択形式であり，前回および前々回はすべて単一解答であったが，問題73, 75が2つの解答を求めるものであった。新カリキュラムでの試験となってから1事例に対し問題3問は変わりなかったが，短文の事例問題が第18回に続き，今回は1題出題された。例年出題される，精神障害者の生活と人権に関する問題，就労支援に関する問題，行政機関に関する問題など，これまでの傾向と大きな変化はみられないといえよう。

重要なポイント

精神障害者の生活と人権に関しては，国際的な動きの展開とその内容についてしっかり押さえておきたい。今回は出題がなかったが，障害者虐待の防止，障害者の養護に対する支援等に関する法律（障害者虐待防止法）や障害を理由とする差別の解消の推進に関する法律（障害者差別解消法）についての理解を問われる設問が予想される。

就労支援に関してはここ数年頻出しており，就労支援制度や就労支援に係る専門職，関係団体など，その業務内容や運用などについて理解しておきたい。今回出題された障害者の日常生活及び社会生活を総合的に支援するための法律（障害者総合支援法）の事業だけでなく，障害者雇用促進法や就労の動向としてハローワークや雇用率に関するデータについても確認し，確実に得点できるようにしておきたい。また，生活支援における精神保健福祉士の相談援助活動についても出題は多く，今年は包括型地域生活支援プログラム（ACT）についての出題があった。個別就労支援プログラム（IPS），元気行動回復プラン（WRAP）といった近年注目されているプログラムについての内容・特徴も理解しておく必要がある。

学ぶにあたって

本科目では，精神障害者の生活支援の意義と実際，その特徴について理解し，地域生活の支援に必要な「居住支援に関する制度・施策と相談援助活動」「精神障害者の就労支援に関する制度・施策と相談援助活動」「行政機関における精神保健福祉士の相談援助活動」「人権・権利擁護」について理解することが求められている。各法制度の内容，運用，支援の実態などに関する出題が多いが，本科目のみで扱う事項・法制度は少なく，ほかの科目と関連づけた学習ができていれば十分対応できる問題ともいえ，得点を積み重ねることが可能な科目である。

[橋本　菊次郎]

【出題基準】『精神障害者の生活支援システム』対応出題実績

（数字は問題番号）

大項目	中項目	小項目（例示）	18回	19回	20回
1 精神障害者の概念	1）精神障害の特性と人としての一般性	疾病と障害の併存	73		
2 精神障害者の生活の実際	1）精神障害者の生活実態				
3 精神障害者の生活と人権	1）精神障害者の生活支援の理念と概要	統合的生活モデル	76		73
	2）地域生活における精神障害者の人権		80	73	74
4 精神障害者の居住支援	1）居住支援制度の概要				
	2）居住支援に係わる専門職の役割と連携				
	3）居住支援の実際			74	
	4）居住支援における動向と課題	援助付住宅			
	5）関係する組織，団体，専門職，自助組織等との連携	国・都道府県・市町村の役割と連携			
5 精神障害者の就労支援	1）就労支援制度の概要	障害者の雇用の促進等に関する法律（障害者雇用促進法），ジョブガイダンス　障害者雇用率	74		
	2）就労支援に係わる専門職の役割と連携			79	
	3）就労支援の実際			75 78 80	80
	4）就労支援における動向と課題				
	5）関係する組織，団体，専門職，自助組織等との連携	国・都道府県・市町村の役割と連携，ハローワークとの連携　地域障害者職業センター			
6 精神障害者の生活支援システムの実際	1）精神障害者の自立と社会参加		79		
	2）生活支援の実際	海外における生活支援モデル	75 78		75 78 79
	3）ソーシャルサポートネットワーク	ピアサポートシステム			76
7 市町村における相談援助	1）精神保健福祉相談員			76	
8 その他の行政機関における相談援助	1）都道府県，保健所，精神保健福祉センター等における精神保健福祉士の機能と役割		77	77	77

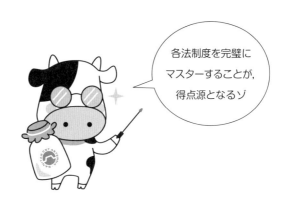

各法制度を完璧にマスターすることが，得点源となるゾ

問題73 次のうち，障害者の定義に「社会的障壁」が含まれている法律として，**正しいものを2つ選びなさい。**

1 精神保健及び精神障害者福祉に関する法律
2 障害者の日常生活及び社会生活を総合的に支援するための法律
3 障害を理由とする差別の解消の推進に関する法律
4 障害者基本法
5 障害者の雇用の促進等に関する法律

1 × 精神保健及び精神障害者福祉に関する法律（精神保健福祉法）第5条には，「この法律で『精神障害者』とは，統合失調症，精神作用物質による急性中毒又はその依存症，知的障害，精神病質その他の精神疾患を有する者をいう」と定義されており，「社会的障壁」は含まれていない。

2 × 障害者総合支援法第4条に「この法律において『障害者』とは，身体障害者福祉法第4条に規定する身体障害者，知的障害者福祉法にいう知的障害者のうち18歳以上である者及び精神保健及び精神障害者福祉に関する法律第5条に規定する精神障害者（発達障害者支援法（平成16年法律第167号）第2条第2項に規定する発達障害者を含み，知的障害者福祉法にいう知的障害者を除く。以下「精神障害者」という。）のうち18歳以上である者並びに治療方法が確立していない疾病その他の特殊の疾病であって政令で定めるものによる障害の程度が厚生労働大臣が定める程度である者であって18歳以上であるものをいう」と定義されており，「社会的障壁」は含まれていない。

3 ○ 障害者差別解消法の第2条第1号に障害者基本法で示されている障害者の定義と同様，「身体障害，知的障害，精神障害（発達障害を含む。）その他の心身の機能の障害（以下「障害」と総称する。）がある者であって，障害及び社会的障壁により継続的に日常生活又は社会生活に相当な制限を受ける状態にあるものをいう」とあり，また第2号に，その「社会的障壁」について「障害がある者にとって日常生活又は社会生活を営む上で障壁となるような社会における事物，制度，慣行，観念その他一切のものをいう」と規定されている。

4 ○ 障害者基本法の第2条第1号では，「障害者」について「身体障害，知的障害，精神障害（発達障害を含む。）その他の心身の機能の障害（以下「障害」と総称する。）がある者であつて，障害及び社会的障壁により継続的に日常生活又は社会生活に相当な制限を受ける状態にあるものをいう」と定義している。また，第2号に「障害がある者にとつて日常生活又は社会生活を営む上で障壁となるような社会における事物，制度，慣行，観念その他一切のものをいう」と「社会的障壁」について規定されている。

5 × 障害者の雇用の促進等に関する法律（障害者雇用促進法）では，第2条第1号に「障害者」について「身体障害，知的障害，精神障害（発達障害を含む。第6号において同じ。）その他の心身の機能の障害（以下「障害」と総称する。）があるため，長期にわたり，職業生活に相当の制限を受け，又は職業生活を営むことが著しく困難な者をいう」と定義している。

解答　3，4

【学習課題】
　選択肢にある法律は，本科目のみならず，共通科目の『障害者に対する支援と障害者自立支援制度』『精神保健福祉に関する制度とサービス』にも多く登場する。各法律の制定の背景や内容をしっかり理解しておく必要がある。

精神障害者の生活支援システム——95

> **問題 74**　次のうち，2006年に国連総会で採択され，2014年（平成26年）に日本が批准したものとして，**正しいもの**を１つ選びなさい。
>
> 1　精神疾患を有する者の保護及びメンタルヘルスケアの改善のための諸原則
> 2　障害者の権利に関する条約
> 3　世界人権宣言
> 4　国際人権規約
> 5　障害者の権利宣言

1　×　国連は1991年12月に，精神障害のある人の権利に関する国際基準といえる「精神疾患を有する者の保護及びメンタルヘルスケアの改善のための諸原則」（国連原則）を採決した。〔原則1　基本的自由と権利〕では，「1．すべての人は，可能な最善のメンタルヘルスケアを受ける権利を有する。こうしたメンタルヘルスケアは保健及び社会ケアシステムの一部を成す。2．精神疾患を有する者，又は精神疾患を有する者として処遇を受ける者はすべて，人道的に，かつ，生まれながらにして持つ人間としての尊厳を尊重されつつ処遇される。3．精神疾患を有する者，又は精神疾患を有する者として処遇を受ける者はすべて，経済的，性的，及びその他の形態の搾取，身体的又はその他の虐待並びに，品位を傷つける処遇から保護される権利を有する。（以下，省略）」などとあり，25の原則から構成されている。原則であり条約ではないため，批准するものではない。

2　○　障害者の権利に関する条約（障害者権利条約）は，2006年12月13日の第61回国連総会において選択議定書とともに採択され，日本政府は2007年9月28日に条約に署名したが，批准は2014年1月20日と長い時間を要した。批准には，障害者基本法の改正，障害者虐待防止法，障害者差別解消法等の障害者国内法の整備を要したためである。発効はその1カ月後の2月19日となっている。

3　×　世界人権宣言は，人々の人権および自由を尊重し確保するため，「すべての人民とすべての国とが達成すべき共通の基準」を宣言したもので，1948年12月10日に第3回国連総会において採択された。宣言であるため法的拘束力はない。

4　×　国際人権規約は，世界人権宣言の理念の具体的な国際条約で，1966年に国連総会で採択された。国際人権規約は，社会権規約（A規約），自由権規約（B規約）の二部と選択議定書からなっている。日本は1979年に批准している。

5　×　障害者の権利宣言は1975年12月9日に「障害者の権利に関する決議」として採択された。第3条には「障害者は，人間としての尊厳が尊重される生まれながらの権利を有している。障害者は，その障害の原因，特質及び程度にかかわらず，同年齢の市民と同等の基本的権利を有する。このことは，まず第一に，可能な限り通常のかつ十分満たされた相当の生活を送ることができる権利を意味する」とあり，13の項目から構成されている。この宣言を契機に，1981年の国際障害者年，1982年の「障害者に関する世界行動計画」が展開された。

解答　2

【学習課題】
　年表により障害のある人の権利獲得の流れをしっかり押さえ，その背景，内容，意義，影響などについても整理しておきたい。

問題 75 包括型地域生活支援プログラム（ACT）に関する次の記述のうち，**正しいもの**を**2つ**選びなさい。

1. 24時間365日体制の支援を行う。
2. スタッフ一人に対して，担当する利用者は30人以下が最適とされている。
3. 多職種で構成されるチームアプローチで行う。
4. 通所型の支援システムである。
5. 支援対象は，軽度の精神障害者である。

1 ○ ACTの利用者は，地域で生活を送る重度の精神障害者であり，病状の悪化等による入院や事件・事故等に巻き込まれる可能性もある。平日日中のみならず，昼夜を問わず危機的状況に対しても支援ができるよう，1年365日，1日24時間体制で，ACT利用者が地域で安全に生活を送れるよう支援を行う。

2 × ACTのチームスタッフが集中的，かつ質の高い支援を提供するには，スタッフ間の綿密なコミュニケーションを保って，支援を継続し続けられる体制が必要である。1人当たりの利用者は10人以下が最適とされている。

3 ○ ACTチームが包括的な支援を提供するためには，さまざまな職種と専門領域を有する必要がある。ACTは診療報酬上では，「精神科重症患者早期集中支援管理料」（I016）として算定され，その算定条件として「精神保健指定医，看護師又は保健師，作業療法士，精神保健福祉士等の多職種が，計画的な医学管理の下に定期的な訪問診療及び精神科訪問看護を実施するとともに，急変時等に常時対応できる体制を整備し，多職種が参加する定期的な会議を開催することを評価するもの」とされた。なお，「精神科重症患者早期集中支援管理料」は2018（平成30）年度の診療報酬改定により廃止され，代わって「精神科在宅患者支援管理料」が新設された。多職種チームの医師，看護師，精神保健福祉士の専従要件が緩和された。

4 × ACTはアウトリーチ（訪問型）による支援である。ACT利用者は，長期入院患者または入退院を繰り返し病状が不安定な患者を対象としており，診療報酬上においては，その具体的な対象者として「精神科を標榜する保険医療機関への通院が困難な者（精神症状により単独での通院が困難な者を含む。）」とされている。

5 × ACT利用者は，従来の通所・通院型の支援では地域での生活が困難とされていた重度の精神障害者を対象とするものである。診療報酬上では，その対象を「統合失調症，統合失調症型障害若しくは妄想性障害，気分（感情）障害又は重度認知症の状態で，退院時又は算定時におけるGAF尺度による判定が40以下の者」としている。

解答　1，3

【学習課題】
　包括型地域生活支援プログラム（ACT）に関しては，本科目のみならず，『精神保健福祉の理論と相談援助の展開』でも扱われるものである。選択肢にあるような原則や特徴だけでなく，診療報酬上の条件などについても理解しておく。

> **問題 76** Gさんは、R市にあるグループ活動を紹介され、利用するようになった。この活動は、全ての活動内容や運営をメンバーとスタッフの協働で決定・実行するなど、メンバーとスタッフが対等な関係にあり、国際基準の認証を受けて運営されている。イラストが得意なGさんは、この活動を紹介する会報作りに参加するようになった。Gさんの温かみのあるイラストは、メンバーとスタッフだけでなく、会報を読んだ地域住民からも好評である。Gさんは、この活動を通して自信がつき、自らに社会的役割があることを実感している。
>
> 次のうち、このグループ活動として、**適切なもの**を1つ選びなさい。
>
> 1　IPS（Individual Placement and Support）モデル
> 2　ピープルファースト運動
> 3　自立生活センター
> 4　ソーシャルファーム
> 5　クラブハウスモデル

1　×　IPSモデルとは、個別職業紹介とサポートによる援助付き雇用の就労支援プログラムのことである。リカバリーおよびストレングス概念を体現したプログラムで、科学的根拠に基づく実践（EBP）として近年わが国においても普及し、成果を上げている。
2　×　ピープルファースト運動とは、知的障害者の当事者運動である。1973年にカナダで開催された「第1回北アメリカ精神遅滞会議」に、米国オレゴン州の州立知的障害者施設の利用者と指導員が参加し、オレゴンでも同様の会合を開き、その会合で「私たちは、まず人間（people first）である」と発言したことを契機に広まった運動のことである。
3　×　米国では1960年代後半、カリフォルニア大学バークレー校に在学していた呼吸器付きの車椅子に乗ったロバーツ（Ed Roberts）が中心となり自立生活運動（IL運動）が起きたが、1972年にロバーツが大学を卒業するにあたり自立生活センターを作ったのが始まりとされる。現在日本においても全国自立支援センター協議会が組織されており、その会員要件として、意思決定機関の責任および実施機関の責任者が障害者であること、意思決定機関の構成員の過半数が障害者であること、提供するサービスは「権利擁護」と「情報提供」を基本として、「介助サービス」「ピアカウンセリング」「住宅サービス」「自立生活プログラム」のうち2つ以上を不特定多数に提供していること、を条件としている。
4　×　ソーシャルファームとは、地域で暮らす精神障害者が支援者と共同で働く場を作ったことが始まりとされ、ヨーロッパで広まった。現在では、精神障害者のみならず、刑務所出所者や低所得者などに対して、安定的な雇用、賃金の確保など社会的な目的をもって活動しており、日本においても「ソーシャルファームジャパン」が設立され、活動している。
5　○　クラブハウスモデルとは、1948年にニューヨークで「私たちは独りぼっちではない（We are not alone；WANA）」を合言葉に始められた「ファウンテンハウス」の活動をモデルとしたものである。当事者（メンバー）が、クラブハウス（地域拠点）の運営に主体的に参加し、セルフヘルプ（自助活動）による相互支援を通じて障害からの回復を目指すものである。

解答　5

【学習課題】
選択肢にある活動については、その内容、特徴と影響、発展について確実に押さえ、組織化されているものについては、加盟・会員要件をチェックしておきたい。

問題 77　次のうち，都道府県に設置義務がある精神障害者を支援する機関等として，正しいものを1つ選びなさい。

1　基幹相談支援センター
2　精神保健福祉センター
3　自立更生促進センター
4　障害者職業総合センター
5　高次脳機能障害情報・支援センター

1　×　基幹相談支援センターは，2012（平成24）年4月施行の障害者自立支援法の改正において設置が規定された（障害者総合支援法第77条の2）。地域における相談支援の中核的な役割を担う機関として，障害の種別や各種ニーズに対応する総合的な相談支援，専門的な相談支援が行われている。市町村において設置可能とされており，都道府県には設置義務はない。
2　○　精神保健福祉センターは，精神保健福祉法第6条に「都道府県は，精神保健の向上及び精神障害者の福祉の増進を図るための機関を置くものとする」と規定されており，その業務は「精神保健福祉センター運営要領」（平成8年1月19日，厚生省保健医療局長通知）に定められている。その業務は，①企画立案，②技術指導および技術援助，③人材育成，④普及啓発，⑤調査研究，⑥精神保健福祉相談，⑦組織育成，⑧精神医療審査会の審査に関する事務，⑨自立支援医療（精神通院医療）および精神障害者保健福祉手帳の判定，⑩その他，となっている。
3　×　自立更生促進センターとは，仮釈放者を宿泊させ，保護観察官が入所者個々の問題に応じ，専門的処遇プログラムや生活指導，対人関係指導等を集中的に実施し，濃密な指導監督を行う機関である。また，協力雇用主やハローワークと連携し，就労支援も実施し，自立・更生を図っている。現在，福島県福島市と福岡県北九州市の2カ所に設置されている。
4　×　障害者職業総合センターは，障害者の雇用の促進等に関する法律（障害者雇用促進法）の第19条および第20条に規定されており，高度の職業リハビリテーションに関する研究・開発や専門職の養成・研修などを実施している機関である。高齢・障害・求職者雇用支援機構が設置・運営しており，千葉県千葉市にある。
5　×　高次脳機能障害情報・支援センターは，高次脳機能障害に関する最新かつ信頼できる情報を収集・整理・発信し，調査研究等を行い，支援拠点機関の職員等に対し支援技術習得に関する研修や普及啓発を行い，全国連絡会議等を開催するなど関連機関との連携などの役割を担っている。2011（平成23）年に国立障害者リハビリテーションセンター（埼玉県所沢市）内に設置された。

解答　2

【学習課題】
　支援機関に関する出題も多いので，しっかり学習し，確実に点数を稼ぎたいものである。根拠となる法律・制度，機関の役割，さらに配置されている専門職まで押さえておくことが重要である。

(精神障害者の生活支援システム・事例問題)

次の事例を読んで，**問題 78** から**問題 80** までについて答えなさい。
〔事　例〕
　Ｈさん（50歳，男性）は，統合失調症の診断を受けており，4年前にＶ精神科病院に3回目の入院をした。入院前，母親と二人暮らしをしていたが，入院して間もない頃，母親は病死した。Ｈさんの病状は安定しており，Ｖ精神科病院のＪ精神保健福祉士は，何度かＨさんに退院の話を持ち掛けたが，当初はＨさんは関心がない様子だった。
　ある日，Ｈさんは，Ｊ精神保健福祉士に勧められて，「退院者の集い」に参加し，来院した一人暮らしをしているＫさんと出会った。Ｋさんが生き生きと語る地域生活の体験談に強く興味をひかれたＨさんは，Ｊ精神保健福祉士に，自分も退院して一人暮らしがしてみたいと相談した。
　その後，Ｈさんの主治医などとも話合いを重ね，障害者の日常生活及び社会生活を総合的に支援するための法律に基づく手続を行い，地域移行支援の利用が決定した。Ｗ機関の職員であるＬさん（相談支援専門員，精神保健福祉士）は，Ｈさんの希望を聞き，体験宿泊での一人暮らしの練習や事業所の見学などを盛り込んだ地域移行支援計画案を作成した。（**問題78**）
　宿泊体験などを通して，Ｈさんは，一人暮らしに関する具体的なイメージが持てるようになった。一人暮らしへの準備は順調に進んでいたが貴重品の管理だけは，Ｈさんにとって心配の種だった。通院などで外出している間も，置いてきた生活費や通帳，印鑑が盗まれないか不安になり，外出時に持参しても，確かに持っているのか何度も確認しなければならず，気が休まらなかった。Ｈさんから，信頼できる人に貴重品を預けたいと相談を受けたＬさんは，Ｈさんに対応する事業を紹介した。（**問題79**）
　Ｈさんは，一人暮らしが落ち着いた後，無理のない範囲で働きたいと思うようになった。Ｈさんは，見学した事業所の中でもＸ事業所の運営する喫茶店が気になっていた。雇用契約を結ばず最低賃金が保障されないのは残念だが，期間の定めもなく，体調に応じて柔軟に働けるところに魅力を感じていた。（**問題80**）

| 問題 78 | 次のうち,この計画案を作成する W 機関として,**正しいもの**を 1 つ選びなさい。 |

1 市町村虐待防止センター
2 自立相談支援機関
3 指定居宅介護支援事業所
4 指定特定相談支援事業所
5 指定一般相談支援事業所

1 × 障害者虐待防止法第 32 条に,「市町村は,障害者の福祉に関する事務を所掌する部局又は当該市町村が設置する施設において,当該部局又は施設が市町村障害者虐待防止センターとしての機能を果たすようにするものとする」と,市町村障害者虐待防止センターの規定がある。その業務は,①虐待の通報・届出を受理,②相談・指導・助言,③広報・啓発,となっている。
2 × 2015(平成 27)年 4 月に生活困窮者自立支援法が施行され,生活全般にわたる相談窓口として自立相談支援機関が全国に設置された。自立相談支援機関では,一人ひとりの状況に合わせた支援プランを作成し,他の専門機関と連携して支援を行う自立相談支援事業のほか,就労準備支援事業,就労訓練事業,一時生活支援事業,住居確保給付金の支給,家計相談支援事業,生活困窮家庭の子どもに対する学習支援事業などを実施している。
3 × 指定居宅介護支援事業所とは,介護保険法に基づき,都道府県の指定を受けて介護支援専門員(ケアマネジャー)を配置している事業所のことである。要介護 1 以上の認定を受けた人について,ケアマネジャーが,心身の状況や生活環境,本人や家族の希望等に沿ってケアプラン(居宅サービス計画)を作成するほか,ケアプランに位置づけたサービスを提供する事業所や施設などとの連絡・調整を行う(＊2018 年 4 月より指定権限が市町村に移譲されるので留意されたい)。
4 × 相談支援事業には,「基本相談支援」「地域相談支援」と「計画相談支援」がある。「基本相談支援」と「計画相談支援」を行う事業を特定相談支援事業といい,その指定は市町村長が行う。指定特定相談支援事業所では,障害者(児),保護者または介護者からの相談に応じ,必要な情報の提供および助言等を行い,サービス等利用計画の作成,関係者との連絡調整をする「サービス利用支援」と,サービス等利用計画が適切であるかどうかを一定期間ごとに検証し,その結果等を勘案してサービス等利用計画の見直しや変更等を行う「継続サービス利用支援」を行っている。
5 ○ 「基本相談支援」と「地域相談支援」を行う事業を一般相談支援事業といい,その指定は都道府県知事が行っている。指定一般相談支援事業所では,入所施設に入居中あるいは精神科病院に入院中の人を対象に,住居の確保や地域における生活に移行するための活動に関する相談,その他の便宜を提供するとしている。「地域相談支援」では,地域移行支援のほか,地域定着支援も行っている。

解答 5

> **問題 79** 次のうち、Lさんが紹介した事業として、**正しいもの**を1つ選びなさい。
>
> 1　日常生活自立支援事業
> 2　自発的活動支援事業
> 3　生活福祉資金貸付事業
> 4　家計相談支援事業
> 5　移動支援事業

1　○　日常生活自立支援事業とは、認知症高齢者、知的障害者、精神障害者等のうち判断能力が不十分な人が地域において自立した生活が送れるよう、利用者との契約に基づき、福祉サービスの利用援助、苦情解決制度の利用援助、住宅改造、居住家屋の貸借、日常生活上の消費契約および住民票の届出等の行政手続に関する援助等を行うもので、都道府県・指定都市社会福祉協議会において実施されている。なお、利用料は実施主体が設定している訪問1回当たりの利用料は平均1,200円程度であるが、契約締結前の初期相談等や生活保護受給世帯の利用料については無料となっている。

2　×　自発的活動支援事業とは、障害者総合支援法に基づき各市町村が実施する地域生活支援事業の必須事業の一つで、障害者等が自立した日常生活および社会生活を営むことができるよう、障害者等、その家族、地域住民等による地域における自発的な取り組みを支援することにより、共生社会の実現を図ることを目的としている。実施形式として、ピアサポート、災害対策、孤立防止活動支援、社会活動支援、ボランティア活動支援などがある。

3　×　生活福祉資金貸付事業とは、ほかの貸付制度が利用できない低所得者世帯や障害者世帯、高齢者世帯に対し、資金の貸付けと必要な相談・支援により、経済的自立と生活の安定を目指すことを目的としている。貸付金の種類は、総合支援資金（生活支援費、住宅入居費、一時生活再建費）、福祉資金（福祉費、緊急小口資金）、教育支援資金（教育支援費、就学支度費）、不動産担保型生活資金の4種類がある。

4　×　家計相談支援事業とは、生活困窮者自立支援法に基づく事業であるが、実施は、福祉事務所設置自治体の任意事業として位置づけられている。家計相談支援事業とは、家計に問題を抱える生活困窮者からの相談に応じ、相談者と共に家計の状況を明らかにして生活の再生に向けた意欲を引き出したうえで、家計の視点から必要な情報提供や専門的な助言・指導等を行うことにより、相談者自身の家計を管理する力を高め、早期に生活が再生されることを支援するものとしている。

5　×　移動支援事業とは、障害者総合支援法に基づく地域生活支援事業の市町村事業の必須事業として位置づけられている。単独では、外出困難な身体障害者（児）、知的障害者（児）、精神障害者（児）が、社会生活上必要不可欠な外出および余暇活動や社会参加のための外出時にヘルパーを派遣し、必要な移動の介助および外出に伴って必要となる介護を提供するものである。

解答　1

問題 80

次のうち，Hさんが気になったX事業所の事業として，**正しいもの**を1つ選びなさい。

1 地域障害者就労支援事業
2 地域生活定着促進事業
3 就労継続支援事業（A型）
4 就労継続支援事業（B型）
5 就労移行支援事業

1 × 地域障害者就労支援事業は，ハローワークにおいて実施されている。ハローワークのほかに福祉施設，地域就業・生活支援センター，地域障害者職業センター，医療機関等の対象者の関係者で構成される障害者就労支援チームを設置し，就職を希望する障害者の個々の意欲・能力に応じた支援計画を作成，就職準備から職場定着までの一連の支援を行っている。また福祉施設等に対する就労支援ガイダンスや，企業との連携による就労支援を行う事業である。

2 × 地域生活定着促進事業とは，矯正施設退所者のうち，福祉的な支援を必要とする高齢者または障害者の社会復帰を支援するために，各都道府県に原則1カ所「地域生活定着支援センター」を設置し，福祉サービスにつなげるための準備を各都道府県の保護観察所と協働して行っている。保護観察所からの依頼に基づき，矯正施設入所者を対象として，福祉サービスにかかるニーズの内容の確認などを行い，受入先施設等のあっせんまたは福祉サービスにかかる申請支援等を行い，矯正施設を退所した後，社会福祉施設などを利用している人に関して，施設等に対して必要な助言を行うこと，また福祉サービスの利用に関して，本人またはその関係者からの相談に応じて，助言その他必要な支援を行っている。なお，6名の職員配置を基本とし，社会福祉士や精神保健福祉士等の資格を有する人，またはこれらと同等に業務を行うことが可能であると認められる職員を1名以上配置する必要がある。

3 × 就労継続支援事業（A型）は，「通常の事業所に雇用されることが困難であって，雇用契約に基づく就労が可能である者に対して行う雇用契約の締結等による就労の機会の提供及び生産活動の機会の提供その他の就労に必要な知識及び能力の向上のために必要な訓練その他の必要な支援」（障害者総合支援法施行規則第6条の10第1号）と規定されている。事例では，「雇用契約を結ばず最低賃金が保障されない」とあるため，誤りである。

4 ○ 就労継続支援事業（B型）は，「通常の事業所に雇用されることが困難であって，雇用契約に基づく就労が困難である者に対して行う就労の機会の提供及び生産活動の機会の提供その他の就労に必要な知識及び能力の向上のために必要な訓練その他の必要な支援」（障害者総合支援法施行規則第6条の10第2号）とあり，社会保険が適用される雇用契約に基づかない就労継続支援の障害福祉サービス事業所である。

5 × 就労移行支援事業は，「就労を希望する65歳未満の障害者であって，通常の事業所に雇用されることが可能と見込まれるものにつき，生産活動，職場体験その他の活動の機会の提供その他の就労に必要な知識及び能力の向上のために必要な訓練，求職活動に関する支援，その適性に応じた職場の開拓，就職後における職場への定着のために必要な相談その他の必要な支援とする」（障害者総合支援法施行規則第6条の9）とある。

解答　4

【学習課題】
事例は，退院支援，地域生活定着支援，就労支援などの内容が想定される。教科書等にある事例に登場する制度や機関，専門職，支援プログラムについては，丁寧に確認しておくとよい。

第19回

1 精神疾患とその治療 …………………… 104
2 精神保健の課題と支援 ………………… 115
3 精神保健福祉相談援助の基盤 ………… 126
4 精神保健福祉の理論と相談援助の展開 …… 144
5 精神保健福祉に関する制度とサービス …… 175
6 精神障害者の生活支援システム ……………… 189

1 精神疾患とその治療

[第 19 回]

出題傾向と対策

○本年の出題は，【問題1：自殺】【問題2：神経解剖学】【問題3：国際疾病分類（ICD-10）】【問題4：認知症】【問題5：解離性（転換性）障害】【問題6：精神症状】【問題7：心理検査】【問題8：向精神薬】【問題9：認知療法】【問題10：臨床統計】の合計10問であった。今回は久しぶりに認知症と心理検査が出題され，また前年に引き続き，神経解剖学，国際疾病分類，精神症状，向精神薬，臨床統計が出題された。

○わが国の人口構造の少子高齢化に伴い，精神医療の現場では，急増している老年人口における認知症，さまざまな負担が増加している生産年齢人口における気分障害（うつ病性障害，双極性感情障害），精神作用物質による障害（アルコール依存症，薬物依存など），神経症性障害（パニック障害，社会不安障害，心的外傷後ストレス障害など）などへの対策が重要視されている。さらに年少人口における児童精神医学的な問題への対応も求められている。したがって，これらの領域が重要な学習ポイントである。認知症，統合失調症，気分障害の三大疾患は重要ではあるが，これだけに偏った学習は避けるべきである。

○出題基準の大項目をみると，【1 精神疾患総論】では，歴史，脳の構造，国際分類法，代表的な疾患，心理検査など，【2 精神疾患の治療】では，薬物療法，電気けいれん療法，精神療法，精神科リハビリテーションなど，【3 精神科医療機関】では，外来診療，在宅医療，入院医療など，【4 精神科治療における人権擁護】では，入院形態，行動制限など，【5 チーム医療】【6 医療と福祉などの連携】と，精神疾患とその治療に関する項目が網羅されている。

○心理検査（知能検査およびパーソナリティー検査）や精神保健福祉法（入院形態，隔離，拘束，面会や通信の制限など）に関する問題も重点項目である。2014（平成26）年4月から精神保健福祉法における保護者の規定が削除され，医療保護入院の要件が家族等の同意となったので注意を要する（第17回に出題）。また第15回には精神保健福祉法ではなく医療観察法が出題されている。

○精神医学領域で功績のある人物とその業績に関する問題も出題されることがあるので，心理社会療法と関連（例えば，フロイト・自由連想・精神分析など）させて整理しておくとよいであろう。

［一宮　洋介］

問題 1

「平成27年版自殺対策白書」(内閣府)に基づく自殺に関する次の記述のうち,**正しいもの**を1つ選びなさい。

1. 自殺死亡率は米国,英国と比べ低い。
2. 自殺者数は40歳代から60歳代の男性で全体の4割近くを占める。
3. 自殺は20歳から39歳までの死因の第2位である。
4. 自殺者数でみると自殺の原因・動機としては経済・生活問題が最も多い。
5. 自殺者数は1998年(平成10年)から2014年(平成26年)まで年間3万人を超えている。

解 説

→ わが国の自殺に関する設問である。

→ わが国の自殺者数は1998(平成10)年に32,863人と年間30,000人を超えて,以来14年間30,000人を上回っていた。この間,2006(平成18)年に自殺対策基本法が施行され,国・地方自治体・NPO法人などにより自殺予防対策が進められた。この結果,2012(平成24)年の年間自殺者数は27,858人と15年ぶりに30,000人を下回った。2015(平成27)年の年間自殺者数は24,025人で2012年から4年連続で30,000人を下回っている。

→ 「平成27年版自殺対策白書」によると,2015年の自殺の状況は,自殺者数が24,025人で,前年より1,402人(5.5%)減少している。このうち男性が16,651人で,全体の69.3%を占めている。年齢別では,40歳代が4,069人(16.9%),次いで50歳代が3,979人(16.6%),60歳代が3,973人(16.5%)の順である。原因・動機別では,健康問題が12,145人,次いで経済・生活問題が4,082人,家庭問題が3,641人の順であった。

→ 「平成27年版自殺対策白書」によると,国別の自殺死亡率は,人口10万人当たり,ロシアが22.4,日本が20.7,フランスが15.8,米国が13.7,ドイツが12.5,カナダが11.4,英国が7.5,イタリアが6.4となっている。よって1は誤りである。

→ 自殺者数は,上述のように40歳代から60歳代の男性に多く,自殺者数全体の4割近くを占めている。よって2は正しい。

→ 20歳から39歳までの死因の第1位は自殺である。よって3は誤りである。

→ 自殺の原因・動機の第1位は健康問題,第2位は経済・生活問題,第3位が家庭問題である。よって4は誤りである。

→ 自殺者数は1998年から年間30,000人を超えていたが,2012年に年間30,000人を下回った。よって5は誤りである。

解答 2

問題 2

脳や神経に関する次の記述のうち，**正しいもの**を1つ選びなさい。

1　小脳には橋と延髄が含まれる。
2　脊髄は末梢神経系に含まれる。
3　視床下部は平衡機能をつかさどる。
4　視床は自律神経系の統合中枢である。
5　末梢神経系には体性神経系と自律神経系がある。

解　説

➡脳の生理・解剖に関する設問である。
➡脳の構造は中枢神経系と末梢神経系に大別される。中枢神経系は大脳，間脳，小脳，中脳，橋，延髄，脊髄からなる。末梢神経系は，中枢神経系と身体各部位を連絡するもので，脳から発する脳神経と脊髄から発する脊髄神経があり，その機能から体性神経系と自律神経系とに区別される。
➡大脳は左右の大脳半球からなり，内部には脳室がある。左右の大脳半球は脳梁および前交連などで連絡している。大脳半球は前頭葉，頭頂葉，後頭葉，側頭葉の4つの脳葉からなる。脳梗塞などで大脳に局所的な障害を生ずると，障害された部位の関与する機能が障害され，さまざまな精神神経症状が出現する。
➡前頭葉では意欲や意志に関係する統合が行われており，前頭葉が障害される前頭葉症候群では，自発性の低下や抑制の欠如が認められ，周囲に無関心になったり，反社会的行為が出現したりする。計画を立てて行動する実行機能にも，おもに前頭葉（前頭前野）がかかわっている。また前頭葉には運動野があり，運動機能に関与している。さらに運動性言語中枢も前頭葉にあり，この部位が障害されると，言葉は理解できるのに答えを言うことができない運動性失語を生ずる。
➡側頭葉では判断と記憶に関係する統合が行われている。また感覚性言語中枢も側頭葉にあり，この部位が障害されると，発声はできるが言葉の意味が理解できない感覚性失語を生ずる。
➡後頭葉は視覚にかかわっており，後頭葉が障害されると視覚障害を生ずる。とくに両側の後頭葉が障害されると，日常使用しているものを見せても，それが何かわからないという視覚失認が出現する。
➡頭頂葉には感覚野があり，知覚にかかわるが，さらに感覚情報を統合して空間や身体の認知を行ったり，目的や動作を遂行する機能もある。頭頂葉の障害では，運動障害がなく，行うべき動作や行為がわかっているのに，それができない失行が認められる。
➡間脳の大部分を占めるのは視床で，中脳と線条体との間にある。視床は感覚の中継核として機能しており，嗅覚を除くすべての感覚線維は視床で中継されて大脳皮質に至る。視床の下には視床下部があり，自律神経系の統合中枢として機能している。
➡小脳は，橋と延髄の背側部に位置しており，左右の小脳半球と中央部の虫部からなる。全身の筋肉運動と筋緊張の調整をつかさどる。小脳が障害されると運動失調を生じ，歩行障害や平衡機能の障害が起こる。よって1は誤りである。
➡脊髄は，中枢神経系に含まれる。よって2は誤りである。
➡視床下部は，自律神経系の統合中枢である。平衡機能をつかさどるのは小脳であり，よって3は誤りである。
➡視床は，感覚の中継核である。自律神経系の統合核は視床下部であり，よって4は誤りである。
➡末梢神経系は，その機能から体性神経系と自律神経系とに区別される。よって5は正しい。

解答　5

問題 3

次のうち，ICD-10 に基づく「神経症性障害，ストレス関連障害および身体表現性障害（F4）」に含まれる疾患として，**正しいものを1つ選びなさい**。

1 チック障害
2 適応障害
3 双極性感情障害
4 統合失調症
5 血管性認知症

解　説

➡ WHO による ICD-10（国際疾病分類第 10 版）に関する設問である。

➡ ICD-10 はアルファベットと数字で，感染症をはじめすべての疾患カテゴリーを分類するものである。精神疾患は F コードで，【F0：症状性を含む器質性精神障害】【F1：精神作用物質使用による精神および行動の障害】【F2：統合失調症，統合失調症型障害および妄想性障害】【F3：気分（感情）障害】【F4：神経症性障害，ストレス関連障害および身体表現性障害】【F5：生理的障害および身体的要因に関連した行動症候群】【F6：成人のパーソナリティおよび行動の障害】【F7：精神遅滞（知的障害）】【F8：心理的発達の障害】【F9：小児期および青年期に通常発症する行動および情緒の障害および特定不能の精神障害】に分類されている。

➡ 症状性を含む器質性精神障害（F0）には，アルツハイマー病型認知症，血管性認知症，他に分類されるその他の疾患の認知症，特定不能の認知症，器質性健忘症候群，せん妄などが含まれる。血管性認知症は F0 であり，F4 ではない。よって5は誤りである。

➡ 統合失調症，統合失調型障害および妄想性障害（F2）には，統合失調症，統合失調型障害，持続性妄想性障害，急性一過性精神病性障害，感応性妄想性障害，統合失調感情障害などが含まれる。統合失調症は F2 であり，F4 ではない。よって4は誤りである。

➡ 気分（感情）障害（F3）には，躁病エピソード，双極性感情障害（躁うつ病），うつ病エピソード，反復性うつ病性障害，持続性気分（感情）障害などが含まれる。双極性感情障害は F3 であり，F4 ではない。よって3は誤りである。

➡ 神経症性障害，ストレス関連障害および身体表現性障害（F4）には，恐怖症性不安障害，他の不安障害，強迫性障害，重度ストレス反応および適応障害，解離性（転換性）障害，身体表現性障害などが含まれる。適応障害は F4 であり，**2は正しい**。

➡ 生理的障害および身体的要因に関連した行動症候群（F5）には，摂食障害，非器質性睡眠障害，性機能不全などが含まれる。成人のパーソナリティおよび行動の障害（F6）には，特定のパーソナリティ障害，混合性および他のパーソナリティ障害，持続的パーソナリティ変化，習慣および衝動の障害，性同一性障害，性嗜好障害などが含まれる。心理的発達の障害（F8）には，広汎性発達障害や学力の特異的発達障害などが含まれる。小児期および青年期に通常発症する行動および情緒の障害および特定不能の精神障害（F9）には，多動性障害，行為障害，チック障害などが含まれる。チック障害は F9 であり，F4 ではない。よって1は誤りである。

解答　2

問題 4 認知症又は認知症をきたす疾患に関する次の記述のうち，**正しいものを1つ選**びなさい。

1 アルツハイマー型認知症では，手指の振戦，筋固縮，無動，姿勢反射が目立つ。
2 レビー小体型認知症では，記憶障害が主症状で緩徐に進行する。
3 クロイツフェルト・ヤコブ病では，幻視が先行し動作が緩慢になり前傾姿勢が目立ってくる。
4 パーキンソン病では，ミオクローヌスの出現とともに急速に認知症が進行する。
5 ピック病では，健忘より性格変化と社会機能の低下が特徴である。

解説

➡ 認知症に関する設問である。
➡ アルツハイマー型認知症は，認知症の約60％を占め，記憶障害，見当識障害，理解・判断の障害，実行機能障害などの中核症状が慢性，進行性に経過する。神経病理学的には，脳神経細胞の変性・脱落，老人斑，神経原線維変化が特徴である。手指の振戦，筋固縮，無動，姿勢反射はパーキンソン症状で，パーキンソン病やレビー小体型認知症にみられる症状である。アルツハイマー型認知症に特有の症状ではなく，よって1は誤りである。
➡ レビー小体型認知症は，認知症の約20％を占め，記憶障害，幻視，パーキンソン症状を中核症状とする。また，これらの症状に先だって，嗅覚障害，うつ状態，レム睡眠行動障害が出現することもある。神経病理学的には大脳皮質や脳幹部に出現するレビー小体が特徴である。記憶障害が主症状で緩徐に進行するのはアルツハイマー型認知症である。よって2は誤りである。
➡ 上述のように，幻視やパーキンソン症状がみられるのはレビー小体型認知症である。クロイツフェルト・ヤコブ病は，発症率が100万人に1人といわれるまれな疾患ではあるが，多彩な精神症状と，ミオクローヌス，意識障害，けいれんなどの神経症状を呈し，約1年間の急激な経過で死の転帰に至る疾患で，プリオン蛋白の異常により生ずるプリオン病の一つである。よって3は誤りである。
➡ パーキンソン病は，手指の振戦，筋固縮，無動，姿勢反射など錐体外路症状が特徴である。原則として認知症は伴わない。しかしパーキンソン病の経過中に認知症を呈する場合があり，パーキンソン病の経過1年以内に認知症を呈した場合にはレビー小体型認知症，1年を超えてから認知症を呈した場合にはパーキンソン病の認知症とすることが提唱されている。ミオクローヌスの出現とともに急速に認知症が進行するのはクロイツフェルト・ヤコブ病である。よって4は誤りである。
➡ ピック病は，前頭側頭葉変性症に分類される認知症である。前頭側頭葉変性症は，前頭側頭型認知症，意味性認知症，進行性非流暢性失語に大別され，ピック病は前頭側頭型認知症に含まれる。ピック病は前頭葉と側頭葉の限局性脳萎縮を生じ，性格変化や反社会的行為（万引きや性的逸脱行動など）を呈するのが特徴である。よって5は正しい。

解答 5

問題 5

次のうち，解離性（転換性）障害の症状として，**正しいもの**を1つ選びなさい。

1 運動失語
2 小脳失調
3 けいれん
4 左右失認
5 視覚失認

解　説

➡ 解離性（転換性）障害に関する設問である。
➡ 解離性（転換性）障害は，ICD-10の神経症性障害，ストレス関連障害および身体表現性障害（F4）に含まれる。解離性（転換性）障害は，解離性健忘，解離性遁走（フーグ），解離性昏迷，トランスおよび憑依障害，解離性運動障害，解離性けいれん，解離性知覚麻痺および感覚脱失，混合性解離性（転換性）障害，他の解離性（転換性）障害に下位分類されている。
➡ 運動失語は優位半球の前頭葉にある運動性言語中枢（ブローカ中枢）の障害によって生ずる失語症で，言語の理解は可能だが，発語ができない状態である。脳血管障害や脳腫瘍などで生ずる。よって**1**は誤りである。ただし解離性運動障害では失声や発声障害を生ずることがあるので鑑別診断に注意が必要である。
➡ 小脳失調は，小脳の障害により生ずる失調で，脊髄小脳変性症，脳血管障害，小脳腫瘍などで生ずる。よって**2**は誤りである。ただし解離性運動障害では運動失調を生ずることがあるので鑑別診断に注意が必要である。
➡ 解離性（転換性）障害では，けいれんを生ずることがある。解離性けいれん（偽発作）は，けいれんの運動という点ではてんかん発作ときわめて類似しているが，咬舌，転倒による外傷，尿失禁はまれであり，意識障害はないか，昏迷かトランス状態に置き換えられている。よって**3**は正しい。
➡ 左右失認は，左右が認識できない状態で，優位半球の頭頂葉にある角回の障害で生ずるゲルストマン症候群に出現する症状である。ゲルストマン症候群では左右失認のほかに失算，失書，手指失認が認められる。脳血管障害や脳腫瘍などが原因となる。よって**4**は誤りである。
➡ 視覚失認は，視力や視野に問題がないのに，物品を見ても何であるか認識できない状態で，優位半球の後大脳動脈領域の障害で生ずる。脳血管障害や一酸化炭素中毒などが原因となる。よって**5**は誤りである。

解答　**3**

問題 6

次の精神疾患と症状の組合せのうち、**適切なもの**を1つ選びなさい。

1 血管性認知症————せん妄
2 うつ病——————誇大妄想
3 統合失調症————健忘
4 強迫性障害————パニック発作
5 全般性不安障害——情動脱力発作

解 説

➡ 精神症状に関する設問である。精神症状に関する設問は毎年出題されるので、意識障害、思考障害、情動障害、記憶障害などの特徴を整理しておく必要がある。意識障害では、せん妄や通過症候群、思考障害では、過程の障害と内容の障害がポイントである。

➡ せん妄は、軽度の意識障害による精神症状であり、意識変容と呼ばれる。急速に発症し、意識混濁、見当識障害、幻視、睡眠障害を呈する。通常は一過性、可逆性である。発生要因としては、直接的要因として、脳疾患、全身性疾患、薬物などがあり、準備要因として、高齢、認知症があげられる。脳血管性認知症は、脳疾患としての直接的要因と認知症という準備要因をもっており、実臨床の現場では、脳血管性認知症がせん妄を生ずることをまれならず経験する。よって**1**は適切である。

➡ 妄想は、思考の内容の障害であり、根拠のない誤った確信で、訂正不能である。①被害妄想、②微小妄想、③誇大妄想が三大妄想とされている。①被害妄想には、被毒妄想、追跡妄想、物盗られ妄想があり、統合失調症や認知症にみられる。②微小妄想には、貧困妄想や罪業妄想があり、うつ病にみられる。③誇大妄想は、血統妄想や発明妄想などがあり、妄想型の統合失調症や躁うつ病の躁状態にみられる。よって**2**は不適切である。

➡ 健忘は、記憶障害の一つで、陳述記憶の障害である。陳述記憶は、エピソード記憶と手続き記憶に大別される。健忘の原因としては、心因性、外傷性、薬剤性、認知症などがあげられる。障害される時間により、前向健忘、逆向健忘に分類され、障害される部分により、全健忘、部分健忘に分類される。統合失調症は、思考障害を主体とする精神症状を呈するもので、健忘は認めない。よって**3**は不適切である。

➡ パニック発作は、パニック障害に出現する症状で、動悸、呼吸困難、発汗などの身体症状に、不安や恐怖などの精神症状を伴うものである。死の恐怖を伴うことがあり、救急受診に至ることがある。強迫性障害は、強迫思考と強迫行為を主体とする精神症状を呈するもので、パニック発作は呈さない。よって**4**は不適切である。

➡ 情動脱力発作は、興奮して喜怒哀楽の情動が高まったときに、骨格筋の緊張が突然緩んでしまうもので、全身・膝・腰・顎・眼瞼などに生ずる。過眠症の一つであるナルコレプシーに認められる症状である。全般性不安障害は、過眠症ではなく、情動脱力発作は呈さない。よって**5**は不適切である。

解答 1

問題 7

次のうち，質問紙法による心理検査として，**正しいもの**を1つ選びなさい。

1　ロールシャッハテスト
2　ベンダーゲシュタルト検査
3　バウムテスト
4　MMPI（ミネソタ多面人格テスト）
5　改訂長谷川式簡易知能評価スケール

解　説

→ 心理検査に関する設問である。心理検査には，精神症状の評価尺度，知能検査，パーソナリティ検査がある。パーソナリティ検査は質問紙法と投影法に大別される。

→ 精神症状の評価尺度には，簡易で包括的な精神症状の評価を行う簡易精神評価尺度（Brief Psychiatric Rating Scale；BPRS）やうつ状態の評価を行う，うつ病自己評価尺度（SDS），ハミルトンうつ病評価尺度（HDRS），状態-特性不安検査（STAI）などがある。

→ 知能検査には，ビネー式知能検査（鈴木ビネー式，田中ビネー式），ウェクスラー成人知能検査（WAIS）などがある。また認知症のスクリーニング検査として用いられる質問式検査には，改訂長谷川式簡易知能評価スケール（HDS-R）とミニメンタルステート検査（MMSE）がある。

→ パーソナリティ検査の質問紙法には，ミネソタ多面人格テスト（MMPI），コーネルメディカルインデックス健康調査表（CMI），谷田部ギルフォード性格検査（YG性格検査）などがあり，投影法にはロールシャッハテスト，文章完成テスト（SCT），絵画統覚テスト（TAT），バウムテストなどがある。

→ ロールシャッハテストは，10枚の左右対称なインクのしみのような図版を提示して，何に見えるか答えてもらう投影法のパーソナリティ検査である。質問紙法ではなく，よって**1**は誤りである。

→ ベンダーゲシュタルト検査は，9個の図形を被検者に提示して模写させるもので，脳損傷の程度，性格特性，情緒面の特徴，自我機能の評価を行う。質問紙法ではなく，よって**2**は誤りである。

→ バウムテストは，A4の画用紙に鉛筆で，実のなる木の絵を描いてもらう描画法を用いた投影法のパーソナリティ検査である。質問紙法ではなく，よって**3**は誤りである。

→ ミネソタ多面人格テスト（MMPI）は，550項目の質問に「はい」「いいえ」で答える質問紙法のパーソナリティ検査である。よって**4**は正しい。

→ 改訂長谷川式簡易知能評価スケールは，「何歳ですか」「ここはどこですか」など10項目の質問に口頭で答えてもらう質問式検査である。質問紙法ではなく，よって**5**は誤りである。この検査は認知症のスクリーニング検査として用いられる。同様の検査にミニメンタルステート検査（MMSE）があるが，こちらには質問のほかに，「文章を読む」「文章を書く」「図形を模写する」という項目が含まれる。

解答　4

問題 8

向精神薬とその副作用に関する次の組合せのうち，**正しいもの**を1つ選びなさい。

1 抗不安薬————————————————アカシジア
2 定型抗精神病薬————————————筋弛緩
3 非定型抗精神病薬————————————身体依存
4 炭酸リチウム—————————————甲状腺機能亢進症
5 選択的セロトニン再取り込み阻害薬（SSRI）——賦活症候群

解説

➡向精神薬の副作用に関する設問である。

➡向精神薬は，精神活動に影響する薬物の総称で，抗精神病薬，抗うつ薬，抗不安薬，気分安定薬，睡眠薬などが含まれる。

➡ベンゾジアゼピンは筋弛緩作用があるため，眠気やふらつきに注意が必要である。また呼吸抑制作用もあるため，投与量に注意する必要がある。ベンゾジアゼピンは，抗不安薬や睡眠薬として使用されており，身体依存はすぐには生じない。ただし常用量でも反復使用するうちに身体依存を生じ，離脱症状を起こすようになることが知られている。アカシジアは抗精神病薬による錐体外路症状の一つで，じっと座っていることができず，足踏みをしたり，歩き回ったりする。このため静座不能症とも呼ばれる。よって1は誤りである。

➡定型抗精神病薬は，非定型抗精神病薬に対して，フェノチアジン系やブチロフェノン系など従来型の抗精神病薬である。定型抗精神病薬は，ドーパミン受容体遮断作用を有し，幻覚，妄想など陽性症状に効果を示すが，反面，パーキンソン症状など錐体外路症状の副作用を生じやすい。また陰性症状に対する効果が乏しい。このため副作用を生じにくく，陰性症状に対する効果も認められる非定型抗精神病薬が開発された。非定型抗精神病薬は，ドーパミン，セロトニン，ヒスタミンなど複数の受容体遮断作用を示す。筋弛緩作用は上述のようにベンゾジアゼピン系薬物にみられる作用である。よって2は誤りである。

➡非定型抗精神病薬は定型抗精神病薬に比べて錐体外路症状の副作用が少なく，統合失調症の陰性症状にも効果があることから，治療の第一選択となっている。ただし非定型抗精神病薬は，副作用として血糖値の上昇や糖尿病の悪化を生じることがあり，オランザピンとクエチアピンは糖尿病あるいは糖尿病の既往があるものには使用禁忌である。身体依存は，上述のようにベンゾジアゼピン系薬物にみられる副作用である。よって3は誤りである。

➡炭酸リチウムは，気分安定薬の一つで，躁状態の治療に使用される。リチウム中毒を生ずる場合があるので，投与中に血中濃度をモニターする必要がある。また，甲状腺機能低下症を生ずることがあるので注意が必要である。よって4は誤りである。

➡抗うつ薬は，三環系抗うつ薬，四環系抗うつ薬，選択的セロトニン再取り込み阻害薬（SSRI），セロトニン・ノルアドレナリン再取り込み阻害薬（SNRI），ノルアドレナリン作動性・特異的セロトニン作動性抗うつ薬（NaSSA）に大別される。SSRIは，選択的セロトニン再取り込み阻害作用を示し，三環系抗うつ薬より副作用が少なく，より抗うつ効果の高い薬物として開発された抗うつ薬であるが，胃腸障害，性機能障害，賦活症候群などの副作用を生ずることがあるので注意が必要である。賦活症候群はアクティベーションシンドロームとも呼ばれ，SSRIなどの抗うつ薬の副作用で，不安，焦燥，不眠，衝動性などを生ずる。よって5は正しい。

解答 5

問題 9

次のうち，認知療法の用語として，**正しいもの**を1つ選びなさい。

1　転移
2　催眠
3　自動思考
4　絶対臥褥(がじょく)
5　自由連想

解　説

➡治療技法に関する設問である。
➡認知療法とは認知の歪みを修正する心理療法で，1960年代にベック（Beck, A. T.）がうつ病患者に対する治療法として創始したものである。自らが認知の歪みを修正することで，マイナス思考，不安，身体反応などを軽減することができる。
➡転移は，心理療法のなかで，患者が治療者に無意識に，親や過去に出会った人に対して抱いたのと同様の感情や態度を示すもので，陽性と陰性がある。精神分析では，転移の解釈に治療の焦点が当てられる。したがって認知療法とは関連しない。よって1は誤りである。
➡催眠は，暗示を受けやすい意識状態で，この状態を催眠状態といい，この状態に導く方法を催眠法という。したがって認知療法とは関連しない。よって2は誤りである。
➡自動思考は，何らかの出来事に対して瞬時に頭に浮かぶ考えである。自動思考には，その人の考え方のクセや認知の歪みが示される。この認知の歪みを修正するのが認知療法である。よって3は正しい。
➡絶対臥褥は，森田療法で用いられる。森田療法は，森田正馬が1920年ごろ創始した，神経症者に対する独自の精神療法である。人間に備わる自然治癒能力の発動化を促進することを基本とする。森田療法の原法は，4期に分けられる。第1期は臥褥療法で，食事と排泄以外は絶対臥褥を命ずる。第2期は隔離療法で，交際，談話，外出を禁じ，臥褥時間を1日7〜8時間に短縮する。第3期は読書や畑仕事などの作業を行う。第4期には日常生活に帰る準備を行うというものである。40日間の入院で行うが，最近では40〜60日が妥当であるとする意見もある。よって4は誤りである。
➡自由連想は，ある言葉が与えられたときに感じるがままの自由な考えを連想していくものである。自由に浮かぶ考えを検討して，無意識の葛藤を洞察させるのが自由連想法である。自由連想法は，フロイト（Freud, S.）によって確立された精神分析療法の基本的操作であり，精神分析理論に基づいてなされる精神療法である。認知療法とは関係しない。よって5は誤りである。
➡心理社会的治療として，心理教育も重要である。心理教育は，疾病や障害についての正しい知識や情報を，心理面への十分な配慮を行いながら提供し，疾病や障害に関するさまざまな問題に対処する方法を学んでもらうことにより，主体的に療養生活ができるよう援助することである。統合失調症や気分障害，認知症の患者・家族に行うことがあり，家族教室と呼ぶ場合もある。

解答　3

問題 10 次のうち、「平成 26 年患者調査」(厚生労働省)において、入院患者数が最も多い精神疾患として、**正しいもの**を 1 つ選びなさい。

1 うつ病
2 知的障害(精神遅滞)
3 てんかん
4 統合失調症
5 アルコール依存症

解説

→精神疾患の臨床統計に関する設問である。

→「平成 26 年患者調査の概況」(厚生労働省)の推計患者数では、入院患者を傷病分類別にみると、多い順に「精神および行動の障害」が 26 万 5,500 人、「循環器系の疾患」が 24 万 100 人、「新生物」が 14 万 4,900 人となり、精神疾患による入院が多いことがわかる。

→「平成 26 年患者調査(傷病分類編)」(厚生労働省)によれば、入院患者数は、うつ病が 15,000 人、知的障害(精神遅滞)が 6,900 人、てんかんが 7,100 人、統合失調症が 15 万 7,200 人、アルコール依存症が 8,700 人である。したがって入院患者数が最も多い精神疾患は統合失調症である。よって **4** が正しい。ただし、統合失調症の入院患者数は、後述のように緩やかに減少傾向にあり、うつ病とアルツハイマー病の入院患者数が増加傾向にある。

→前回も「平成 23 年患者調査」(厚生労働省)による臨床統計が出題されている。「平成 23 年患者調査において、平成 8 年と比較し、推計入院患者数が増えている疾患は何か」という問題で、精神病床への推計入院患者数は、うつ病など(平成 8 年:19,500 人/平成 23 年:25,500 人)、統合失調症など(平成 8 年:21 万 4,900 人/平成 23 年:17 万 1,700 人)、薬物・アルコール依存症など(平成 8 年:17,500 人/平成 23 年:12,300 人)、認知症(アルツハイマー病)(平成 8 年:4,300 人/平成 23 年:27,500 人)、不安障害など(平成 8 年:5,300 人/平成 23 年:3,700 人)となっている。したがって、推計入院患者数が増えている疾患は、うつ病とアルツハイマー病である。

→アルツハイマー病を代表格とするわが国の認知症高齢者は、2012(平成 24)年の厚生労働省研究班の調査によるの推計では 462 万人とされている。臨床診断では、認知症の約 60％がアルツハイマー病、約 20％がレビー小体型認知症であるとされている。また、65 歳未満で発症する若年性認知症は、2009(平成 21)年の厚生労働省研究班の報告によれば、約 38,000 人で、平均発症年齢は 51.3 歳とのことである。臨床診断は脳血管性認知症がトップで、次いでアルツハイマー病、両者で全体の 65％を占めている。

解答　**4**

精神保健の課題と支援

[第19回]

出題傾向と対策

○『精神保健の課題と支援』の問題を出題基準項目に沿ってみると以下のようになる。ただし，設問によっては他の項目と重複するので注意してほしい。
○「1. 精神の保健と，精神の健康に関連する要因及び精神保健の概要」では，中項目「ライフサイクルと精神の健康」，小項目「発達課題」（問題11）からの出題であった。
○「2. 精神保健の視点から見た家族の課題とアプローチ」では，中項目「育児や教育をめぐる精神保健」，小項目「児童虐待」（問題12）および中項目「家庭内の問題を相談する機関」（問題13）からの出題であった。
○「3. 精神保健の視点から見た学校教育の課題とアプローチ」からの出題はなかった。
○「4. 精神保健の視点から見た勤労者の課題とアプローチ」からは，中項目「職場内の問題を解決するための機関及び関係法規」（問題14）からの出題であった。
○「5. 精神保健の視点から見た現代社会の課題とアプローチ」からは，中項目「災害被害者，犯罪被害者の精神保健」（問題15）からの出題であった。
○「6. 精神保健に関する対策と精神保健福祉士の役割」では，中項目「アルコール問題に関する対策」と「薬物依存対策」（問題16）が出題された。
○「7. 地域精神保健に関する諸活動と精神保健に関する偏見・差別等の課題」では，中項目「精神保健に関する調査」（問題17）が出題された。
○「8. 精神保健に関する専門職種（保健師等）と国，都道府県，市町村，団体等の役割及び連携」では，中項目「地域精神保健に係わる行政機関の役割及び連携」（問題18）からの出題であった。
○「9. 諸外国の精神保健活動の現状及び対策」では，中項目「世界の精神保健の実情」および「WHO などの国際機関の活動」（問題19）（問題20）からの出題であった。
○最近の傾向として，自殺に関する問題，アルコール関連問題，薬物乱用防止対策，児童生徒の精神保健の問題，認知症対策，災害時・犯罪被害における精神保健，関係法規，WHO や諸外国の精神保健活動，厚生労働省の調査から精神障害者の数的動向や精神科医療施設の状況など精神保健医療の調査・統計に関する出題頻度が高くなっているので，十分な理解が必要となってくるであろう。
○対策としては，基礎的なテキストを精読することに加え，『国民衛生の動向』『精神保健医療福祉白書』などによる統計，厚生労働省のホームページで公開している統計表のデータベース〔精神保健福祉資料（国立精神・神経医療研究センター「改革ビジョン研究ページ」に掲載），医療施設（静態・動態）調査・病院報告，衛生行政報告例〕などの資料から最新の傾向や動向を把握しておくことが必要である。

［阪田　憲二郎］

問題 11

発達と心理に関する理論や学説と、それらと関係が深い人物に関する次の組合せのうち、**正しいもの**を1つ選びなさい。

1. 発生的認識論————————エリクソン（Erikson, E.）
2. 対人関係論—————————ハヴィガースト（Havighurst, R.）
3. 成熟優位説—————————サリヴァン（Sullivan, H.）
4. 心理社会的発達理論—————ピアジェ（Piaget, J.）
5. 愛着（アタッチメント）理論——ボウルビィ（Bowlby, J.）

解　説

➡発達課題からの出題である。「ライフサイクルと精神の健康」の項目への対策が必要となってくる。

➡発生的認識論は、J.ピアジェが体系化したものである。人の認知機能は環境との相互作用のなかで同化と調節を繰り返すことによって形成されるとして、その過程を4つの発達段階（運動期／前操作期／具体的操作期／形式的操作期）に分けている。よって**1**は誤りである。

➡対人関係論はH.S.サリヴァンが、人間の心の成長に文化や社会が与える要因を考慮し、フロイト（Freud, S）の影響を受けながらもその部分的修正の必要性を説いたものである。一方、R.ハヴィガーストは、人が社会的に健全で幸福な生活を送るために、各発達段階において達成しておくことが社会によって期待されている能力や技術や役割があるという「発達課題」の概念を示した。よって**2**は誤りである。

➡成熟優位説は、ゲゼル（Gesell, A.L.）が提唱したものである。階段上りの実験を通して、身体的・精神的な成熟を待たずに行う学習行動は無意味であるとして、学習を成立させる準備段階（readiness；レディネス）まで成熟することを重視した。よって**3**は誤りである。

➡心理社会的発達理論は、E.H.エリクソンが提示したものである。よって**4**は誤りである。エリクソンは人生を①乳幼児期、②幼児前期、③幼児後期、④学童期、⑤青年期、⑥成人期前期、⑦成人期後期、⑧老年期の8段階に区分して、それぞれ発達課題と社会的危機を設定し（①基本的信頼 対 不信／②自立性 対 恥・疑惑／③積極性 対 罪悪感／④勤勉性 対 劣等感／⑤同一性 対 同一性拡散／⑥親密性 対 孤立／⑦生殖性 対 停滞／⑧統合性 対 絶望）、前段階の発達課題は次段階の発達段階の基礎となるとした。

➡J.ボウルビィは、早期の母子関係をめぐる愛着理論の研究を行った。発達初期、とくに生後1カ年の乳児期に母性的養育者との安定した親密なかかわりが得られなかった乳児は、発達が遅れる可能性が高く、後年になって人間関係を形成する際の課題を残したり、対象喪失の病理に陥りやすいとして、愛着行動を形成する対象の重要性を指摘した。よって**5**は正しい。

解答　5

問題 12 要保護児童対策地域協議会に関する次の記述のうち，**正しいものを 2 つ選びな**さい。

1 都道府県の児童相談所に設置されている。
2 児童福祉法の改正（2004年（平成16年））により法的に位置づけられた。
3 要保護児童の児童養護施設への入所措置を決定する。
4 協議会の職務に関して知り得た秘密を漏らした場合の罰則規定がある。
5 養育里親の認定に関する審議を行う。

解 説

➡ 要保護児童対策地域協議会に関する出題である。

➡ 児童福祉法第25条の2において，「地方公共団体は，単独で又は共同して，要保護児童の適切な保護又は要支援児童若しくは特定妊婦への適切な支援を図るため，関係機関，関係団体及び児童の福祉に関連する職務に従事する者その他の関係者により構成される要保護児童対策地域協議会を置くように努めなければならない」と規定されている。児童相談所は関係機関の一つであり，児童相談所に要保護児童対策地域協議会を設置するとの規定はない。よって1は誤りである。なお，「要保護児童対策地域協議会設置・運営指針」（以下，指針）によると，地域協議会の設置主体は，普通地方公共団体である市町村および都道府県のほか，特別地方公共団体である特別区や地方公共団体の組合（一部事務組合や広域連合）なども含まれると規定されている。

➡ 2004（平成16）年の児童福祉法改正法において，地方公共団体は，虐待を受けている子どもをはじめとする要保護児童の適切な保護を図るため，関係機関などにより構成され，要保護児童およびその保護者に関する情報の交換や支援内容の協議を行う要保護児童対策地域協議会（以下，地域協議会）を置くことができるとの規定が整備された。よって2は正しい。

➡ 指針によると，地域協議会の業務は，要保護児童などに関する情報や，そのほか要保護児童の適切な保護を図るために必要な情報の交換を行うとともに，要保護児童などに対する支援の内容に関する協議を行うことであり，代表者会議，実務者会議，個別ケース検討会議を開催することとなっている。児童養護施設への入所措置は児童相談所長の判断に基づき，都道府県知事が決定する。よって3は誤りである。

➡ 指針によると，地域協議会における要保護児童などに関する情報の共有は，要保護児童の適切な保護を図るためのものであり，地域協議会の構成員および構成員であった者は，正当な理由がなく，地域協議会の職務に関して知り得た秘密を漏らしてはならない。守秘義務に反し，秘密を漏らした場合には，1年以下の懲役または50万円以下の罰金が課せられると規定されている。よって4は正しい。

➡ 「里親の認定等に関する省令」（平成14年厚生労働省令第115号）によると，養育里親の認定は，都道府県知事が決定することとなっている。よって5は誤りである。

解答　2，4

問題 13

家庭内の問題を相談する機関とその役割に関する次の組合せのうち、**正しいものを1つ選びなさい。**

1 配偶者暴力相談支援センター────被害者の自立促進のための情報提供・助言
2 ひきこもり地域支援センター────閉じこもり状態にある高齢者の要介護認定
3 地域包括支援センター────認知症を有する者に対する専門医療の提供
4 児童家庭支援センター────障害児の保育所への入所の審査・決定
5 発達障害者支援センター────軽度の情緒障害を有する児童に対する入所治療

解説

➡ 家庭内の問題を相談する機関の役割に関する出題である。

➡ 配偶者暴力相談支援センターは、配偶者からの暴力に係る通報、相談、保護、自立支援などの体制を整備し、配偶者からの暴力の防止および被害者の保護を図ることを目的とする「配偶者からの暴力の防止及び被害者の保護等に関する法律」によって設置されている。配偶者暴力相談支援センターでは、配偶者からの暴力の防止および被害者の保護を図るため、相談や相談機関の紹介、カウンセリング、被害者および同伴者の緊急時における安全の確保および一時保護、自立して生活することを促進するための情報提供とそのほかの援助、被害者を居住させ保護する施設の利用についての情報提供とそのほかの援助、保護命令制度の利用についての情報提供とそのほかの援助を行っている。よって**1は正しい**。

➡ ひきこもり地域支援センターは、ひきこもりに特化した専門的な第一次相談窓口として、都道府県・指定都市に設置されている。ひきこもり地域支援センターの役割は、①精神保健福祉士などのひきこもり支援コーディネーターが、ひきこもりの状態にある本人・家族からの電話、来所などによる相談や家庭訪問を中心とした訪問支援を行い、早期に適切な機関につなぐ(自立への支援)、②関係機関との連携(包括的な支援体制の確保)、③ひきこもりに関する普及・啓発(情報発信)、となっている。閉じこもり状態にある高齢者の要介護認定は、市町村の窓口または地域包括支援センターに申請を行い、市町村の介護認定審査会で審査を受けることとなる。よって**2は誤り**である。

➡ 地域包括支援センターは、2005(平成17)年の介護保険法の改正に伴い創設された機関で、①地域の高齢者の実態把握や、虐待への対応など権利擁護を含む「総合的な相談窓口機能」、②予防給付の予防プラン作成を含む「介護予防ケアマネジメント」、③介護サービス以外のさまざまな生活支援も含む「包括的・継続的なマネジメント」などの業務を行う。認知症を有する者に対する専門医療の提供は、認知症疾患医療センターの役割である。よって**3は誤り**である。

➡ 児童家庭支援センターは、地域に密着したよりきめ細かな相談支援を行うために、新たな児童福祉施設として1997(平成9)年の児童福祉法改正法により創設された。事業内容は①地域に密着した相談・助言、②児童相談所からの委託に基づく指導、③児童委員、母子自立支援員などとの連携による問題の早期発見、および児童相談所・市町村・福祉事務所・里親・児童福祉施設などとの連絡調整を行う。障害児の保育所への入所の審査・決定は、2015(平成27)年4月より「子ども・子育て支援新制度」の下で、市町村が保育を必要とする児童に支給認定(2号・3号認定)を行うこととなっている。よって**4は誤り**である。

➡ 発達障害者支援センターは、発達障害児(者)への支援を総合的に行うことを目的とした機関であり、都道府県・指定都市自ら、または都道府県知事等が指定した社会福祉法人等が運営している。自閉症、アスペルガー症候群その他の広汎性発達障害、学習障害、注意欠陥多動性障害などの脳機能の障害で、通常低年齢で発現する障害などの発達障害児(者)や家族に対して、以下の業務を行う。①相談支援(来所・訪問・電話などによる相談)、②発達支援(個別支援計

画の作成・実施など），③就労支援〔発達障害児（者）への就労相談〕，④普及啓発・研修（関係機関の職員や都道府県および市町村の行政職員などを対象）。よって **5** は誤りである。

解答　**1**

問題 14　職場のメンタルヘルス対策に関する次の記述のうち，**正しいもの**を1つ選びなさい。

1　ラインによるケアでは，保健所や精神保健福祉センターなどの外部の機関を活用して労働者の相談対応を行う。
2　過労死等防止対策推進法では，職場におけるストレスチェックの実施を事業者に義務づけている。
3　産業保健総合支援センターでは，産業保健に関する相談への対応や産業保健関係者を対象とした研修を行う。
4　「厚生労働省の手引き」では，休業中の労働者の主治医が職場復帰支援プランを作成することとされている。
5　健康増進法では，事業者に対してセクシャル・ハラスメント防止のための措置を講ずることを義務づけている。
(注)　「厚生労働省の手引き」とは，「心の健康問題により休業した労働者の職場復帰支援の手引き」のことである。

解 説

➡職場のメンタルヘルスからの出題である。
➡2006（平成18）年3月厚生労働省の「労働者の心の健康の保持増進のための指針」では，「四つのケア」として①セルフケア（労働者自らの心の健康のために行うもの），②ラインによるケア（職場の管理監督者が労働者に対し行うもの），③事業場内産業保健スタッフによるケア（事業場内の産業保健スタッフ，心の健康づくり専門スタッフ，人事労務管理スタッフなどが行うもの），④事業場外資源によるケア，をあげている。ラインによるケアは外部機関を活用するものではない。よって **1** は誤りである。
➡事業者に労働者の心理的な負担の程度を把握するための検査（ストレスチェック）の実施を義務（労働者数50名未満の事業場は当面努力義務）づけたのは，2014（平成26）年6月に改正された労働安全衛生法においてである。よって **2** は誤りである。事業者は，検査結果を通知された労働者の希望に応じて医師による面接指導を実施し（申し出た労働者が対象），その結果，医師の意見を聴いたうえで，必要な場合には，適切な就業上の措置を講じなければならないとされた。
➡独立行政法人労働者健康安全機構は，産業医・産業看護職・衛生管理者などの産業保健関係者を支援するとともに，事業主などに対し，職場の健康管理への啓発を行うことを目的として，全国47の都道府県に産業保健総合支援センターを設置している。産業保健総合支援センターのおもな業務は，窓口相談・実施相談，研修，情報の提供，広報・啓発，調査研究，地域窓口（地域産業保健センター）の運営などである。よって **3** は正しい。
➡「心の健康問題により休業した労働者の職場復帰支援の手引き」によると，第3ステップでは，情報の収集と評価と職場復帰の可否についての判断を行い，管理監督者や産業保健スタッフなどが職場復帰支援プランを作成することとなっている。よって **4** は誤りである。
➡健康増進法は，2002（平成14）年に国民保健の向上を図ることを目的として制定された。セク

シャル・ハラスメント防止措置に関する規定はない。よって**5**は誤りである。セクシュアルハラスメント（いわゆるセクハラ）の防止のための措置については，「雇用の分野における男女の均等な機会及び待遇の確保等に関する法律」（男女雇用機会均等法）に規定されている。同法第11条に基づき事業主が講じるべき措置に関しては，厚生労働大臣が「事業主が職場における性的な言動に起因する問題に関して雇用管理上講ずべき措置についての指針」（平成18年厚生労働省告示第615号）を定めている。

解答　**3**

問題 15

災害時の精神保健活動に関する用語とその説明に関する次の組合せのうち，**正しいものを1つ選びなさい。**

1　災害派遣精神医療チーム（DPAT）――――――都道府県や政令指定都市によって組織される専門的な研修・訓練を受けたチーム
2　サイコロジカル・ファーストエイド（PFA）――精神科医による専門的精神療法
3　災害医療におけるトリアージ――――――――緊急事態ストレスを経験した人への心理的介入法
4　災害時こころの情報支援センター――――――都道府県が設置する情報センター
5　デブリーフィング（debriefing）――――――――不安や恐怖に対する薬物療法

解説

→災害時の精神保健活動に関する出題である。
→災害派遣精神医療チーム（disaster psychiatric assistance team；DPAT）は，被災地域の増大による精神保健医療の需要に対応するため，都道府県および政令指定都市によって組織される専門的な研修・訓練を受けたチームである。よって**1**は正しい。
→サイコロジカル・ファーストエイド（psychological first aid；PFA）とは，災害後の精神保健に関する医療的な介入ではなく，自律的な回復を促進するための心理社会的な支援のメソッドを指す。PFAは一般的な名称であり，世界には20以上のPFAが存在する。なかでも国際的に広く支持を受け，普及しているものは2011年のWHO版であり，DPATでも取り入れられている。よって**2**は誤りである。
→災害時などにおいて，可能なかぎり多数の傷病者の治療を行うためには，傷病者の傷病の緊急性や重症度に応じて治療の優先順位を決定し，この優先順位に従って患者搬送，病院選定，治療の実施を行うことが必要であり，これがトリアージである。よって**3**は誤りである。
→災害時こころの情報支援センターは，2011（平成23）年12月，厚生労働省の委託事業として国立精神・神経医療研究センターに設置された。DPAT情報を登録しておき，被災地域の都道府県からの派遣要請に基づいて派遣される。よって**4**は誤りである。
→デブリーフィングは，災害に遭うなどのつらい経験をした後で，それについて詳しく話し，つらさを克服していく心理療法の一つである。よって**5**は誤りである。

解答　**1**

問題16 精神作用物質の乱用対策及び援助に関する次の記述のうち，**正しいもの**を1つ選びなさい。

1 ハーム・リダクションとは，刑務所での服役の代わりに，裁判所の監督下で治療施設に通所させる処遇システムである。
2 危険ドラッグとは，麻薬及び向精神薬取締法に基づいて厚生労働省が指定し，その販売が規制される薬物を指す。
3 AA（アルコホーリクス・アノニマス）とは，アルコール依存症を抱えた人が治療のために入所する民間リハビリテーション施設のことである。
4 ブリーフ・インターベンションとは，多量飲酒などの問題飲酒者の飲酒量を減らすことを支援する方法の一つである。
5 CAGE（ケージ）とは，10項目から構成される，問題飲酒の早期発見を目的としたスクリーニングテストである。

解 説

→精神作用物質の乱用対策および援助に関する出題である。薬物乱用やアルコール依存に関する問題は頻出であり，十分な対策が必要である。
→ハーム・リダクションとは，ある行動が原因となっている健康被害を，行動変容などにより予防または軽減させることである。ヨーロッパでは，薬物乱用の厳罰主義の限界から，大麻などのソフトドラッグを黙認することによるヘロイン汚染抑止の試み，ヘロイン代替薬による置換維持法などが行われている。よって1は誤りである。
→危険ドラッグは，2014（平成26）年12月の医薬品医療機器等法の改正により，指定薬物に加えて，「指定薬物と同等以上に有害な疑いがある薬物」（医薬品医療機器等法・第76条の6「指定薬物と同等以上に精神毒性を有する蓋然性が高い物」）として規制の対象となった。厚生労働大臣が「指定薬物と同等以上に有害な疑い」があると認めた場合，その物品について販売禁止や広告中止などを命令することができる。よって2は誤りである。
→アルコホーリクス・アノニマス（AA）とは，アルコール依存症者の匿名で参加するセルフヘルプグループのことである。よって3は誤りである。
→ブリーフ・インターベンションとは，多量飲酒者を対象とし，短時間の個別カウンセリングを行い，断酒ではなく減酒を目的とするカウンセリングのことである。よって4は正しい。
→CAGE（ケージ）とは，アルコール依存の早期発見を目的としたスクリーニングテストである。以下の4つの項目のうち2つ以上に該当する場合，アルコール依存が疑われる。
①飲む量を減らさなくてはと思ったことがあるか（Cut down＝減らす），②他の人から飲酒を非難され，それが気に障ったことがあるか（Annoyed by criticism＝非難が気に障る），③自分のお酒の飲み方に罪悪感を感じたことがあるか（Guilty feeling＝罪悪感を感じる），④迎え酒をして，神経を静めたり二日酔いを治そうとしたことがあるか（Eye-opener＝目覚めの1杯）。よって5は誤りである。

解答 4

問題17

厚生労働省の患者調査に関する次の記述のうち、**正しいもの**を1つ選びなさい。

1 医療施設に入院している患者には面接による調査を行う。
2 患者を対象とする前向きコホート調査である。
3 統計法に基づく調査の一つである。
4 DSM-5に基づいて疾病分類を行っている。
5 国勢調査に合わせて実施される。

解説

→精神保健に関する調査のうち、患者調査の項目からの出題である。過去にも患者調査からは出題されているので、調査の内容と結果を理解しておくことが必要である。

→患者調査の目的は、病院および診療所を利用する患者について、その傷病の状況などの実態を明らかにし、医療行政の基礎資料を得ることである。

→医療施設に入院中の患者に対する調査の方法は、医療施設の管理者が記入する方法をとっている。よって1は誤りである。

→患者調査は、過去の患者の事象について調査をする後ろ向き調査である。よって2は誤りである。

→患者調査の根拠法令は、統計法（第2条第4項）に基づく基幹統計である。よって3は正しい。

→調査における傷病は、世界保健機関（WHO）の「国際疾病分類（ICD-10）」に基づき分類している。よって4は誤りである。

→1984（昭和59）年からは、調査内容を充実し地域別表章が可能となるよう客体数を拡大するとともに、調査を3年に1回、医療施設静態調査と同時期に実施することとなった。よって5は誤りである。

解答　3

問題 18

次のうち，精神医療審査会の事務を行う機関として，**正しいものを 1 つ**選びなさい。

1 保健所
2 精神保健福祉センター
3 市町村保健センター
4 福祉事務所
5 家庭裁判所

解　説

➡ 精神医療審査会の事務に関する出題である。精神保健福祉に関する代表的な機関の役割を理解しておくことが必要である。

➡ 1994（平成6）年に保健所法が改正され，地域保健法が成立した。同法は地域保健対策の推進に関する基本指針を策定し，保健所のほか，新たに市町村保健センターを設置するなどのほか，基本となる事項を定めた。保健所の主な業務は，企画調整，普及啓発，研修，組織育成，相談，訪問指導，社会復帰および自立と社会参加への支援，入院など関係業務，ケース記録の整理および秘密の保持など，市町村への協力および連携となっている。よって 1 は誤りである。

➡ 精神保健福祉センターは，1965（昭和40）年の精神衛生法改正によって，保健所および市町村が行う精神保健福祉業務の後方支援のための総合的技術支援機関として創設された。精神衛生法，精神保健法，精神保健福祉法の改正や障害者自立支援法，障害者総合支援法の制定によりその名称や役割も変化してきた。現在の精神保健福祉センターは，精神保健福祉法第6条に基づき，精神保健の向上および精神障害者の福祉の増進を図るための機関であり，すべての都道府県・政令指定都市に設置されている。1999（平成11）年の法改正では，精神医療審査会の事務，精神障害者保健福祉手帳交付申請に対する判定業務，自立支援医療（精神通院医療）の支給認定が追加された〔2002（平成14）年4月1日施行〕。おもな業務は，市町村を含む関係機関への技術指導および技術援助，教育研修，調査研究などとされている。よって 2 は正しい。

➡ 市町村保健センターは地域保健法により設置されており，市町村における地域保健活動の拠点として，老人保健や母子保健などに関して，地域住民に対し，健康相談，保健指導および健康診査とそのほか地域保健に関して必要な業務を行っている。よって 3 は誤りである。

➡ 都道府県および市・特別区（町村は任意）は，社会福祉法により福祉事務所を設置することが義務づけられている。福祉事務所のおもな業務は，生活保護法，身体障害者福祉法，知的障害者福祉法，老人福祉法，児童福祉法，母子及び父子並びに寡婦福祉法，に定める援護，育成および更生の措置にかかわるものである。よって 4 は誤りである。

➡ 家庭裁判所は，都道府県庁所在地などに設置されており，家事事件，少年事件，人事訴訟事件などを扱う。少年事件は，犯罪の嫌疑があるとされるとすべて家庭裁判所に送致されて，そこで処分が決定される。よって 5 は誤りである。

解答　2

問題 19 精神保健に関する略称とその日本語表記の組合せとして，**正しいものを2つ選びなさい。**

1　WPA────世界精神医学会
2　NSF────精神保健世界行動計画
3　DALY───障害調整生命年
4　WFMH───世界家庭医機構
5　QOL────精神健康調査票

解 説

➡精神保健に関する用語に関する出題である。

➡世界精神医学会（World Psychiatric Association；WPA）は，精神医学に関する情報を集め，これを広く伝達するための組織として，WHOや学術団体，世界精神保健連盟などの非政府組織と協働して，精神保健の問題に取り組む活動をしている。よって**1**は正しい。

➡イギリスでは，1999年に精神保健施策10カ年計画として「精神保健に関するナショナル・サービス・フレームワーク（The National Service Framework for Mental Health：精神保健NSF）を発表し，①精神的健康の増進，②プライマリー精神保健ケア，③サービスの利用，④専門家によるケア，⑤病院と危機対応住居，⑥家族（carers）への支援，⑦自殺を防止，の7つの基準を設定した。よって**2**は誤りである。

➡障害調整生命年（disability-adjusted life year；DALY）は，疾病による死亡，障害の影響を表す指標のことである。早死により失われた年数である損失生存年数（years of lost life；YLL）と，疾病により障害を余儀なくされた年数である障害生存年数（years lost due to disability；YLD）で見積もられる。よって**3**は正しい。

➡世界精神保健連盟（World Federation for Mental Health；WFMH）は，ビアーズ（Beers, C. W.）がアメリカ精神衛生協会を設立したのを受けて1948年に国際的な精神保健活動組織として設立された。よって**4**は誤りである。

➡QOL（quality of life）は生活の質，生命の質などと訳される。1995年のWHOによるQOLの調査で，QOLを「個人が生活する文化や価値観のなかで，目標や期待，基準および関心にかかわる，自分自身の人生の状況についての認識である」と定義している。よって**5**は誤りである。

解答　1，3

問題 20

mhGAP介入ガイド（mhGAP Intervention Guide）に関する次の記述のうち，**正しいもの**を1つ選びなさい。

1 精神保健専門家のいない保健医療の場で使用する目的で作成された。
2 世界各国の精神保健資源に関する基礎データを，統一的な様式で集約及び記述することを目指して作成された。
3 災害や紛争後の精神保健的支援の在り方について，国際機関や国際NGOの代表による議論に基づき作成された。
4 自殺が公衆衛生上の重要な課題であるとの認識を高め，各国の包括的な自殺予防戦略の実施を支援する目的で作成された。
5 アルコールの有害使用の課題を整理した上で，その低減に向けた政策の選択肢と介入策を提示する目的で作成された。

解 説

➡ WHOが行っている精神保健福祉活動の項目から，mhGAP介入ガイド（mhGAP Intervention Guide）に関する出題である。

➡ WHOによるmhGAP介入ガイドは，おもに中低所得国では，精神科の専門家がいない地域も多いため，精神科の専門家以外でも低所得の精神疾患患者への治療やケアが適切に行われるように，地元の保健関係者を対象としたマニュアルや研修プログラムを整備し，標準化した形で人材育成を行うことによって，地域における持続的・組織的な対応力を高めることを目的としている。よって**1**は正しい。

➡ **2**はWHOによる「メンタルヘルスアトラスプロジェクト」の説明である。世界各国の精神保健システムの現状を数値で記述するために，精神保健医療に関する政策，計画，財政，ケア提供体制，人材，薬剤，情報システムに関する情報を系統的に収集して公開する取り組みである。よって**2**は誤りである。

➡ WHOは，災害・紛争などの緊急事態や危機に直面している国において，国・地域レベルで活動する人道支援に携わる保健支援者のためのガイドラインとして「災害・紛争等人道的緊急時における精神保健・心理社会的支援—保健分野の人道支援に携わる者は何を知っておくべきか？」（Mental Health and Psychosocial Support in Humanitarian Emergencies：What Should Humanitarian Health Actors Know ?）を作成している。よって**3**は誤りである。

➡ WHOは，各国の自殺予防に向けた包括的な対応について「自殺を予防する—世界の優先課題」（Preventing Suicide：a global imperative）を出版した。よって**4**は誤りである。

➡ WHOは，アルコールの有害な使用を低減し実効的な政策措置を推進するためのガイドラインとして「アルコールの有害な使用を低減するための世界戦略」（Global strategy to reduce the harmful use of alcohol）を出版した。よって**5**は誤りである。

解答　1

精神保健福祉相談援助の基盤

[第19回]

出題傾向と対策

○『精神保健福祉相談援助の基盤』は15問出題される。第17回以降、事例問題については、長文事例問題2事例6問と、インシデント事例問題1問の計7問が出題されていた。しかし、本年度はインシデント事例問題が2問出題され、全体の約半数以上である8問が事例問題という構成になっている。

○今回は、「正しいもの」「適切なもの」を解答として求める設問となっており、昨年度までの「最も適切なもの」を求める問題はなくなった。しかし、ここ数年の傾向として、解答を「2つ」選ぶ問題もあり、この場合「1つ」しか選ばないと不正解になってしまうので、問題文を注意深く読みながら解くことが必要である。

○出題内容は、ほぼ出題基準に沿っているものである。しかし、年々、カタカナ用語、あるいは英語の略語に関連するような出題が多くなっている印象を受ける。ソーシャルワークという学問そのものが欧米から輸入されたものであるため、やむを得ないとも考えられるが、英単語の意味を理解できれば、ある程度正答が導き出せるものや、全設問文に英略語を並記するように作問したのであろうということが推測できる問題をみると、何をもって専門性を問おうとするのか、やや疑念を抱く。

○なお、本年の長文事例問題は、薬物依存症と広汎性発達障害に関連するものが出題された。それぞれの疾患や、関連する課題の特性についての知識を理解しておくことは重要である。しかし、精神医学ソーシャルワークの原則は変わらない。どのような疾患や障害、状況に置かれている人々と出会っても、精神保健福祉士は、本人や家族に丁寧にかかわり、話に耳を傾け、本人の自己決定を尊重することが実践の核となる。今年度の事例問題では、必ずしも実践についての理念を問われるものだけが出題されたわけではない。しかし、本科目の学習においては、実践の基盤となるものをしっかりと踏まえておきたい。

○以上のような意味において、出題された問題が必ずしも、精神保健福祉士の実践の原則や基盤に関連することを中心としたものであったとは言い切れない感がある。それのみならず、近年の動向、潮流となる理論などについては、幅広く押さえておくことが必要であると考えられる。

[井上　牧子]

問題 21

精神科病院を退院したAさんは，次第に昼夜逆転した生活となり，バランスの取れた食事もできていない状況にあった。精神科病院のB精神保健福祉士は，受診時にAさんと相談室で面接を行い，生活のリズムを整えることがAさんのために必要だと考え，デイケアの利用を勧めた。しかし，Aさんは，「デイケアには行きたくない。自分は退院しているし，やりたいことがある」と語った。B精神保健福祉士はAさんの思いを聞きつつも，Aさんの生活に不安を感じ，これからどのように関わっていけばよいか悩んだ。

次のうち，B精神保健福祉士が抱く倫理的ジレンマとして，**適切なもの**を1つ選びなさい。

1 クライエントの利益と所属機関の利益
2 秘密保持とプライバシー
3 自己決定とパターナリズム
4 バウンダリーとクライエントの利益
5 専門職的価値と個人的価値

解説

➡ 精神保健福祉士の実践は，クライエントとの協働のなかで展開されるものである。それは○か×かの二分法で解が示されるものではない。精神保健福祉士は，さまざまなジレンマを感じ，悩みながら実践するのである。まずはそのジレンマを認識できることが重要であり，マニュアル的な指針などで方向づけしたり，唯一の解を導いたりするものではない。

➡ 本問題は，インシデント事例の形をとりながら，精神保健福祉士が抱きやすいジレンマについて，その種類を問うている。種類を問うことに意味があるのかどうかについては疑問は残るが，ジレンマを抱くことは，前述したように日常実践ではごく当たり前のことである。ジレンマを抱えながら揺らぎつつも，粘り強く諦めず，クライエントと協働して課題にあたっていく姿勢が求められる。それが何よりも重要であることを押さえておきたい。

➡ インシデント事例では，退院後に生活リズムが乱れてきたAさんの状況を改善するために，B精神保健福祉士はデイケアの利用を勧めている。しかし，AさんはデイケアのЛ用を拒否し，B精神保健福祉士の提案を断っている。このようなAさんの対応に，B精神保健福祉士が，Aさんの生活に不安を感じ，悩んでいるというものである。

➡ 精神保健福祉士がクライエントの安定した生活を望むことは，至極当然のことである。しかし，精神保健福祉士が考える「クライエントの安定した生活」が，クライエントの考えるそれよりも優先されたり，クライエントに対して保護的になったりすることは，クライエント自身の希望や，失敗するかもしれないけれども挑戦したいというクライエントの意志や自己決定を無視して，クライエントに先回りしてクライエントの人生や生活に介入する，つまり「パターナリズム」に陥る危険性をはらんでいる。この事例のB精神保健福祉士も，「デイケアには参加したくない」というAさんの意志と，B精神保健福祉士のAさんに対する「保護的な不安」の間で悩んでいる。これらのことから，選択肢3がふさわしいといえる。よって3は適切である。

➡ そのほか，選択肢1のように所属機関の利益を追求することが，クライエントの利益を損なうことにつながる，あるいはクライエントの利益の追求よりも優先してしまうような事実に直面し，ジレンマを感じることもあろう。クライエントの真のニーズよりも経済性を重視した医療機関における無用な訪問看護の実施や，入院者数の確保，同様に地域の事業所における利用者数の確保などが，それに当てはまるであろう。また，選択肢2にあるように秘密保持とプライバシーに関しても，倫理的ジレンマを生じることがある。例えば危機介入が必要な場合に，どこまで秘密は保持されるべきなのであろうか。

➡ 繰り返しになるが，ジレンマを感じたときに，悩み，考え，そして場合によってはスーパービ

ジョンなどを活用しながら，粘り強い実践を継続していくことが重要である。

解答　3

> **問題 22** 日本のソーシャルワークの形成過程に関する人物と事項の組合せとして，**正しいもの**を1つ選びなさい。
>
> 1 仲村優一――生活臨床
> 2 浅賀ふさ――医療ソーシャルワーク
> 3 竹内愛二――社会事業と精神衛生
> 4 村松常雄――治療共同体
> 5 窪田暁子（くぼたあきこ）――福祉文化論

解　説

→ 日本のソーシャルワークの歴史的形成過程やその変遷において，理論家および実践家，さらには影響を与えた人物とその実績や事柄について問うものである。先達が築いてきた専門性を継承するという意味においても，その内容については正確に理解しておきたい。

→ 1950〜1960年代にかけて，わが国における社会福祉学界において，さまざまな論争が行われた。その多くは制度・政策論者と援助技術論者が対立し，展開されたものである。仲村優一は，公的扶助とケースワークをめぐって，「ケースワークは公的扶助を遅らせる」とする岸勇と論争し，「ケースワークが必要である」という立場をとった[1]。わが国におけるソーシャルワークの発展に貢献した理論家といえよう。なお「生活臨床」は群馬大学医学部で江熊要一らによって提唱されたものである。よって1は誤りである。

→ 浅賀ふさは，米国で学んだ後に1929（昭和4）年に聖路加国際病院に勤務し，これが日本の医療ソーシャルワーカーの第一号であったといわれている。よって2は正しい。

→ 竹内愛二は，わが国にソーシャルワークを導入し，定着させようとした先駆者のひとりであり，1949（昭和24）年に『ケース・ウォークの理論と実際』[2]を著した。「社会事業と精神衛生」という記事は，『精神衛生』の第10号〔1936（昭和11）年〕に，中央社会事業協会の福山政一が寄せたものであり，「ケース・ウォーク」にふれたものである。そして「精神衛生を必須科目とする社会事業家の養成」の必要性を述べた。よって3は誤りである。

→ 村松常雄は，1908年に米国で始まった精神衛生運動の影響を受けて，わが国で初めての精神科ソーシャルワーカーを，「社会事業婦」という名称で1948（昭和23）年に国立国府台病院に配置した人物である。治療共同体の考え方は，英国のジョーンズ（Jones, M.）によって，第二次世界大戦後より本格的に発展していったものである。村松が治療共同体の考え方に影響をまったく受けなかったとは断言しにくい。しかし，わが国においてジョーンズの著書である『治療共同体を超えて：社会精神医学の臨床』[3]を紹介したのは，鈴木純一であることから，選択肢4は不適切とする。よって4は誤りである。

→ 窪田暁子は，コノプカ（Konopka, G.）に師事し，「グループワーク」を学び，米国から帰国後，精神科病院の勤務においても「グループワーク」を実践した。その後，社会福祉の研究者，教育者としての道を歩み，関連の著書を発表した。また窪田は精神保健福祉士が支援の対象とする「生活」について，晩年には「生の営み」という概念を用いて説明した。「福祉文化」を，福祉の文化化と文化の福祉化を総合的にとらえた概念として定義づけたのは，一番ヶ瀬康子である。よって5は誤りである。追記として，窪田暁子は生前，自らの名を「あきこ」ではなく，「きょうこ」であると語っていた。晩年に出版された『福祉援助の臨床』[4]においても同様に記

されている。

解答　2

(文献)
1) 小田兼三, 杉本敏夫編著:社会福祉概論;現代社会と福祉. 第4版, 勁草書房, 2016, pp.22-23.
2) 竹内愛二:ケース・ウォークの理論と実際. 巌松堂書店, 1949.
3) マックスウェル・ジョーンズ著, 鈴木純一訳:治療共同体を超えて;社会精神医学の臨床. 岩崎学術出版社, 1976.
4) 窪田暁子:福祉援助の臨床;共感する他者として. 誠信書房, 2013.

問題23　U精神科病院には, 病状が安定した後も入院を継続している精神障害者が多数在院しており, 地域移行が早急な課題となっている。しかし, 地域移行の重要な社会資源であるグループホーム設立に対して, 地域住民からの反対があった。その対応のため, U精神科病院のC精神保健福祉士と管轄する保健所のD精神保健福祉相談員(精神保健福祉士)は関係者に呼びかけ, 関係機関で協議の場をもつこととなった。その中で, 精神障害者が安心して生活できる環境を整えることの必要性が確認された。C精神保健福祉士は, 精神障害者への理解を促すために, 地域行事での交流や地域住民を対象としたメンタルヘルス講座の実施を提案した。

次のうち, C精神保健福祉士が意図したこととして, **適切なもの**を1つ選びなさい。

1　ソーシャルプランニング
2　ソーシャルエクスクルージョン
3　ソーシャルエンタープライズ
4　ソーシャルインクルージョン
5　ソーシャルリサーチ

解説

➡本設問も問題21と同様, インシデント事例を読んで解答を導き出すものである。
➡まず, 精神科病院からの地域移行に必要なグループホームの建設に対して, 地域住民からの反対が起こったということが事例から読み取れる。このように障害をもつ人の社会資源の設立への拒否や反対運動を「コンフリクト」という[1]。このようなコンフリクトが発生した際に, 迅速な対応により, 地域住民の理解を得ようと努力することも, コミュニティにおいて活動する精神保健福祉士にとっては, 重要な役割の一つである。本事例においては, コンフリクト解消を目指して, C精神保健福祉士が, 地域行事で住民との交流を図ることや, 地域住民を対象としてメンタルヘルス講座の実施を提案したことなどが読み取れる。
➡本題においては, このような精神保健福祉士の実践が, ソーシャルワーカーとして, どのような理念(問題文によるならば「意図」)に基づいて実施されたかを問うている。
➡選択肢1の「ソーシャルプランニング」とは, 「社会福祉計画」と訳され, 「社会福祉施策の計画, 立案のみならず, 実施, 評価, 再立案の課題も含める」[2]とされている。従来は, 行政的な目標の設定, 計画の立案を指すことが多かったが, 近年では, 地域住民を中心とした社会福祉計画が実施されるようになっている。しかし, C精神保健福祉士が意図したこととは関連がない。よって1は不適切である。

➡選択肢2の「ソーシャルエクスクルージョン（social exclusion）」は，そのまま訳すと「社会的排除」である。これらは1970年代にヨーロッパで，貧困者，高齢者，障害者などが社会的排除の対象とされたことから，それらを発生させるメカニズムや過程を「社会的排除」と呼ぶようになった。よって2は不適切である。このように社会的に排除された人々を社会のなかに包摂することを促し，支え合う考え方が「ソーシャルインクルージョン（social inclusion）」である。よって4は適切である。

➡なお，「ソーシャルエンタープライズ（social enterprise）」は「社会的企業」と訳され，社会問題を解決することを目的にしつつ，同時に企業としての利益の追求も行う事業体のことである。C精神保健福祉士は起業を試みたわけではない。よって3は不適切である。

➡「ソーシャルリサーチ（social research）」は「ソーシャルワークリサーチ」ともいわれ，「社会調査法」あるいは「社会福祉調査法」と呼ばれる。その目的は，社会問題の実態とその原因を明らかにし，現状を把握するために行われる。この事例におけるC精神保健福祉士が意図したことではない。よって5は不適切である。

解答　4

（文献）
1）精神保健福祉士養成セミナー編集委員会編：精神保健福祉相談援助の基盤［基礎］［専門］．第6版，精神保健福祉士養成セミナー③，へるす出版，2017，p.127．
2）社団法人日本精神保健福祉士協会・日本精神保健福祉学会監：精神保健福祉用語辞典．中央法規出版，2004，p.356．

問題 24 精神保健福祉士が関わる活動に関する次の記述のうち，**正しいものを1つ選び**なさい。

1　従業員支援プログラム（EAP）は，従業員の心の健康への配慮を行い，生産性を高めるための活動である。
2　アルコールリハビリテーションプログラム（ARP）は，アルコール依存症の離脱症状の出現時に行われる。
3　個別職業紹介とサポート（IPS）は，職業前評価や訓練を行ってから就労につなげる活動である。
4　包括型地域生活支援プログラム（ACT）は，多人数の精神保健福祉士で構成されるチームで行う。
5　専門職連携教育（IPE）は，福祉，保健，医療に関わる各専門職の技術結集による相談援助である。

解　説

➡精神保健福祉士が近年かかわるようになった領域のなかからの用語や，近年使うようになった方法論，あるいは実践に関連する概念に関する用語が出題されている。いずれの設問文にもアルファベットでの略語が用いられており，略語の基の意味を十分に理解しておくことが重要となる。

➡従業員支援プログラム（Employee Assistance Program；EAP）は，産業保健領域のプログラムである。設問文のとおり，従業員の心の健康への配慮を行うものである。続く設問文のように，必ずしも「生産性を高め」られるとは限らないが，少なくとも，心の不健康により引き起

こされる生産性や業績の低下，ひいては労働者の退職を防ぐものとして期待されている。よって**1**は正しい。

→ アルコールリハビリテーションプログラム（Alcoholic Rehabilitation Program；ARP）は，離脱症状の出現期には行うことができない。よって**2**は誤りである。

→ 個別職業紹介とサポート（Individual Placement and Support；IPS）は，まず就労し仕事を開始する。そして，その場（職場）で必要な訓練などを行うものであり，Place-Train（まず，場に就いてから，そこで訓練をする）の考え方を取り入れたものである。設問文の説明はTrain-Place（訓練をしてから，場に就く）の考え方である。よって**3**は誤りである。

→ 包括型地域生活支援プログラム（Assertive Community Treatment；ACT）は，ケアマネジメントの一つのモデルであり，医療，保健，福祉，就労など，多様な専門職種で支援チームが構成されることに特徴の一つがある。したがって，**4**の「多人数の精神保健福祉士で構成されるチームで行う」との記述はふさわしくない。よって**4**は誤りである。

→ 専門職連携教育（interprofessional education；IPE）とは，「専門職の連携の質を改善し，利用のための医療と福祉サービスの質を向上させるために相互に学ぶ機会」[1]とされている。設問文にあるような，単なる「専門職の技術結集による相談援助」ではない。よって**5**は誤りである。

解答　**1**

（文献）
1）精神保健福祉士養成セミナー編集委員会編：精神保健福祉相談援助の基盤［基礎］［専門］．第6版，精神保健福祉士養成セミナー③，へるす出版，2017，p.152．

問題 25　精神保健福祉士が行う相談援助活動に関する次の記述のうち，**適切なものを1つ**選びなさい。

1　クライエントが参加するセルフヘルプグループの活性化を図るために，グループの管理運営を主導する。
2　クライエントが抱えている生活課題を解決するために，プロセスよりも結果を重視した支援を行う。
3　クライエントの生活障害の程度を見極めるために，その生活障害を固定的なものとして捉えたアセスメントを行う。
4　クライエントの病気がストレスにより再燃することを防止するために，コーピングスキルの獲得を支援する。
5　クライエントの主体性を尊重するために，人間関係や社会との関係ではなくクライエント個人に視点を絞った支援を行う。

解説

→ セルフヘルプグループには，当事者の主体的な活動として専門職の管理主導に拠らない展開が望まれる。精神保健福祉士などの専門職は，グループの設立や初期段階において，当事者が求める専門的知識や情報の提供，および運営のサポートなど，側面的援助に徹し，軌道に乗るまで見守るなどのかかわりを行う。管理主導はせず，よって**1**は不適切である。

→ クライエントにとって，生活課題が解決されるという結果の重要性はいうまでもない。しかし，結果を得るために，「どのように相談でき適切な情報を得られたか」「主体的に選択することができたか」，また「異なる選択の可能性を模索することができたか」「長期目標に向けて，短期

目標の設定の仕方などのプロセスにおいて，当事者がもてる力を発揮できたか・ストレングスは発見できたか」など，支援の過程にはエンパワメントの要素が満ちている。したがってプロセスを重視した支援は欠かせない。よって**2**は不適切である。

➡ 当事者がどのような支援を求めていて，どのような支援が必要とされているかを見極めるためには，生活障害に関するアセスメントは重要である。しかし，生活障害は病状や環境などによって変動するものであり，固定的にとらえたアセスメントは，有効ではない支援提供を導く。よって**3**は不適切である。

➡ コーピングスキルとは，ストレスに対処する能力のことであり，ストレスの内容を知ると同時に対処法を知っておくことは，病状の再燃や悪化防止に非常に役立つ。よって**4**は適切である。

➡ 人は，個として尊重されなければならないが，多様な人間関係によって構成される社会のなかで，環境から影響を受けて存在し，その生活を成立させている。ソーシャルワーカーである精神保健福祉士は，社会や人間関係から個人を切り離して支援するのでなく，相互関係全体に働きかけるものである。よって**5**は不適切である。

解答 **4**

問題 26 次の記述のうち，2013年（平成25年）の「精神保健福祉法」改正として，**正しいもの**を1つ選びなさい。

1 都道府県による精神科救急医療体制の確保について規定された。
2 精神医療審査会の委員の構成について，精神障害者の保健又は福祉に関する学識経験者が規定された。
3 医療保護入院等のための移送制度が創設された。
4 一定の要件に該当する精神科病院に対して，任意入院者の病状等の報告を求めることができるようになった。
5 「精神分裂病」の呼称が「統合失調症」に変更された。
（注）「精神保健福祉法」とは，「精神保健及び精神障害者福祉に関する法律」のことである。

解 説

➡ 都道府県による精神科救急医療体制の確保については，2010（平成22）年の精神保健福祉法の一部改正により，精神保健指定医の精神科救急医療体制の確保に対する協力義務の規定および都道府県における精神科救急医療体制整備の努力義務の規定が設けられ，2012（平成24）年度から施行されている。具体的には都道府県または指定都市が，精神科救急医療体制を確保することを目的とする精神科救急医療体制整備事業を行う形である。よって**1**は誤りである。

➡ 2013（平成25）年改正時の主な改正内容は4点ある。そのなかに精神医療審査会の見直し（2点）があり，1点は保護者制度廃止に伴い，退院などの請求をできる者として，入院者本人とともに，家族等を規定することであった。もう1点は出題にあるように，精神医療審査会委員として，「精神障害者の保健又は福祉に関し学識経験を有する者」を規定したことである。これにより精神保健福祉士が委員を担うことが増えている。よって**2**は正しい。

➡ 精神保健福祉法に移送に関する規定が創設されたのは1999（平成11）年の改正時である。よって**3**は誤りである。それまで，緊急に入院を必要とする状態にあるにもかかわらず，患者本人が入院の必要性を理解することが難しい，または拒否的な状態にあり，結果的に入院が遅れ，病状がより重篤に至る場合や，家族などがやむを得ず依頼した民間警備会社による強制的な移送など，患者の人権上問題視される事例が発生していた。そこで，医療保護入院などのための

移送の規定が新設された。
➡2005（平成17）年の精神保健福祉法改正時に，任意入院患者に関する病状報告制度の導入がされ，任意入院患者の退院および社会復帰を促進する観点から，都道府県知事が，条例で定めるところにより，一定の要件を満たす任意入院患者を入院させている精神科病院の管理者に対し，病状などの報告を求めることができるものとなった。施行は2006（平成18）年10月からであり，よって**4**は誤りである。
➡「精神分裂病」から「統合失調症」への病名の呼称変更は，2005年の精神保健福祉法一部改正時に行われた。法改正以前の1993（平成5）年に，全国精神障害者家族連合会（当時の団体名称）が日本精神神経学会に対して，差別的で本人にも告げにくい病名のため，呼称変更の検討を求めていた経緯がある。そこで日本精神神経学会は2002（平成14）年8月に，1937（昭和12）年から使われてきた病名を「統合失調症」に変更することに決め，厚生労働省が精神保健福祉法にかかわる公的文書や診療報酬のレセプト病名に「統合失調症」を使用することを認め，通知などで対応していたが，その後に法改正へとつながった。よって**5**は誤りである。

解答　**2**

問題 27

次の記述のうち，精神障害者の権利擁護を行う際の調整機能の説明として，**正しいものを1つ**選びなさい。

1 クライエントのニーズと制度を結び付けるために，仲介・媒介することである。
2 法制度の改正・改革に向けた活動や，新たなサービスづくりを行うことである。
3 クライエント自身に，自らのニーズと権利に気付きをもたらすことである。
4 自分の権利主張が難しい状況にあるクライエントを支援することである。
5 多様な立場の人々に対して，精神障害に関する理解を求めることである。

解　説

➡利用者と制度・組織の間に立ち，仲介者・媒介者の役割を果たす機能のことを「調整の機能」という。よって**1**は正しい。権利擁護の機能および関連する設問は3年連続となっているので，しっかり学習しておきたい。
➡**2**はソーシャルアクションの機能である。既存の制度・政策の不備や資源の整備量の不足などは，精神障害者の自己実現の権利を阻む要因となるが，これらに対して，変革を求める実践活動は権利擁護におけるソーシャルアクションの機能となる。よって**2**は誤りである。
➡**3**は発見機能となる。精神障害者の多くは，病状や治療のため，長く社会から疎外され，社会的役割の喪失や，保護的処遇下に置かれて，得られる情報も限定的かつ少ないなどの状況で，自らの権利を意識し，主張することが困難になっている人が多いことは容易に想像できる。このような状況を含めた問題に気づき，問題の提起を行う発見機能がソーシャルワーカーに求められる。発見したうえで，人権上の課題として顕在化させることは，精神保健福祉士の権利擁護機能として大変重要である。よって**3**は誤りである。
➡**4**は代弁機能である。社会的に弱い立場に置かれた人々は，自らの権利を主張することが困難な状態であることが多く，精神障害者にもそのような人が多くいる。そうした社会的弱者を擁護し，時には代わってそれらを主張することは代弁機能であり，よって**4**は誤りである。代弁機能は，権利擁護の中核的な機能ともいわれる。しかし，代弁機能が過ぎて本人の了解なしに代行機能にまで拡大していくと，むしろ権利侵害になるため，意思を引き出す支援と，それがかなわない段階での代弁とを意識する必要がある。

➡ 5は権利擁護における教育・啓発機能である。精神障害者の自己実現のために多様な生活支援が施策化されてきているが，こころのバリアフリーといわれるように，まだまだ社会には差別・偏見が多くある。この除去のために，住民など多様な立場の人に対し意識改革につながるような教育や啓発を行うことが，ソーシャルワーカーの機能として求められる。よって5は誤りである。

解答　1

問題 28

次の記述のうち，精神保健福祉士が行うコミュニティソーシャルワークの説明として，**適切なもの**を1つ選びなさい。

1. 精神障害者に対して，最適なサービスを迅速かつ効果的に提供できるようサービスの調整を行うことである。
2. 集団活動の経験を通して，精神障害者個人の生活問題への対処能力を高める援助を行うことである。
3. 生活課題を抱える精神障害者や家族への個別援助と，生活環境等の改善やまちづくりを並行して行うことである。
4. 精神障害者が直面する社会的不平等に対して，地域住民の組織化など集合的なアクションで解決を図ることである。
5. 多様な専門職が専門性をいかしながら，共通の目標の基に連携・協働して精神障害者への援助を行うことである。

解説

➡ 精神障害者個別のニーズに対してサービスの調整等を行うのは，ケアマネジメントにあたる。よって1は不適切である。
➡ 2はグループワークに関する内容である。精神障害者のリハビリテーションや支援においては，社会生活のなかで集団活動（グループワーク）における対人関係のもち方の学習やエンパワメントが，個別支援以上に有効といわれている。よって2は不適切である。
➡ コミュニティソーシャルワークは，生活課題を抱える地域住民とコミュニティの双方を対象に実践するものである。コミュニティで生じる地域住民の生活問題を，住民主体の地域活動を支援することで，コミュニティ自らが主体的・組織的・計画的に解決できるように，ソーシャルワーカーが行う援助の過程および技術・方法である。その過程において行う，地域におけるニーズ把握やアセスメントにより，地域社会の生活環境の変化への対応が求められ，生活環境改善やまちづくりを並行して行うことにつながる。よって3は適切である。
➡ 「地域住民の組織化など」との記述があるため，住民のネットワーク化などと関連づけて解答として選択したくなるが，その目的として，精神障害者が直面する社会的不平等に対する手段的アクションでの解決となると，ソーシャルアクションの内容と考えられる。よって4は不適切である。
➡ 5は多職種チームアプローチについての記述であり，よって5は不適切である。多職種チームアプローチを行う際に重要なことは，共通の目標を確認して連携・協働することである。

解答　3

問題 29

精神科医療チームにおける多職種連携のモデルや機能に関する次の記述のうち、**正しいもの**を2つ選びなさい。

1 インターディシプリナリ・モデルは、他のモデルより課題達成のために多職種間で役割を横断的に共有することが多い。
2 マルチディシプリナリ・モデルは、階層構造の中で医師の指示・指導の下に各職種がそれぞれの専門性を発揮する。
3 トランスディシプリナリ・モデルは、階層性はないが各職種の役割はおおむね固定されている。
4 メンテナンス機能は、目的の一致、役割と責任の相互確認及び情報共有を基本にチームの維持を図ることである。
5 タスク機能は、チームの中に生じる誤解や葛藤に対応するコンフリクトマネジメントをすることである。

解説

➡ インターディシプリナリ・モデルとは、専門職間における相互のコミュニケーションに重きが置かれ、各専門職が主体的にかかわり、役割を果たしていく形となる。役割は概ね固定している。よって**1**は誤りである。

➡ マルチディシプリナリ・モデルは、課題達成のため医師の責任が明確で、階層性があり、各専門職は情報交換などを行うが、多職種間議論は少なく、個別に目標を定めながら治療やケアを行う。よって**2**は正しい。

➡ トランスディシプリナリ・モデルは、各職種間に階層性はなく、役割が解放され意図的な専門職間で横断的に役割を共有することや、相互乗り入れを行うなど、他専門職の知識や技術も取り入れながらフォローできるチームになる。ACT（assertive community treatment；包括型地域生活支援）のチームで「超職種」という表現があるが、これに該当する。よって**3**は誤りである。

➡ チームアプローチはチームを構成する多職種間で目的を共有し、連携協働することで良質の治療や支援を提供することになるが、構成メンバーの関係の維持や目的にずれが生じないようにするなどのためには、チームのメンテナンス機能が求められる。よって**4**は正しい。

➡ **5**はタスク機能ではなく、メンテナンス機能の記述内容である。タスク機能とは、目的達成や課題遂行のための機能をいい、例えば退院支援をあげれば、そのためのスケジュール調整や管理などが含まれる。よって**5**は誤りである。

解答　**2, 4**

（精神保健福祉相談援助の基盤・事例問題1）

次の事例を読んで，**問題30から問題32まで**について答えなさい。

〔事　例〕
　ある日，精神保健福祉センターに勤務するE精神保健福祉相談員（精神保健福祉士）（以下「E相談員」という。）のもとに，Fさん（35歳，女性）が相談に訪れた。来所目的を尋ねると，「夫のことで困っているんです。誰にも話せないと思っていましたが，裁判でお世話になった弁護士にこちらを紹介され，勇気を出して相談に来ました」と小さな声で話した。夫のGさん（35歳）は，薬物所持で起訴されて執行猶予の判決を受け，現在は仕事を辞めて自宅にいるという。E相談員は，「夫は相談に一緒に来ようともしないし，どうしてよいか分からない」と涙を流すFさんの話を聞いた。（**問題30**）
　Fさんは，「これからどうなるか分からないけれど，夫のために，妻としてできることは頑張りたい」と話し，「二度と薬物に手を出さないよう，監視するのが妻の責任だと思います」と厳しい表情を見せた。このようなFさんに対して，E相談員は相談を継続することと，精神保健福祉センターで開催している心理教育を中心とした家族教室への参加を提案した。（**問題31**）
　それから約3か月が経過したある日，Fさんは夫のGさんを伴って相談に訪れた。E相談員がGさんに来所の理由を尋ねると，「妻が非常に心配しているので，安心させるために仕方なく来ただけです。精神科病院では薬物依存症と診断されましたが，自分は病気だと思っていません。もう二度とクスリは使用しない自信もあるので，相談の必要は感じていないです」とぶっきらぼうに答えた。
　Fさんが家族教室に参加したり，E相談員との相談を繰り返す中でGさんも徐々に心を開き，「早く以前のように働いて妻を安心させたいけれど，今仕事を始めるとストレスがたまって，またクスリに逃げてしまう気がする。最近，気が付いたらクスリのことを考えているときがあり，正直このままやめ続ける自信がない」と複雑な思いを口にするようになった。（**問題32**）

> **問題 30** この段階のFさんに対するE相談員の対応として，**適切なもの**を1つ選びなさい。
>
> 1 失業に伴う経済的な困窮を避けるため，早く就職させるよう伝えた。
> 2 これからのことを一緒に考えたいので，もう少し話を聞かせて欲しいと伝えた。
> 3 直接話を聞きたいので，本人を連れてくるよう伝えた。
> 4 再犯の可能性が高いので，早く離婚の手続きをとるよう伝えた。
> 5 薬物依存症という病気であり，治療が必要であると伝えた。

解 説

➡ この段階で経済的困窮状態にあるという情報は話されていないので，就職を急がせるような助言は早急すぎるばかりか，誰にも相談できないほどの困り事を抱えながら勇気を出して来談した相談者への対応としてふさわしくない。よって **1** は不適切である。

➡ 勇気を出して来談した相談者を受け止め，夫のことでさまざまな心配事がありそうな状況をしっかり聞かせてもらうことで，課題や相談者の気持ちの整理を支援し，相談対応の内容を一緒に考える姿勢を示すことが大事な段階である。相談者の話を聞くなかで，家族関係や家族内の出来事を把握することにもつながる。初回相談で，「聞いてもらえる」「話しても安心・安全」と受け止めてもらうことが，その場の対応としても次につなげるためにも，肝要となる。よって **2** は適切である。

➡ 薬物所持により起訴され執行猶予となり，仕事を辞め自宅にいるという夫自身は，自主的には相談を望んでいない。だからこそ困っている相談者に対し，夫を連れてくるように伝えることによって，相談者は突き放されたと感じる，連れてこられない自分自身を責めるなどの可能性があり，相談意欲を失うなど，次につながらないことが危惧される。よって **3** は不適切である。

➡ 相談者が離婚を考えたり望んだりはしておらず，しかも，まだ話を詳しく聞いていない段階で，再犯の可能性に言及する根拠がない。また，仮に相談員がそう思ったとしても，相談者やクライエントの希望やニーズをもとに相談援助はなされることが基本原理である。よって **4** は不適切である。

➡ 精神保健福祉士は診断を行うことはできない。相談者の夫が薬物依存症という疾患であり，治療が必要であるという告知は，診断と治療の必要性の告知となり，精神保健福祉士が行える業務ではない。疾患の可能性について説明をし，受診を勧奨することにとどめるべきである。よって **5** は不適切である。

解答　**2**

問題 31 次の記述のうち、E相談員がFさんに家族教室への参加を提案した意図について、**適切なもの**を1つ選びなさい。

1 Gさんを監視するための具体的な方法を学んでもらう。
2 Fさんが共依存という疾患にかかっていることを気付いてもらう。
3 妻としての責任をより強く自覚してもらう。
4 イネイブラーとしてGさんを支える方法を学んでもらう。
5 Gさんの主体性を大切にした関わり方について考えてもらう。

解説

➡ 家族の役割は患者を監視することではない。また、家族教室の目的も監視役割を学ぶものではない。薬物依存症者が家族内にいると、家族も健康を損いやすく、家族機能が壊れやすい。また社会的孤立にも陥りやすい。薬物依存についての理解を深めることや、振り回されイネイブラー（共依存に陥っている者）にならないようにすること、また同じような体験をもつ仲間との支え合いなどが、家族教室の役割である。よって**1**は不適切である。

➡ 共依存関係にあると、相手に求められ必要とされること自体に喜びを感じ、過剰なほどの献身的行為を示すことで自身の価値を見出すなどの状態に陥る。事例で共依存であれば夫の改善を妨げることにもなる。Fさんは、夫のために妻としてできることを頑張りたいと話しているが、それは純粋な気持ちであり、夫のために薬物を入手するとか、薬物所持のために何かを手伝っているわけではなく、共依存になっているという見方の根拠は示されていない。よって**2**は不適切である。

➡ 薬物所持も、今後Gさんに必要となると考えられる治療も、主体性や責任はGさん本人にあり、夫を心配している妻に、何かしらの責任を求めるものではない。よって**3**は不適切である。

➡ イネイブラーとは共依存に陥っている者という意味であり、すでに誤りであるが、家族教室ではそのような方法を学ぶことはない。よって**4**は不適切である。

➡ Gさんが主体的に治療を受け、療養や社会復帰に向けた生活を送ることができるように支援することが大切となる。そのかかわり方を家族として考えてもらうために、同じような体験者も集い、学びや支え合いの機能をもつ家族教室への参加を勧めることは適切である。よって**5**は適切である。

解答 5

問題32 この時点で，E相談員がGさんに行う助言として，**適切なもの**を1つ選びなさい。

1 更生保護施設に入所して薬害教育を受けること。
2 公共職業安定所（ハローワーク）に通い求職活動を開始すること。
3 保護観察所で専門的処遇プログラムを受けること。
4 ナルコティクス・アノニマス（NA）に参加すること。
5 ナラノン（Nar-Anon）に参加して12のステップを学ぶこと。

解説

➡更生保護施設は，犯罪や非行を犯し刑務所や少年院に入った人で，社会復帰後に頼れる親族などや帰来先がなく，同じ過ちを繰り返してしまう人たちを社会的かつ経済的に保護し再出発を支える施設であり，Gさんへの助言としては不適切である。よって1は不適切である。
➡働きたいが薬物依存へのリスクから不安と話しているGさんに，ハローワークでの求職活動を勧めることは，Gさんの訴えを受け止めていないことである。よって2は不適切である。
➡保護観察所は，犯罪や非行を犯した者で家庭裁判所の決定により保護観察になった少年，刑務所や少年院からの仮釈放者，保護観察付きの刑執行猶予者に対して，保護観察を行う機関である。Gさんはその対象とならず，よって3は不適切である。
➡NA（ナルコティクス・アノニマス）は，薬物によって大きな問題を抱えた仲間同士の非営利的な集まりで，薬物をやめたいけれども自分ではやめられないという人は，ミーティングに参加することで，同じ悩みをもつ仲間との支え合いの機会が得られる。よって4は適切である。
➡薬物依存症者本人たちの自助グループはNAと呼ばれ，Nar-Anon（ナラノン）は家族や友人たちの自助グループである。当事者であるGさんにはNAが資源となる。よって5は不適切である。NAとNar-Anonのどちらにも，回復のための12のステップがある。

解答　4

(精神保健福祉相談援助の基盤・事例問題2)

次の事例を読んで，**問題 33 から問題 35 まで**について答えなさい。

〔事　例〕

Hさん（26歳，男性）は，融通が利かず冗談を真面目に受け取ってしまい，場に合った行動をとれないため，人付き合いが苦手であった。対人関係でうまくいかないことはあったが大学を卒業し，就職は志望通りの会社に決まった。配属先では，パソコンでの作業が中心で，自分のペースで仕事を進めることができた。上司Jさんは，Hさんに仕事について丁寧に説明し，本人が納得するやり方で仕事ができるように配慮していた。Hさんの良さをJさんが評価していたこともあり，粘り強い姿勢や集中力は，同僚たちからも一目置かれるほどだった。Hさん自身も仕事にやりがいを感じていた。（**問題 33**）

就職4年目に大きな変化が起こった。新しくKさんが上司として赴任し，部下の一人一人に目標を考えさせ，臨機応変に動くように求めた。また，Hさんは初めて新入社員の教育担当係となり負担が増えた。自分でどうしてよいか判断に困ったHさんは，ささいなミスが続き，不眠にも悩まされるようになった。Hさんの変化に気付いた同僚が，かつての上司Jさんに連絡した。心配したJさんは，Kさんに相談した上でHさんから話を聞き，一緒に職場の健康管理センターを訪れた。落ち着きなく，「すぐにでも退職したい」と訴えるHさんに，L精神保健福祉士が初回面接を行った。

その後，Hさんは，家族に付き添われVクリニックを受診し，広汎性発達障害の診断を受け，休職をすることになった。休職中もHさんは，L精神保健福祉士との面接を継続していたが，Hさんは，「何をしてもうまくいかない」と繰り返し訴えていた。（**問題 34**）

Hさんは，Vクリニックの発達障害の治療プログラムに参加し始めた。休職から4か月が過ぎ，「自分で考え臨機応変に動くのは苦手だが，手順が分かる仕事は人より得意だ」と話すようになった。主治医から復職許可も出て，笑顔が見られるようになったHさんは，「そろそろ仕事に戻りたい」とL精神保健福祉士に語った。（**問題 35**）

> **問題 33** この時点で，Hさんが職場で経験していた状態として，**適切なもの**を1つ選びなさい。

1 ストレスコーピング
2 モデリング
3 クライシスインターベンション
4 ワーカビリティ
5 ナチュラルサポート

解説

➡ 近年，働く人のメンタルヘルスについての関心が高まっている。精神保健福祉士は勤労者の支援のため，職場内で健康管理センターや人事担当課に配属されたり，職場外でもEAP（Employee Assistance Program）に携わったり，医療機関などにおいてリワークプログラムを担当している。

➡ 本事例は，発達障害をもつHさんの就労を精神保健福祉士がどのように支援するかについて書かれたものである。本設問では，産業精神保健福祉分野で精神保健福祉士として働く場合に必要な知識や支援理論について，正しく理解できているかが問われている。

➡ ストレスコーピングとは，本人がストレスを自覚し，現実場面でこれに対処できるように身につける力量のことである。ストレスコーピングによるストレスマネジメント力を向上させるために，心理教育やカウンセリング，アサーショントレーニングやリラクゼーション法などが行われている。本人がストレスを自覚し，何らかの対処を行っていたことを，事例の記述から読み取ることはできない。よって**1**は不適切である。

➡ モデリングとは，SSTなどで用いられている。これは，バンデューラ（Bandura, A.）の社会的学習理論において，「行動は本人に対して直接的に条件づけを行わずとも，モデルの行動を観察するだけで学習が可能」とする考え方を取り入れている。Hさんは自分の納得した方法で仕事を進めており，よって**2**は不適切である。

➡ クライシスインターベンションとは，危機介入という援助方法のことである。この援助方法では，クライエントが日常生活において何らかの危機に直面したときに，危機以前の状態に回復することを意図して，できるだけ早く支援者がその状況に介入する。この時点でHさんは仕事にやりがいを感じており，危機状態にあるとは考えにくい。よって**3**は不適切である。

➡ ワーカビリティとは，パールマン（Perlman, H. H.）が体系化した問題解決アプローチにおいて強調された考え方で，クライエントの動機づけに加え，情緒的能力，知的能力，身体的能力からなる問題解決能力のことである。ソーシャルワークにおいて重要な実践概念であり，ワーカビリティの向上はソーシャルワーク実践の目標概念の一つである。そもそも本設問は，精神保健福祉士が支援する以前の状態を尋ねるものであり，よって**4**は不適切である。

➡ ナチュラルサポートとは，職業リハビリテーション分野で，職場の上司・同僚などからの障害のある従業員へのサポートを指している。Hさんの上司Jさんは，Hさんへ仕事内容を丁寧に説明し，Hさんのやり方で進められるよう配慮していたとある。よって**5**は適切である。

解答　5

（文献）
1）独立行政法人高齢・障害者雇用支援機構障害者職業総合センター：障害者に対する職場におけるサポート体制の構築過程：ナチュラルサポート形成の過程と手法に関する研究．2008．
2）山懸文治，柏女霊峰編：社会福祉用語辞典．第9版，ミネルヴァ書房，2013．

3）日本精神保健福祉士養成校協会編：精神保健の課題と支援．第2版，中央法規出版，2015．
4）福祉臨床シリーズ編集委員会編：精神保健福祉の理論と相談援助の展開Ⅰ．弘文堂，2012．

問題 34 L精神保健福祉士が，この時点で行う援助活動として，**適切なもの**を1つ選びなさい。

1　ネットワーキング
2　ピアサポート
3　エンパワメント
4　ケアマネジメント
5　コンサルテーション

解説

➡ 休職中のHさんの継続面接において，「何をしてもうまくいかない」と繰り返すHさんに対して，L精神保健福祉士がどのような支援をしていくのかが問われている。この設問を通し，精神保健福祉士として働く際，支援方法の内容を適切に理解できているか確認してもらいたい。

➡ ネットワーキングとは，人や組織相互の網の目状のつながりであるネットワークを形成するプロセスのことである。Hさんの職場復帰とその後の仕事継続のためにはネットワーキングが重要になってくるが，それに取り組むにはまず，Hさんが復職するかどうかを決めるための支援が必要だと推測される。よって1は不適切である。

➡ ピアサポートとは，同じ課題や環境を体験する人が，対等な関係性の仲間と支え合うことをいう。仲間同士で，その体験から来る感情を共有することで得られる安心感や自己肯定感は，専門職によるサポートでは得難く，大きな支えの一つとなっている。L精神保健福祉士がHさんにピアサポートを紹介することはあるだろうが，L精神保健福祉士がHさんと同じ経験をしている仲間であるとは，この事例からは推測できない。よって2は不適切である。

➡ エンパワメントとは，心理的・社会的に不利な状況に置かれたクライエントが，その問題状況に対して自ら改善するためのパワーを高め，行動していくための援助を行うことである。以前は仕事ができていたが，職場の環境が変わり適切なサポートも得られず，Hさんは現在パワーレス状態にあると考えられる。もう一度，Hさんが自分らしく働けるようになるために，Hさんが自己決定力や主張力を高められるような支援が必要だと考える。よって3は適切である。

➡ ケアマネジメントとは，地域で生活し，日常的な福祉サービスを継続して受ける必要のあるクライエントに対して，サービスの調整を行い，最適なものを提供することを目的とした包括的・総合的な生活支援の方法である。障害の程度が比較的重く，対応を急ぐ必要はなく緊急性も低いが，生活上の解決すべき課題が多いクライエントの支援に用いられる。Hさんの状態はケアマネジメントの適用範囲ではないと考えられる。よって4は不適切である。

➡ コンサルテーションとは，ソーシャルワーカーが，自分の担当するクライエントに社会福祉サービスを提供するにあたり，他の専門領域の人に知識や技術について相談・助言を求め，協議する過程のことである。本設問ではL精神保健福祉士のHさんへの支援方法を問われており，よって5は不適切である。

解答　3

（文献）
1）福祉臨床シリーズ編集委員会編：精神保健福祉の理論と相談援助の展開Ⅱ．弘文堂，2012．

2）社団法人日本精神保健福祉士協会・日本精神保健福祉学会監：精神保健福祉用語辞典．中央法規出版，2004．

> **問題 35** L精神保健福祉士が，この時点でHさんに行う提案として，**適切なもの**を1つ選びなさい。
>
> 1　リワークプログラムに参加して，さらに訓練を続けてみましょう。
> 2　もっと他に自分に合う仕事がないか，探してみましょう。
> 3　もう少し休む期間を延ばすよう，お願いしてみましょう。
> 4　職場で配慮してもらいたいことを，自分で整理してみましょう。
> 5　Kさんの異動願いを，人事部に相談に行きましょう。

解　説

➡HさんはVクリニックの治療プログラムに参加し，主治医から復職許可を得て，表情にも笑顔が戻った。いよいよ仕事に戻る段階になったとき，L精神保健福祉士はHさんにどのような支援を行うべきかを考える設問である。

➡L精神保健福祉士は，Hさんにエンパワメントアプローチを用いて支援をしてきた。問題34の繰り返しになるが，エンパワメントは，クライエント自らが主体的に問題状況に働きかける力を高めるための支援である。Hさん自身も「そろそろ仕事に戻りたい」と話しており，Hさんが職場復帰するために何をするかという視点で考えると，職場で配慮してもらいたいことをHさん自身が考え整理することを助言する4がふさわしい。よって4は適切である。

➡主治医から復職許可を得て，本人も復職に前向きであるのに，リワークプログラムでの訓練継続を提案するのは，本人の意思を尊重した提案だとは考えられない。よって1は不適切である。

➡Hさんは職場復帰を目指しているのに，L精神保健福祉士がHさんに今の仕事は合わないと判断しているような提案はふさわしくない。よって2は不適切である。仮にHさんが自分から，今の仕事が合わないと話すのであれば，それを聞き，一緒に対応を考えるべきである。

➡主治医から復職許可を得て，本人も復職する気持ちでいるのであるから，休職期間を延長する必要性は見当たらない。よって3は不適切である。

➡L精神保健福祉士は，職場の健康管理センターで，Hさんの仕事に関する支援をしている。Kさんは，前の上司であるJさんのようにはHさんに対応していないようだが，HさんについてJさんと相談しており，Hさんに無関心であるともいえない。それ以前に，L精神保健福祉士がKさんの人事について口出しするのは環境調整の範囲ではない。よって5は不適切である。

➡近年の雇用情勢の悪化やうつ病などの精神疾患罹患者の増加，障害者の雇用促進や雇用支援施策の拡充によって，職場における精神保健福祉士の支援のニーズは高まってきている。産業精神保健福祉分野には精神保健福祉士以外の専門職も携わっているが，精神保健福祉士はソーシャルワーカーとして，クライエントの話を傾聴し，かかわり続け，本人の自己決定を尊重する支援を行いたい。

解答　4

（文献）
1）日本精神保健福祉士養成校協会編：精神保健の課題と支援．第2版，中央法規出版，2015．

精神保健福祉の理論と相談援助の展開

[第19回]

出題傾向と対策

○『精神保健福祉の理論と相談援助の展開』の出題数は25問である。他教科と比較し問題数が最も多く，したがって出題範囲も広範囲となる。

○本科目の主要な学習項目は次の16項目である。【1 精神保健福祉の歴史と動向】【2 精神障害者に対する支援の基本的な考え方と必要な知識】【3 精神科リハビリテーションの概念と構成】【4 精神科リハビリテーションのプロセス】【5 医療機関における精神科リハビリテーション（精神科専門療法を含む）の展開とチーム医療における精神保健福祉士の役割】【6 相談援助の過程及び対象者との援助関係】【7 相談援助活動のための面接技術】【8 相談援助活動の展開（医療施設・社会復帰施設・地域社会を含む）】【9 家族調整・支援の実際と事例分析】【10 スーパービジョンとコンサルテーション】【11 地域移行・地域定着支援の対象及び支援体制】【12 地域を基盤にした相談援助の主体と対象】【13 地域を基盤にしたリハビリテーションの基本的考え方】【14 精神障害者のケアマネジメント】【15 地域を基盤にした支援とネットワーキング】【16 地域生活を支援する包括的な支援の意義と展開】となる。

○言い換えると，精神保健福祉全般への理解を基礎に，精神科リハビリテーションに関する考え方や方法を学習し，ソーシャルワーク（相談援助）実践の原理や原則，支援・援助方法やその具体的展開に至るまで，すべてを網羅した学習が必要となる。また本教科で出題される事例問題に向けた対策も怠ることができない。

○対策には，総合的な知識と理解が本教科では求められるので，単なる知識の蓄積ではない総合力を養うことが必要である。精神保健福祉の歴史と今日の動き，精神科リハビリテーションの考え方と具体的方法，ソーシャルワーク実践の基本的理解と実際について吸収し消化させる必要がある。ただ幸いにも，広範囲からの出題が要請されるため，逆に出題傾向は基本的事項の理解から導くことのできる設問となっている。

○今後の対策としては，教科書とされるテキストの熟読を前提に，ソーシャルワーク援助方法の基本理解とアプローチの整理，援助技術の習得，精神科リハビリテーションの動向と周辺領域の知識など，地域支援を軸に見直しておく必要があろう。また，新しく生み出されている語句や人物についても整理し理解しておきたい。

［西澤　利朗］

問題 36 次のうち、精神保健福祉に関する法律と関連する事項の組合せとして、**正しいものを2つ**選びなさい。

1　精神病者監護法————都道府県立精神病院の設置
2　精神病院法————私宅監置の廃止
3　精神衛生法————任意入院の創設
4　精神保健法————精神医療審査会の設置
5　「精神保健福祉法」————精神障害者保健福祉手帳制度の創設

(注)「精神保健福祉法」とは,「精神保健及び精神障害者福祉に関する法律」のことである。

解　説

➡ 精神障害者に関する法律の変遷と内容に関する総合的な問題である。精神障害者に関する法律は、本設問にあるように精神病者監護法から精神保健福祉法まで、わが国の近代化に即して変遷を遂げている。それぞれの法律は、精神障害者をめぐる新たな問題発生や、その時代の要請に伴い登場したものである。したがって、法律の変遷を促した事柄（多くが法の改正の前に発生している）の理解と登場した法の内容および問題点を、整理して理解する必要がある。科目は『精神保健福祉の理論と相談援助の展開』であるが、精神保健福祉を考えるにあたっての最も基本的事項となるものである。

➡ わが国において始めて登場した選択肢1の精神病者監護法〔1900（明治33）年〕は、私宅監置と監置義務者の規定を行っており、精神障害者の保護と監置の責任を家族に負わせたものである。法が定められた背景には「相馬事件」が大きく影響している。精神病者監護法は、都道府県立精神病院の設置とはつながらず、都道府県立病院の設置が謳われたのは精神病院法においてである。よって1は誤りである。

➡ 選択肢2の精神病院法〔1919（大正8）年〕は、当時の私宅監置の実情を憂慮し、精神障害者は精神病院に収容すべきだと考えられて、病院を設置することを強く打ち出したものである。しかし、実際の設置はわずかしかない。したがって、設問にある私宅監置の廃止とはつながらない。私宅監置の廃止は精神衛生法によって明文化されることになる。よって2は誤りである。

➡ 選択肢3の精神衛生法〔1950（昭和25）年〕は、戦後まもなく、先の精神病者監護法と精神病院法を廃止して登場することになる。法の目的に精神障害者の医療と保護を掲げたが、その内容は、おもに入院手続に関して細目が記され、入院手続き法としての性格を強くもっているといえる。精神衛生法では自発入院に関する規定は存在せず、同意入院をはじめすべての精神病院への入院を非自発入院として規定している。任意入院が制度化されるのは、精神保健法を待たねばならなかった。よって3は誤りである。

➡ 選択肢4の精神保健法〔1987（昭和62）年〕は、医療と保護から精神障害者の人権擁護および「社会復帰」という考え方が取り入れられたものである。入院に関して任意入院という新しい方式（自発入院に準ずる入院の仕組み）が取り入れられている。法制定の背景には、精神衛生法の下での精神病院の増設や院内での人権侵害事件の多発、象徴的なものとして「報徳会宇都宮病院」事件を契機とし、国連人権委員会等による調査と勧告の影響が大きい。また、入院中の精神障害者の人権擁護の観点から、処遇改善や退院請求を行う機関として精神医療審査会が設置されている。よって4は正しい。

➡ 選択肢5の精神保健福祉法〔1995（平成7）年〕成立の背景には、精神保健法で登場した精神障害者の社会復帰を担う機関の登場、障害者基本法の制定（身体・知的・精神の三障害規定）、地域保健法の成立が大きな契機として存在する。すなわち、精神保健法では十分に整備されることのなかった医療と保護、社会復帰に加え、精神障害者の社会参加（福祉的課題）を組み込

んだものとして成立させることとなったのである。したがって，そのなかで初めて他の身体・知的障害者と同様な「手帳制度」を精神障害者保健福祉手帳制度として創設し，明文化した。よって5は正しい。

解答　4，5

問題37　地域活動支援センターで実習中の学生のMさんは，多くの利用者と接し，困っていることなどを話してもらえるような言葉がけを考えた。Mさんは，「私は，何事にも消極的で，優柔不断なところがあります。あなたはどうですか。また，生活の中で，うまくできないことは何ですか」と一人一人に聞いて回った。

その日の振り返りで，Mさんは，実習指導者である所長から次のような指摘を受けた。「積極的に利用者に話しかける姿勢は評価できます。しかし，障害や障害のある人をどのように捉えるかという点で，あの言葉がけはどうでしょうか。一度考えてみてください」

次のうち，所長がMさんに考えてもらいたかった精神障害者支援の理念や方法として，**適切なものを1つ**選びなさい。

1　インフォームドコンセント
2　ストレングスモデル
3　レジリエンス（resilience）
4　ソーシャルインクルージョン
5　アドボカシー

解　説

➡精神障害者に対する援助や支援の理念や方法に関して，いくつかの重要な語句がある。ソーシャルワーク実践の原理・原則を構成するキーワードについて，まずは重要な語句の整理をし，理解することが必要である。本設問での「インフォームドコンセント」「ストレングスモデル」「レジリエンス（resilience）」「ソーシャルインクルージョン」「アドボカシー」などは，理解必須の語句である。そのほかの援助や支援の理念に関する用語についても理解しておこう。

➡インフォームドコンセントとは，一般に「十分な説明と同意」と訳され，医療分野から始まり，今日ではサービス提供や契約時での必須事項となる本人の同意への道筋を示すものである。

➡ストレングスモデルとは，新たなケアマネジメントモデルとして提唱された考え方である。クライエントや地域社会が保有している問題対処能力の強さを評価し，積極的に活用しようとする考え方やアプローチを言い表している。そこには個人がもつ強みや利点に着目し，「それを伸ばすという試みのなかで人は成長することができる」という考えに根ざしたアプローチモデルとも考えることができる。言い換えるなら，欠点を指摘することは極力避けようとすることにつながる。

➡レジリエンス（resilience）とは，「復元力」の意で，精神障害者リハビリテーションの領域で使用されることが多い。人はどのような逆境にあっても，それを跳ね返すことができる力を宿していると考えることができ，この回復力を重視し，発病予防，回復過程あるいはリハビリテーションに取り組むことが必要とされる。

➡ソーシャルインクルージョンとは，社会的包摂，包含の意味で用いられ，性別，年齢，身体的・精神的状況，宗教的・文化的背景，経済的状況など，どのような属性にもかかわらず，孤立に陥ることや阻害されることを防ぎ，社会に包み込み支え合うという考え方である。

➡アドボカシーとは，自分の権利を表明することが困難な障害者などに代わり，権利を表明する

ことであり，権利擁護，代弁行為と考えられている。
➡本設問は，精神保健福祉士履修学生が体験する，実習場面のなかで起こる実習指導者とのやり取りを素材にした事例問題と解してよいと思われる。解答するにあたっては，学生のメンバーへの働きかけと，指導内容のどの部分をとらえるかが重要となる。指導内容と学生のやり取りのなかで焦点化すべき事柄は，次のものになる。学生は自己開示しつつ，次のような言葉かけを行っている。「生活の中で，うまくできないことは何ですか」との問いかけである。その問いかけに対して実習指導者が「あの言葉かけはどうでしょうか」と指摘しているのである。その前提に「障害や障害のある人をどのように捉えるか」を踏まえた注意喚起をしているのである。つまり，学生の問いかけは，「うまくできないこと」が前提にあり，その内容を問いかけるという設定になっている。また，質問にはクライエントと実習者（援助者）との関係性の形成を前提とすべきことも示唆している。つまり，地域活動支援センターに通所している人をどのようにとらえているのかを問いかけつつ，実習学生の発言を振り返らせようとしているのである。支援の原点となる対象理解と関係性を築くことの重要性の理解を，この設問では求めている。したがって，設問から導き出される結論は，メンバー理解の第一は，彼らが地域で一人の「生活者」として生きていることの理解が欠かせないということである。どのような人であれその人の強みに着目するアプローチを備える必要があり，医学モデル的な対象把握や対応とは異なる生活支援の方法が用意される必要がある。したがって，それぞれの語句の意味から考えて「うまくできないこと」を聞き出すのではなく「ストレングスモデルの視点をもった」対応が望まれるとするのがふさわしい。よって適切なものは2である。

解答　2

問題38

Aさん（28歳，男性）は，統合失調症により母親の同意の下にW精神科病院に医療保護入院している。最近は，幻聴や妄想などの陽性症状が消退しつつある。昨日，Aさんが出席した退院支援委員会が開かれ，Aさんは3か月後の退院に向けて入院を継続することになった。ところが今日になって，AさんはB退院後生活環境相談員（精神保健福祉士）に，「母親からもまだ退院は早いと言われているけど，やはり本当はすぐに退院したい。昨日は，なかなか言い出せなかった」と訴えてきた。

次の記述のうち，B退院後生活環境相談員のAさんへの対応として，**適切なものを2つ**選びなさい。

1　Aさんの考えを委員会のメンバーに伝えることができることを説明する。
2　主治医に代わって病状を詳しく説明する。
3　自分で退院について母親を説得するように説明する。
4　委員会の決定どおり3か月退院を待つように説明する。
5　退院請求の制度について再度説明する。

解説

➡インシデントの事例問題である。こうした事例問題を解くには，事例で何を問いかけているかをまず考えることが必要である。事例では，「医療保護入院しているAさん」「退院支援委員会に出席，3カ月の入院継続」「その後退院後生活環境相談員に退院したい旨の訴え」「母親はまだ退院は早いと言っている」，これらの要旨をつかみとったうえで，設問の退院後生活環境相談員の対応を検討してみることが必要となる。適切なものを2つ選ぶとの設問にも注目する。
➡同時に，事例場面に登場している医療保護入院，退院支援委員会，退院後生活環境相談員に関

する知識と運用についても，理解する必要がある。①2013（平成25）年の精神保健福祉法の一部改正により医療保護入院における保護者の同意要件が外され，家族等のうちいずれかの者の同意が要件となったこと，②医療保護入院の入院者には退院後生活環境相談員（多くは，入院先にいる精神保健福祉士がこの役割を担っている）が決定されること，また，③退院支援委員会は，不要な長期入院を避け退院促進を図る観点から病院内に設置されて，入院者個々に本人を交えて開催されていること，などである。さらに，本事例で最も重要なのはAさんがすぐに退院することを求めていることである。

➡ Aさんの考えを委員会に伝えることは，退院後の生活環境相談員としての退院に向けての取り組みの一環として，本人の希望や意向に沿い動くに何ら支障なく，委員会のメンバーに伝えることは，本人の同意があれば可能であり，その意味で「伝えることができる」としたのは誤りではない。よって1は適切である。

➡ 主治医に代わって病状を説明することはそもそもできない。よって2は不適切である。

➡ 母親を説得すれば，つまり家族の入院同意を撤回すれば，退院は可能とはなるが，母親の意向を本人が覆らせることは現時点では難しいと考えられる。よって3は不適切である。

➡ 委員会の決定と本人の意向は対立することがあっても，本人の「退院したいという意志」を委員会決定に従うよう説明することが退院後生活環境相談員の役割ではなく，本人の意向に沿って動くことがとりわけ必要なのである。よって4は不適切である。

➡ 退院請求の制度について再度説明するというのは，入院時に説明が義務づけられる「非自発入院者に対する権利事項としての請求権」の説明を，改めて行ったという意味で"再度"なのである。そもそも，精神保健福祉法においては非自発入院者には処遇改善および退院請求は，本人の意志があれば，精神医療審査会に対していつでも行うことができると定めている。その説明を行うことには何ら誤りはない。よって5は適切である。対応方法としては，Aさんの意向を退院支援委員会に伝えることや，Aさんによる精神医療審査会への請求となるが，それらの順序はとくに決められてはおらず，同時に開始してもよい。

解答　1，5

問題 39 精神科リハビリテーションに関する次の記述のうち，**適切なもの**を2つ選びなさい。

1 専門職の介入を最大限に行って生活能力の改善を図る。
2 能力の向上だけでなく，自信を取り戻すことを助ける。
3 障害があっても，その人らしい生き方の実現を目指す。
4 医学的リハビリテーションを経て，他のアプローチを行う。
5 どのような環境にも適応できるように本人の技能を開発する。

解　説

➡ 精神障害は，疾患による症状やそれに起因する生活上，対人関係上の困難が伴い，社会参加に制約が生じる。したがって，治療と同時にリハビリテーションを組み合わせていくことがきわめて重要である。この設問では，リハビリテーションについて，正しい知識を持ち合わせているかが問われている。

➡ 精神科リハビリテーションの理念は，精神障害をもつ人々の全人的回復である。その際，専門職が一方的に何かを教えるのではなく，当事者がリハビリテーションの現場に参加し，自己決定の機会を得ることと，主体性の回復を支援する必要がある。よって1は不適切である。

➡精神科リハビリテーションでは，リカバリーが中核概念となっている。リカバリーとは，疾病や障害によって失ったり得られなかったりしたものを回復するプロセスのことである。さまざまなスティグマを体験することが多い精神障害をもつ人に，自信を取り戻してもらう支援をすることは，支援者の重要な役割である。よって**2**は適切である。

➡精神科リハビリテーションでは，主体性の回復を支援する。その際，精神障害はあっても自分らしく生活することを実現できるような支援が重要である。よって**3**は適切である。

➡リハビリテーションは「医学」「職業」「教育」「社会」の4領域に分類されてきた。しかし今日では，それぞれ領域別に独立して発展するのではなく，連携し合って総合的に提供されることが重要だとする総合的リハビリテーションの考え方が基盤となっている。選択肢**4**は特定のリハビリテーションを先行させており，不適切である。

➡精神科リハビリテーションでは，再発防止も大切にすべき課題の一つである。しかし，それは精神障害をもつ人がどのような環境にも適応できるように目指すことではない。本人が，その生活環境のなかでどのような困難を感じるのか，どのように対処するのか，自分で対応できるのか，他者からの支援があるとよいのかなどを丁寧に把握し，精神障害をもつ人が自分らしく生活できるよう支援することが重要である。よって**5**は不適切である。

解答　**2，3**

(文献)
1) 福祉臨床シリーズ編集委員会編：精神保健福祉の理論と相談援助の展開Ⅰ．弘文堂，2012．

問題40　X障害者就業・生活支援センターのC就業支援担当者(精神保健福祉士)は，Dさん(23歳，男性)から相談を受けた。Dさんは18歳で統合失調症の診断を受け，1年前から週3日デイケアに通所している。車が好きで自動車整備士になるのが夢だったDさんは，最近，「自動車整備士は難しくても，せめてガソリンスタンドで働いてみたい」と強く思うようになったという。主治医に相談すると，「働くための支援が受けられれば考えてもよいのではないか」と言われ，デイケアのスタッフからは就労継続支援事業所の利用を勧められた。Dさんは，「就労継続支援事業所の作業は車と関係ないのでやる気が起きない。ガソリンスタンドのアルバイトに応募しようと思うが，いざとなると自信がない。でも，やっぱり僕は働きたい」と訴えた。

この時のC就業支援担当者の対応として，**適切なもの**を1つ選びなさい。

1　アルバイトの前に，就労継続支援事業所の利用を勧めた。
2　ガソリンスタンドは難しい仕事なので，他の仕事を探すよう助言した。
3　自分でガソリンスタンドのアルバイトを見つけるよう促した。
4　体験実習ができるガソリンスタンドを紹介した。
5　デイケアに毎日通所できた時点で，援助を開始すると伝えた。

解　説

➡段階的に一般就労を目指す就労支援では，職業準備性という概念が重視される。職業準備性とは，職業人として求められる役割を果たすのに必要な条件が用意されている状態であり，職務遂行に必要な技能だけでなく，職業生活を維持するために必要な態度や基本的労働習慣，日常生活・社会生活面の能力も含まれる。その職業準備性を高めるために，いきなり一般就労を目指すのではなく，就労移行支援や就労継続支援で経験を積むことが必要と考える支援者も少な

➡ くない。しかし，精神保健福祉士が行う支援は，クライエント本人の意向を中心に据えなければならない。Dさんが「やる気が起きない」と就労継続支援事業所の利用を拒否しているにもかかわらず，C精神保健福祉士が就労継続支援事業の利用を勧めることは，Dさんの自己決定を軽視しており，ソーシャルワーカーの支援としてふさわしくない。よって1は不適切である。

➡ 支援過程の監督者はクライエントである。そのため，精神保健福祉士は，クライエントの希望を大切にしなければならない。精神保健福祉士は，Dさんの「ガソリンスタンドで働いてみたい」という希望に耳を傾け，その思いを実現するためにDさんと協働しなければならない。選択肢2では，Dさんの希望に耳を傾けないままに「他の仕事を探そう」助言している。よって2は不適切である。

➡ 支援過程の監督者はクライエントであるが，それはすべての責任をクライエントが負うということではない。支援を通して，DさんとC精神保健福祉士の間に信頼関係が形成されており，Dさんが一人でアルバイトを見つけることが可能であるとC精神保健福祉士が考えた場合には，実際の支援として一人でアルバイトを探すように促す可能性はある。しかし，この事例だけで考えた場合，両者の間に信頼関係が形成されているとはわからない。よって3は不適切である。

➡ Dさんはガソリンスタンドで働きたいと希望しているが，一方で自信がないとも語っている。C精神保健福祉士が，体験実習できるガソリンスタンドという資源を有しているのであれば，Dさんの心配に耳を傾けたうえで，Dさんが希望すれば，その資源を紹介することは対応としてふさわしい。よって4は適切である。

➡ デイケアに毎日通所することを援助開始の条件とすることは，支援過程の監督者がDさんではなく，C精神保健福祉士になっていることを意味する。支援過程の監督者は，クライエントでなければならない。よって5は不適切である。

解答　4

問題 41 精神科リハビリテーションの評価と計画策定に関する次の記述のうち，**正しいものを1つ選びなさい。**

1　長期目標は，具体的で現実的なものを選別して設定する。
2　計画には，障害の理解に向けた周囲への働きかけも含まれる。
3　資源評価には，本人の問題解決技能の評価も盛り込む。
4　機能評価は，本人ができていないことに焦点化する。
5　計画の目標は，日常生活動作（ADL）の改善におく。

解　説

➡ リハビリテーション計画（以下，計画）における長期目標は，本人の希望を重視して設定する。たとえクライエントの希望する長期目標が実現の可能性が乏しいと思われる場合でも，支援過程の監督者はクライエントであるとの考えに基づき，最初から否定することは行わない。具体的で現実的な内容で設定するのは，短期目標である。よって1は誤りである。

➡ 計画では，クライエントの希望を実現するために必要な個人に対する介入のみならず，個人を取り囲む状況に対する介入も含めて策定する。個人に対する介入の結果，クライエントの技能などが向上したとしても，クライエントを取り囲む状況が改善しないかぎり，個人の変化が維持されない可能性がある。そのため精神保健福祉士は「人と状況の全体性」の視点を意識してアセスメントを行い，クライエントと話し合いながら計画を策定していく。よって2は正しい。

➡資源評価とは，目標を達成するために必要なクライエントが有する資源に対する評価を意味する。評価する資源は，フォーマルな資源だけではなく，インフォーマルな資源にも目を向けることが必要である。インフォーマルな資源に気づくことにより，クライエントの使える資源の選択肢は拡がっていく。クライエントの問題解決技能は，資源評価ではなく，機能評価に含まれる。よって3は誤りである。

➡機能評価とは，目標を達成するために必要なクライエントの生活技能に対する評価を意味する。機能評価のなかには，日常生活技能，社会生活技能，問題解決技能，自己管理技能などが含まれており，多面的な視点からクライエントの生活技能について評価を行う。機能評価では，クライエントのできることや，できないことを補完するほかの技能なども積極的に評価していく。選択肢4は「本人ができていないことに焦点化する」としており，よって4は誤りである。

➡目標は，クライエントの希望を中心に据えて，その希望を実現するために必要な，具体的で，達成可能な目標を短期目標として設定していく。クライエントが，身体障害との重複障害を有しており，「日常生活動作（ADL）の改善」を目標とすることを希望した場合には，計画に含まれる場合も考えられる。しかし，一般的に精神障害者の計画において，ADLの改善が目標となることはない。よって5は誤りである。

解答　2

問題 42

次の記述のうち，相談支援事業所における精神保健福祉士が行うアセスメントとして，**正しいもの**を1つ選びなさい。

1 支援契約を結ぶ。
2 利用できるサービスを計画する。
3 働く場所探しに同行する。
4 サービス提供後の経過を観察する。
5 住む場所の希望を聞く。

解説

➡本設問は，障害者総合支援法における相談支援事業所に属する精神保健福祉士が行う業務についての理解を問うている。障害者総合支援法における相談支援事業は，国家試験では頻出されるので，厚生労働省のホームページやテキストにて概略を押さえておくことが望ましい。

➡相談支援事業所には，大別して，障害者総合支援法における障害福祉サービスを利用するための計画作成を行う指定特定相談支援事業所と，地域移行や定着を目的に住居の確保や社会資源活用のための同行訪問などを行う指定一般相談支援事業所がある。その責務は，障害者自身の意思決定に配慮し，諸機関と連携しながら，自立した生活を営むことができるよう支援することと規定されている（障害者総合支援法第51条の22）。

➡本設問において，相談支援事業所が具体的に何を指し示しているのかは，特定できない。しかし，問題をよく読み，アセスメントで行うべき支援内容を考えれば，正答を導き出すことができる。

➡精神保健福祉士は，初回面接（インテーク）時，利用者の置かれている状況の概要と主訴を把握したうえで，精神保健福祉士が属している相談支援事業所が，具体的に提供できるサービスを利用者に説明し，双方の合意に基づいて支援契約を結ぶ。選択肢1はインテーク時に行うことであり，よって1は誤りである。

➡精神保健福祉士は，アセスメントに基づき，利用者に必要なサービスを計画していく。選択肢2はプランニングにあたることであり，よって2は誤りである。
➡精神保健福祉士は，一般相談支援事業所などでは，介入の一環として，職探しや社会資源の見学などに同行することがある。選択肢3は，介入（インターベンション）に関する記述であり，よって3は誤りである。
➡相談支援などを行う精神保健福祉士は，サービス計画が過不足なく円滑に提供されているかを確認するため，定期的にサービスの経過を観察（モニタリング）する。選択肢4はモニタリングに関する記述であり，よって4は誤りである。
➡アセスメントでは，生育歴・病歴などこれまでの経過を理解し，家族を含めて今置かれている生活環境，利用している社会資源などを確認したうえで，利用者の主訴を把握し，取り組むべき課題や目的を設定する。例えば，一般相談支援事業所で地域移行支援を行う際，アセスメント時には，利用者が住みたいと希望する場所を聞き，今後の目標を立てるための指針とする。よって5は正しい。

解答 5

問題43 入職して3年目のE精神保健福祉士は，長期入院患者が多い精神療養病棟に最近異動となった。新たに担当することになったFさん（51歳，男性）は，入院して10年が経過しており，生活能力は低下しているが病状は比較的安定している。Fさんが長期入院となったのは，母親の病気の治療などで，退院の受け入れ条件が整わなかったからである。早速，E精神保健福祉士がFさんと面接すると，退院には消極的であった。両親とも面接したところ，年金暮らしで楽ではないが，いつでも自宅に迎え入れたいとのことであった。

この時点でのE精神保健福祉士の援助として，**適切なもの**を1つ選びなさい。

1　退院に向けて，家族と日程調整に入った。
2　生活保護の申請について主治医に指導を求めた。
3　Fさんと両親が一緒に心理教育を受けることを提案した。
4　週に2，3回は病棟を訪問し，Fさんと面接することにした。
5　Fさんの病室を居心地の良い空間に変えた。

解 説

➡長期入院となり退院に消極的な精神障害者に対する精神保健福祉士の援助内容を問うものである。
➡E精神保健福祉士がFさんの両親と面接をしたところ，Fさんをいつでも自宅に迎え入れたいと退院に積極的な姿勢をみせている。しかしながら，当事者であるFさんは退院に消極的である。この場合，まずはFさんが消極的となっている背景を理解する必要があり，本人の意向を無視して家族と退院に向けた日程調整を行うことは，精神保健福祉士の援助とはいえない。よって1は不適切である。
➡精神保健福祉士法では，「精神保健福祉士は，その業務を行うに当たって精神障害者に主治の医師があるときは，その指導を受けなければならない」（第41条第2項）と規定している。ここでいう「主治医の指導」は医療および保健指導の観点から行われるものであり，精神保健福祉士は，福祉に関する知識および技術を踏まえた独自の専門性に基づく判断により業務を行う。生活保護の申請に関して主治医の指導を求めることは考えにくい。よって2は不適切である。

➡心理教育は，精神医療の領域で主として統合失調症の再発防止に効果的とされる方法である。「心理教育を中心とした心理社会的援助プログラムガイドライン」の定義では，①精神障害やエイズなど受容しにくい問題を持つ人たち（対象）に，②正しい知識や情報を心理面への十分な配慮をしながら伝え（方法1），③病気や障害の結果もたらされる諸問題・諸困難に対する対処方法を修得してもらうことによって（方法2），④主体的な療養生活を営めるよう援助する技法（目標）とされる。一般に，障害の当事者やその家族を対象とした心理教育は，別々に行われる。よって3は不適切である。

➡E精神保健福祉士は異動となって間もなく，Fさんとの信頼関係を構築するなかで，退院に消極的になっているFさんの心情を理解していく必要がある。頻回に面接を重ねていく選択肢4の記述は，援助としてふさわしい。よって4は適切である。

➡提示された事例内容からは，Fさんが居心地のよい療養環境を求めているかどうかは読み取れない。病状が安定しているのであれば，入院継続のための療養環境の改善ではなく，Fさんが安心して退院できる環境を整備していくことが，精神保健福祉士の援助として求められる。よって5は不適切である。

解答　4

問題44

Gさんは，病状が不安定であったために精神科病院に長期入院となっていたが，最近は落ち着いている状態が続いている。Gさんの両親は既に他界し，唯一の親族である妹は遠方に住んでいる。

地域移行支援の依頼をGさんから受けた，N市の指定一般相談支援事業所に勤務する新人H精神保健福祉士は，Gさんの地域移行支援計画を立てるために助言を受けることにした。

H精神保健福祉士が受けた次の助言のうち，コンサルテーションとして，**適切なもの**を1つ選びなさい。

1 N市保健センターの保健師から，精神障害者の訪問看護の利用の可能性を聞いた。
2 Gさんの支援を共に行うピアサポーターから，過去の事例について聞いた。
3 上司である事業所管理者から，自分の役割と責任について聞いた。
4 経験豊富な精神保健福祉士から，地域移行の実践の報告を聞いた。
5 Gさんの妹から，支援への協力を得られるか聞いた。

解説

➡主にコンサルテーションとスーパービジョンの違いについて，その知識を問うものである。

➡コンサルテーションは，一般的に他分野・他領域の専門家（コンサルタント）に，ある事柄に関して知識，技術，経験などに基づいた助言を求めることであり，相談をする立場をコンサルティという。相談支援の現場では，コンサルティはクライエントのもつ特定の問題について，コンサルタントにアドバイスを求めて相談・協議する関係となる。

➡スーパービジョンは，同一の専門職において経験のある熟練者がスーパーバイザーとなって，経験の浅いスーパーバイジーの能力を最大限に生かして，よりよい実践ができるように援助する過程とされている。

➡市町村の保健センターに勤務する保健師は，地域保健に関する専門職であり，精神障害者の訪問看護の利用の可能性について意見を求めることは，コンサルテーションに位置づけることができる。よって1は適切である。

➡ピアサポーターについては制度上の定義がないものの，とくに地域移行支援においては，同じ

障害をもつ立場から経験に基づく助言などを通じて、長期入院者の地域生活に対する不安の軽減などに大きな役割を果たしている。設問ではピアサポーターはGさんの支援を共に行う立場であり、過去の事例について聞くことはコンサルテーションとはいえない。よって2は不適切である。

➡同じ所属機関の上司から、H精神保健福祉士の役割と責任を聞くことは、広くとらえるとスーパービジョンにおける管理的機能にあたると考えられる。コンサルテーションとはいえず、よって3は不適切である。

➡同一職種である経験豊富な精神保健福祉士から、地域移行の実践の報告を聞くことは、スーパービジョンに位置づけることができる。コンサルテーションではなく、よって4は不適切である。

➡Gさんの妹には、専門職ではなく家族の立場で、支援に協力を得られるかを聞いているのであって、コンサルテーションとはいえない。よって5は不適切である。

解答　1

問題45

次のうち、相談援助機関とそこに配置されている専門職の組合せとして、正しいものを1つ選びなさい。

1　精神保健福祉センター————障害者職業カウンセラー
2　地域生活定着支援センター———社会復帰調整官
3　基幹相談支援センター————相談支援専門員
4　地域障害者職業センター————精神保健福祉相談員
5　ひきこもり地域支援センター——精神障害者雇用トータルサポーター

解説

➡相談援助機関と配置専門職に関する知識を問うものである。専門職の配置を規定している法律や制度に関して熟知している必要がある。

➡障害者職業カウンセラーは、障害者の雇用の促進等に関する法律（障害者雇用促進法）に規定されている。独立行政法人高齢・障害・求職者雇用支援機構は、障害者職業センターに障害者職業カウンセラーを置かなければならないとされており、その養成および研修は障害者職業総合センターの業務となっている。精神保健福祉センターは、精神保健福祉法に基づき都道府県および政令指定都市に設置が義務づけられている機関である。よって1は誤りである。

➡社会復帰調整官は、心神喪失等の状態で重大な他害行為を行った者の医療及び観察等に関する法律（医療観察法）に規定されており、保護観察所に配置されている。社会復帰調整官は、法律の対象者に対して、「生活環境調査」「生活環境調整」「精神保健観察の実施」「関係機関相互間の連携の確保」とそのほかを業務としている。地域生活定着支援センターは、厚生労働省の地域生活定着促進事業に基づき、矯正施設に収容されている高齢者または障害者に対して、収容中から、既存の福祉関係者と連携して、釈放後から福祉サービスを受けられるよう取り組む機関である。よって2は誤りである。

➡基幹相談支援センターは、障害者の日常生活及び社会生活を総合的に支援するための法律（障害者総合支援法）に規定されており、地域における相談支援の中核的な役割を担う機関として、市町村が任意に設置できる。基幹相談支援センターが行う業務としては、①総合的・専門的な相談支援の実施、②地域の相談支援体制の強化の取り組み、③地域移行・地域定着の促進の取り組み、④権利擁護・虐待の防止がある。また、基幹相談支援センターは、地域における相談

支援の中核的な役割を担う機関として，必要となる人員（相談支援専門員，社会福祉士，精神保健福祉士，保健師など）を配置するとされている。よって **3** は正しい。

➡精神保健福祉相談員は，精神保健福祉法に規定され，精神保健福祉センター，保健所，および市町村に置くことができるとされている。地域障害者職業センターは，障害者雇用促進法に規定のある機関である。よって **4** は誤りである。

➡精神障害者雇用トータルサポーターは，公共職業安定所（ハローワーク）に配置され，精神障害者などの求職者に対して，専門的なカウンセリング，就職準備プログラムおよび事業主への意識啓発などの支援を実施している。ひきこもり地域支援センターは，ひきこもりに特化した専門的な第一次相談窓口としての機能を有している。よって **5** は誤りである。

解答　**3**

問題 46　精神保健福祉ボランティアの主な役割に関する次の記述のうち，**適切なものを2つ**選びなさい。

1　相談支援専門員の指導を受けて，訪問による相談援助活動を担う。
2　市民に精神障害についての正しい情報を知らせる。
3　精神障害者の地域における交流の機会を増やす。
4　学んだ知識を活用して，精神障害者の職場を開拓する。
5　地方公共団体の専門職不足を補う。

解説

➡精神保健福祉ボランティアの役割や機能としては次のようなことが期待されている。

> ①精神障害者の生活の質を高める機能（興味・関心の拡大，人間関係・社会関係の拡大，生活の幅の拡大，自然で対等な人間関係）
> ②精神障害者と市民の橋渡しの機能（偏見の是正，作業所の現状などに対する啓発，地域住民に対する緩衝材，開放的な関係）
> ③ボランティア自身の成長の機能（ボランティア自身の心の豊かさの拡大，ボランティア自身の生活の質の向上）
> ④共に生きるという市民感覚で付き合う機能（地域のネットワークづくり，地域の精神保健福祉状況の再確認，制度の隙間を見つけ補完し制度に働きかける機会づくり，行政に精神保健福祉状況を考えさせる機会づくり）

➡ボランティアに期待されることは，専門職の肩代わりをすることではなく，素人性をもつ市民として，精神障害者にかかわることである。よって **1** は不適切である。

➡ボランティアが実際に精神障害者と交流するなかで，疾病や障害を理解し，その人の置かれている状況を正しく認識することで，偏見に基づかない精神障害についての正しい情報を周囲の知人や隣人に知らせていくことは，上記の②の機能に該当する。よって **2** は適切である。

➡精神疾患をもつことで，地域社会との関係が希薄となり孤立している精神障害者は少なくない。そのような状況にあったとしても，精神保健福祉ボランティアとの交流の機会を通して，精神障害者の人間関係・社会関係の拡大が期待できる。選択肢 **3** の記述は上記の①と②の機能に該当しており，よって **3** は適切である。

➡精神障害者の職場開拓は専門職が行うべき役割であり，そこまでの役割をボランティアに求め

ることはできない。よって4は不適切である。

→地域包括ケアシステムにおいては，自助，互助，共助，公助が連動する地域社会の構築を目指しているが，ここでのボランティアの役割は互助に位置づけられる。地方公共団体が公的責任において実施する専門職による支援を補完する役割を，ボランティアに期待すべきではない。よって5は不適切である。

解答　2，3

問題47

ノーマライゼーションに立脚した精神保健福祉士の支援に関する次の記述のうち，**適切なもの**を1つ選びなさい。

1　一人暮らしを希望する精神障害者の服薬アドヒアランスを高めるために，心理教育の受講を促した。
2　高齢者が内科疾患で入院していた際に物忘れが始まったので，精神科病院への転院の手続きを行った。
3　家族と同居している精神障害者がグループホームで生活できるように，生活訓練を受けてみるよう伝えた。
4　精神障害者が認知の歪みを改善し適応的な行動がとれるように，認知行動療法を受けるよう勧めた。
5　発達障害者の聴覚過敏の対処のために耳栓を使用できるように，職場の了解を得た。

解説

→障害者福祉の理念を実現する社会のあり方として用いられるノーマライゼーションについて，その原理に基づく支援の内容を問うものである。

→服薬アドヒアランスとは，患者の理解，意思決定，治療協力に基づく服薬遵守のことを指す。従来使われてきた服薬コンプライアンスは，医師の指示による服薬管理という意味合いを含んでいた。しかし近年，治療は患者との相互理解の下に行っていくものであるという考えに変化してきたことが，コンプライアンスからアドヒアランスという概念の変化へとつながっている。心理教育は，疾病の理解と対処行動の改善を目的として行われ，薬物療法の重要性に関してもプログラムに取り入れることはあるが，その受講を促すことはノーマライゼーションに立脚した支援とはいえない。よって1は不適切である。

→ノーマライゼーションの原理に基づけば，内科疾患の治療を目的に入院している高齢者に物忘れが始まったとしても，そのまま同じ病棟での治療が継続できるように，例えば精神科医の併診を受けるなどの調整をすることが考えられる。よって2は不適切である。

→ノーマライゼーションとは，障害者をそのまま受け入れて，社会の側がバリアのない環境をつくり出していくという理念である。精神障害者が家族と同居しているのであれば，同居を継続していけるような環境整備を行っていくことが求められる。よって3は不適切である。

→認知行動療法は，うつ病等の気分障害，強迫性障害，社交不安障害，パニック障害または心的外傷後ストレス障害の患者に対して，認知の偏りを修正し，問題解決を手助けすることによる治療を目的とした精神療法であり，有効な心理社会療法の一つとされている。しかし，ノーマライゼーションに立脚するとすれば，認知の偏りや歪みがあったとしても，地域社会で普通に暮らせる条件を整えていくことが求められる。よって4は不適切である。

→自閉症スペクトラムなどの発達障害者のなかには，聴覚過敏をはじめ感覚過敏のある人が多いといわれている。聴覚過敏とは，耳の感覚が通常よりも過敏なために，一般の多くの人が感じ

るよりも，音が大きく聞こえてうるさく感じてしまったり，意識しないと聞き取れないような雑音や話し声なども感じ取ってしまったりするものである。聴覚過敏のある発達障害者が仕事に集中できるように，耳栓の使用を可能とするよう職場に働きかけることは，ノーマライゼーションに立脚した支援といえる。よって**5**は適切である。

解答　5

問題48

社会資源に関する次の記述のうち，**正しいもの**を1つ選びなさい。

1　インフォーマルよりフォーマルな社会資源を優先する。
2　物的より人的な社会資源を重視する。
3　精神保健福祉士自身を社会資源として利用する。
4　利用者自身が持つ能力や意欲を社会資源として活用する。
5　精神保健福祉士が決定した社会資源を使用する。

解　説

➡社会資源に関する知識を問うものである。
➡社会資源は，フォーマルとインフォーマルに分けて考えられている。フォーマルな社会資源は，公的機関や専門職による制度に基づくサービスや支援を指している。インフォーマルな社会資源は，家族・近隣・友人・民生委員・ボランティア・非営利団体など，制度に基づかない援助・支援を指す。近年は，制度に基づくフォーマルな社会資源（サービス）に偏重する傾向がみられるが，本来はフォーマル・インフォーマルにかかわらず，クライエント本人のニーズに基づいて必要な社会資源をバランスよく結びつけていくことが求められる。よって**1**は誤りである。
➡社会資源は物的と人的にも分けられる。このうち人的資源は，家族・近隣・ボランティア・専門職など，本人と直接かかわりをもつ人を資源としてとらえたものである。繰り返しになるが，社会資源はクライエント本人のニーズを充足するために活用するものであり，物的・人的のどちらを重視するかという問題ではない。よって**2**は誤りである。
➡クライエントの立場に立てば，精神保健福祉士もまた人的な社会資源であり，生活者としてのロールモデルともなり得る。そのため，常に資質向上やネットワークづくりに努めていく姿勢が求められる。よって**3**は正しい。
➡利用者自身がもつ能力や意欲は，ストレングス視点に基づくソーシャルワークの展開やエンパワメントアプローチを行うにあたって重要な要素となるが，社会資源として活用する対象としては考えられていない。よって**4**は誤りである。
➡社会資源の活用にあたっても，自己決定の原則は貫かれなければならない。クライエント本人のニーズに照らして必要と考えられる社会資源に関しては，精神保健福祉士による提案や丁寧な説明が必要であるが，最終的に活用するかしないかを決定するのはクライエント本人である。よって**5**は誤りである。

解答　3

(精神保健福祉の理論と相談援助の展開・事例問題1)

次の事例を読んで，**問題49**から**問題51**までについて答えなさい。
〔事　例〕
　P市の保健福祉センターに勤務するJ精神保健福祉相談員（精神保健福祉士）の下に，Kさん（18歳，男性）の母親が相談に訪れた。一人息子のKさんが大学に入学したものの，「大学に行く気になれない」と言って自室にひきこもるようになったという。母親が大学に行くように言っても，Kさんは，「構わないでほしい」と言うばかりで，何度も言うとイライラして声を荒げるため，らちが明かない。父親は，「お前が甘やかして育てたから，弱い性格になってしまった。放っておけばよい」と言うので，夫婦で言い合いが繰り返された。母親は相談できる相手もいなく途方に暮れていたところ，たまたまP市の広報で精神保健相談について知ったという。母親によると，Kさんは元々人との交流が苦手で友達は少なく，家で読書をして過ごすことが多かった。中学生の頃には同級生にいじめられたと言って登校できない時期があった。今回は大学を休み始めた直後，「初日のガイダンスの時，どの教職員も自分の方だけを見て話をした。教職員と学生が話し合っている内容や素振りから，みんなが共謀して自分のことを監視していることが分かる」と話した。こうしたことから，母親はKさんがこのまま大学に行けなくなるのではないかと，とても心配し，最近は夜もよく眠れないほどであるという。（**問題49**）
　J精神保健福祉相談員は母親からさらに詳しく事情を聞いた上で，今後の対応について提案を行った。（**問題50**）
　その翌日の午後，母親からJ精神保健福祉相談員に電話があった。「私が昨日保健福祉センターに相談に行ったことを息子が知り，『自分のことを相談するなんて聞いていなかった。どんな相談をしたのか』と強く聞いてくるのです。私はうまく答えられなくて困ってしまったので電話しました。今，息子が私のそばにいるので直接話してほしい」と依頼された。（**問題51**）

問題 49 この時点で，J精神保健福祉相談員が最も留意すべきこととして，**適切なもの**を1つ選びなさい。

1 Kさんが対人関係のストレスから不登校を繰り返す人であること。
2 Kさんが精神疾患に罹患している可能性があること。
3 母親の過保護がもたらした親子関係の問題があること。
4 Kさんが大学に通学しないことで顕在化した夫婦の問題があること。
5 Kさんが大学に通学しないことに対し，母親が過剰に反応していること。

解 説

→精神保健福祉相談員は，精神保健福祉法第48条に規定された職員であり，精神保健福祉センターおよび保健所その他これらに準ずる施設において，精神保健および精神障害者の福祉に関する相談に応じ，精神障害者および家族等その他の関係者を訪問し，必要な指導を行う。都道府県知事または市町村長が，精神保健福祉士そのほか政令で定める資格を有する者のうちから任命する。

→行政機関における精神保健福祉相談では，精神疾患を疑っていたり，精神科受診が必要か悩んだりしている本人や家族，関係者から相談を受けることもある。相談員は，相談内容や経過を整理しながら，心の健康の危機となる出来事を確認し，心理・社会的不適応や精神疾患の有無の可能性を念頭に置きながら面接を進めていくことになる。そのため，精神疾患に関する基本的な知識を習得しておく必要がある。

→Kさんは大学を休み始めた直後，教職員が「自分の方だけを見て話をした」「みんなが共謀して自分のことを監視している」と話していたと書かれている。こうした発言から推測できるのは，精神疾患のために思考内容の異常が生じている可能性である。自分が他人から見られているという注察妄想は，感覚が病的に過敏になることで出現する場合がある。Kさんが精神疾患に罹患している可能性がないか，情報収集をしていく必要がある。最も留意すべきこととして選択肢2はふさわしく，よって2は適切である。

→そのほかの選択肢に関しては，面接を進め情報を整理した時点で，課題として浮かび上がってくる可能性はあるが，この時点で最も留意すべきこととまではいうことができない。

→ここで注意しておくべきことは，相談員はあくまで精神保健福祉士として面接を行っているのであり，医師のように診断をする立場にはないことである。あくまで，クライエントが抱える生活問題を，個人と環境の相互作用によって起こるものと認識し，クライエントとのかかわりを大切にして，課題解決のプロセスを共に進めていく必要がある。

解答　2

（文献）
1）福祉臨床シリーズ編集委員会編：精神保健福祉の理論と相談援助の展開Ⅱ．弘文堂，2012．
2）精神保健福祉士養成セミナー編集委員会編：精神医学―精神疾患とその治療．第6版，精神保健福祉士養成セミナー①．へるす出版，2017．
3）全国精神保健福祉相談員会編：精神保健福祉相談ハンドブック．中央法規出版，2006．

問題 50

次の記述のうち、J精神保健福祉相談員が行った提案として、**適切なもの**を1つ選びなさい。

1 「ご両親そろって一緒に相談したいと、お父様にお伝えください」
2 「保健所から移送制度の説明を受けてください」
3 「民間の相談機関が主催する、親子のコミュニケーションの在り方を勉強する研修に参加してください」
4 「大学の担当者に、必要な環境調整を依頼してください」
5 「精神保健福祉センターに、ひきこもりの人の家族会を紹介してもらってください」

解説

→ この設問では、J精神保健福祉相談員がKさんの母親にどのような提案をすることが適切なのかを問われている。初回面接で相談者から得た情報に基づき、大枠の援助方針を立てるインテークについて理解できているかを確認する設問である。

→ 母親の話から、Kさんはひきこもっていて精神疾患に罹患している可能性があること（問題49）、しかし、父親は母親の育て方のせいだと考え、夫婦で言い合いを繰り返していることがわかった。また、母親には相談できる相手がおらず、Kさんのことが心配で最近は夜もよく眠れないほどであることもわかった。

→ このままの状況が続けば、母親も体調を崩してしまい、Kさんに必要な支援ができなくなってしまうことも予測される。そこで、援助方針の大枠として、Kさんの援助のために父親にも理解と協力を得られるよう提案することがふさわしい。よって1は適切である。なお、Kさんが病院を受診し、入院治療の必要があるにもかかわらず本人の同意が得られない場合には、医療保護入院となる可能性も考えられる。その場合は、Kさんが18歳であるため、民法上の親権の共同行使の規程に従い、原則として父母双方の同意を要するとされている。

→ 移送制度は、精神保健福祉法第34条に規定されたもので、実際の実施状況については各自治体による差が大きい。しかし、この制度は行動制限の一つであると考えられ、緊急避難的に行うものであるため、事前に十分な調査を行い、制度の適用について適切に判断することが求められている。初回相談で、Kさん本人にも会わない段階でこの制度の利用を検討することはふさわしくない。よって2は不適切である。

→ 母親は、Kさんがこのまま大学に行けなくなるのではないかと心配して相談に来所したのであって、親子のコミュニケーションについて学ぶことを希望しているわけではない。「研修に参加してください」という提案はそもそも不適切であるうえに、仮に母親からの希望があったとしても、民間の相談機関が主催する研修には費用がかかることが予想されるため、費用などについての情報提供が不十分である。よって3は不適切である。

→ 現在は、キャンパスソーシャルワークとして、ソーシャルワーカーが学生を支援する大学も増加してきている。Kさんが大学生活を継続するにあたっては、確かに環境調整が必要になるかもしれないが、J精神保健福祉相談員はKさん本人とまだ会っておらず、この段階では本人の意向を確認していない。よって4は不適切である。

→ ひきこもりの人の家族会は、グループ活動を通じて親同士で思いを分かち合い、さまざまな工夫を共有し合える仲間との語り合いで支えられるという意義が大きく、親の精神的な安定が、子どもの状態の改善に役立つ可能性を高めるといわれている。家族が希望すれば、精神保健福祉センターからひきこもりの人の家族会を紹介してもらうことは可能であろうが、仮に家族からの希望があったのであれば、精神保健福祉センターにどこまで情報を伝えていいかなどにつき、十分に話をするべきである。よって5は不適切である。

精神保健福祉の理論と相談援助の展開——161

解答　1

(文献)
1) 日本精神保健福祉士養成校協会編：精神保健福祉に関する制度とサービス．第4版，中央法規出版，2015．
2) 厚生労働省科学研究費補助金こころの健康科学研究事業：思春期のひきこもりをもたらす精神科疾患の実態把握と精神医学的治療・援助システムの構築に関する研究．2007．
3) 厚生労働省社会・援護局：障精発0124第1号；医療保護入院における家族等の同意に関する運用について．2014．

問題51　この場面でのJ精神保健福祉相談員の最初の対応として，**適切なもの**を1つ選びなさい。

1　Kさんと電話口で直接話すことは控え，母親に，「相談内容はお母さんから隠さずに伝えることが大切です」とアドバイスする。
2　Kさんに電話を代わってもらい，「お答えするには，個人情報保護の観点から，手続きをとる必要があります」と話し，手続きの方法を伝える。
3　Kさんに電話を代わってもらい，「あなたの承諾なく，あなたのことに関してお母さんから相談を受けましたが，不適切でした」とわびる。
4　Kさんに電話を代わってもらい，母親と話した内容には触れず，「あなたのことが心配なので一度お会いしたい」と面会を希望する。
5　Kさんに電話を代わってもらい，「あなたのことも含め，お母さんのいろいろな心配事について相談に乗りました」と回答する。

解　説

➡精神保健福祉相談は，家族から持ち込まれる場合も多い。しかし，その場合の相談者は家族であるから，相談者である家族を主体として，問題の整理と解決方法の検討を考える必要がある。問題を感じ，その問題を解決しようとした人に焦点を当てて，精神保健福祉士は相談対応をする。
➡J精神保健福祉相談員はKさんについても情報収集を行ったが，それだけでなく相談者であるKさんの母親が，Kさんのことを心配して夜も眠れず相談相手がいなくて困っていたことに関する相談にも乗っている。今回の相談者は母親で，相談内容は母親のものであり，母親の心配の一つがKさんのことである。このことを踏まえて対応を考える必要がある。
➡今回，Kさんは母親に「どんな相談をしたのか」と聞いており，相談者である母親からはKさんと「直接話してほしい」と依頼されているので，J精神保健福祉相談員は上記の原則を踏まえて，選択肢5のように対応することがふさわしい。よって5は適切である。
➡この場面では，母親がKさん本人にうまく対応できずに困って，J精神保健福祉相談員に助けを求めてきている。母親からKさんに直接相談内容を伝えることも大切であるが，伝えることが難しいと母親が感じているのであれば，母親とKさんの間に入り，2人が話し合える環境を整えることが必要である。よって1は不適切である。
➡自己情報開示請求を行う場合には，所定の手続きをとる必要がある。その手続きは各自治体で定められており，自己情報の開示請求があればP市の条例に基づき対応していかなければならない。しかし，今回の相談者はKさんの母親でありKさん自身ではないため，情報開示請求が

あっても今回の相談記録のすべてを開示できるとは限らない。Kさんの求めている「どんな相談をしたのか」教えてほしいという希望に応じられるかは不明であり、よって**2**は不適切である。

➡ 前述のとおり、今回の相談者は母親であり、母親の相談内容にKさんのことが含まれているのであって、母親はKさんのことだけを相談したわけではない。また、ここで不適切であったと詫びると、母親とKさんの関係にも支障をきたし、必要な援助ができないおそれがある。よって**3**は不適切である。

➡ J精神保健福祉相談員が、Kさんと会って話をし、Kさんの困っていることや課題について一緒に考えることは、援助として望ましい。しかし、設問場面では、Kさんは母親が「どんな相談をしたのか」を知りたいと訴えているのに、それにはまったく応じていない。相談内容は伝えないまま「心配なので」と伝えると、Kさんは余計に何が話されたか不安になるであろう。よって**4**は不適切である。

解答　**5**

〔文献〕
1）柏木　昭編著：新・精神医学ソーシャルワーク．岩崎学術出版社，2002．

(精神保健福祉の理論と相談援助の展開・事例問題2)

次の事例を読んで，**問題52から問題54まで**について答えなさい。
〔事　例〕
　Lさん（62歳，男性）は幼い頃に両親を亡くし，20歳代前半で統合失調症を発症した。精神科病院の入院を何度か経てQ市のY救護施設に入所してから，既に20年が経過している。Lさんは目立った症状もなく，施設の日課に沿って生活し，料理プログラムでは手際の良さを見せた。一方，プログラムとして食材の購入に出かけた際に，購入リストにある食材が見つからなくても店員に尋ねることができないことが目立った。また，プログラム以外では自室で好きな音楽を聴いて過ごすことが多く，他の利用者との交流はほとんどなかった。Y救護施設のM生活指導員（精神保健福祉士）は，Lさんには地域で暮らす力があると思い，面接を重ねた。そして，Lさんが面接に慣れてきた時点で，今後の希望や地域で暮らすことについて投げかけてみた。しかし，Lさんは，「施設を出て生活するなんて考えたこともない」「外の人はみんな冷たい」「特にしたいこともない」と言うばかりだった。（**問題52**）
　ある日，M生活指導員は，長期入院を経てアパートで暮らすピアサポーターを施設に招き入所者との懇談会を開催した。懇談会に参加したLさんは，ピアサポーターの話を真剣な面持ちで聞き入っていた。（**問題53**）
　その後，Lさんは漠然と地域で暮らしたいと思うようになり，面接でその思いを表現するようになった。そこで，M生活指導員はLさんの思いを実現するために，Y救護施設が確保したアパートの空き室での宿泊体験を提案した。宿泊体験の結果，Lさんは買物やゴミ出しがうまくできないこと，お金を計画的に使うのが難しいこと，日常の小さな困りごとを相談できる人がそばにいないと不安を感じることが分かった。
　M生活指導員は，Lさんが施設を退所し，地域での生活に必要な支援体制を整えるべく，関係者に呼びかけてケア会議を開催した。（**問題54**）

問題 52 この時点の M 生活指導員の L さんに対する働きかけとして，**適切なもの**を 1 つ選びなさい。

1 「一人で自炊ができるよう，プログラムの回数を増やしてみませんか」
2 「周りの人の目は気にしないで，もっと一人で外に出かけると良いですよ」
3 「L さんの好きな歌手のコンサートがあるので，一緒に行きませんか」
4 「人とうまく会話できるよう，SST で練習しましょう」
5 「グループホームの利用に向けて，具体的な計画を立ててみませんか」

解　説

→この時点で M 生活指導員が行う支援は，L さんの語りに耳を傾けることである。なぜ彼が「施設を出て生活するなんて考えたこともない」「外の人はみんな冷たい」「特にしたいこともない」と言うのか，L さんの立場に立って，その理由を考える。どうしても理解できないことについては，直接 L さんに質問することも必要である。

→この時点で L さんは，施設を退所することを希望していない。「一人で自炊ができる」ことの向こうに見える「退所」が本人の目標になっていない以上，M 生活指導員の提案は，本人にとっては支援の押し付けにすぎない。よって 1 は不適切である。

→精神保健福祉士は，クライエントが感じていることを否定したり，症状として理解したりするのではなく，彼らがそのように感じていることをかたわらにいて認めることが必要である。そのうえで精神保健福祉士は，クライエントの気持ちに思いを馳せ，その気持ちに共感したうえで，つらさを乗り越えるための方法を彼らと共に検討していく。選択肢 2 では，M 生活指導員は「周りの人の目は気にしないで」と L さんの気持ちを受け止めていない。そのため，その後の提案も本人の気持ちに適したものとなっていない。よって 2 は不適切である。

→L さんには「好きな音楽がある」。この関心というストレングスは，本人がより高い満足感を得る生活を目指す際の動機づけを支える。そのきっかけを作る意味でも，コンサートに一緒に行くことを提案することは適切である。また，ストレングス視点に基づく支援では，支援者の所属する事業所内で支援するのではなく，レストランや公園などで支援を行うことが推奨されている。よって 3 は適切である。

→この事例文では，L さんが「人とうまく会話できるようになりたい」と希望したとは書かれていない。L さんが希望していないにもかかわらず，M 生活指導員が「人とうまく会話できるよう」にと提案することは，できないことに焦点化する欠陥モデルで L さんを理解していることを意味する。クライエントのできないことへの焦点化は，結果的に，できないことを指導してできるようにする支援者側の力を強めてしまう。そのため，相互主体的なかかわりを大切にする精神保健福祉士の支援としてふさわしくない。よって 4 は不適切である。

→支援過程の監督者はクライエントである。L さんがグループホームの利用を希望していない以上，グループホーム利用に向けた計画を立てることはできない。よって 5 は不適切である。

解答　3

問題 53 この場面でM生活指導員がピアサポーターに期待した役割として、**適切なもの**を1つ選びなさい。

1 利用できる障害福祉サービスの内容を説明してもらう。
2 一人暮らしをするための技能を教示してもらう。
3 地域で暮らすことの大変さを具体的に話してもらう。
4 退所後のアパート暮らしが想像できるように語ってもらう。
5 施設で依存的な生活を続けないよう諭してもらう。

解説

➡ ピアサポーターの役割は、同じような症状や問題、環境を体験する人が、その体験を活かし、被支援者との対等な関係性のなかで、仲間として支えることである。

➡ 利用できる障害福祉サービスの内容を説明することは、福祉専門職の役割である。よって1は不適切である。ピアサポーターは、実際に障害福祉サービスを利用した経験に基づいて、障害福祉サービスの使い方や事業所の選択など具体的な情報を提供することができる。

➡ 人は、一人ひとり生活の仕方が異なり、一人暮らしのために求められる能力も人により異なる。また、住む地域によっても、必要となる生活能力は異なってくる。ピアサポーターの有する技能は、ピアサポーターが一人暮らしをするにあたり必要な技能であり、必ずしもLさんに必要な技能とはいえないであろう。よって2は不適切である。

➡ これから具体的に一人暮らしをする人が対象であれば、地域で暮らすことの大変さを具体的に知ることは、一人暮らしの準備という点からすれば意味がないとは言い切れない。ただし、その際も大変さだけでなく、楽しさなども併せて伝えなければ、意欲を減退させるだけに終わってしまう。加えて、Lさんは一人暮らしに不安を抱えている。その人に対して一人暮らしの大変さを具体的に伝えてしまえば、不安を高めてしまう可能性が高い。この時点のLさんの気持ちを考えれば、選択肢3はふさわしいとはいえまい。よって3は不適切である。

➡ ピアサポーターに、退所後のアパート暮らしの様子を具体的に語ってもらうことで、Lさんが一人暮らしについて感じていた漠然とした不安のいくつかが解消される可能性がある。また、ピアサポーターに一人暮らしの楽しさなどについて語ってもらうことができれば、Lさんのなかで、一人暮らしをしてみたいという気持ちが盛り上がってくる効果も期待できる。よって4は適切である。

➡ Lさんは、誰かに諭されるような悪いことや間違ったことは何ひとつしていない。そのため、ピアサポーターに限らず、誰かに諭される必要はない。よって5は不適切である。なお、「依存」を否定する考えは、依存的自立を否定し、障害者や高齢者の「生」自体を否定する価値観につながりかねないことを述べておきたい。

解答 4

問題54 次の記述のうち、M生活指導員がケア会議で出席者に提案した現時点での支援計画として、**適切なもの**を2つ選びなさい。

1. 居宅介護事業者が、家事に関わる援助を行う。
2. 基幹相談支援センターが、成年後見制度利用支援事業を開始する。
3. 相談支援事業者が、身近な日常生活の相談を担う。
4. 就労移行支援事業者が、就労に向けた訓練を行う。
5. 生活保護の担当者が、住宅入居等支援事業を開始する。

解説

➡ 支援過程の監督者は、クライエントである。この事例でいえば、Lさんが支援過程の監督者であるため、ケア会議を開催するのであれば、Lさん本人が参加することが原則となる。また、支援計画は、クライエントの意向を中心に決定される。クライエントの意向を抜きにして問題点への対応策ばかりに偏った支援計画は、利用者からすれば窮屈な「障害者包囲網」となる[1]。この事例文では、Lさんの意向が一切書かれていないため、正答を導くことが困難と言わざるを得ない。

➡ 宿泊体験の結果、Lさんには、買物やゴミ出しに課題があるとM生活指導員は評価した。しかし、その評価は、あくまでも救護施設が確保しているアパートにおいてのLさんの課題である。ゴミの出し方は、住む場所により大きく異なる。常にゴミを出せるゴミ置き場が確保されている住居もあれば、指定された時間に、指定された場所にしか出せない住居もある。ゴミの分別が厳しい地域もあれば、厳しくない地域もある。住まいが決まらないかぎり、個人の課題として決めつけることはできない。買物も同様で、実際に住む場所によって課題となることは異なってくる。選択肢1は、生活感のない、個別性を軽視した画一的なアセスメントに基づく提案と言わざるを得ない。しかし、他の選択肢が明らかに不適切であることと、「提案」ということは、その提案の採否はLさん自身に任されていると解することで、1を適切であるとする。

➡ Lさんは金銭管理が苦手のようではあるが、自分の思いをM生活指導員に伝えるなど、判断能力は十分に有していると考えられる。よって、成年後見制度の利用を前提とする選択肢2はふさわしくない。よって2は不適切である。

➡ Lさんは、小さな困りごとを相談できる人がそばにいないと不安を感じる。そのため地域生活を行ううえで、相談できる人とつながっておくことが、本人の安心につながると考えられる。したがって「相談支援事業者が、身近な日常生活の相談を担う」とする選択肢3は、提案としてはふさわしい。よって3は適切である。

➡ Lさんが一般就労を目指しているとは一言も書かれていない。選択肢4では一般就労を目指す就労移行支援事業の利用を提案しており、よって4は不適切である。

➡ 住宅入居等支援事業は、障害者総合支援法に基づくサービスであるため、生活保護の担当者がサービスを提供することはできない。よって5は不適切である。

解答　1、3

(文献)
1) 佐藤光正：ケアマネジメント．精神科臨床サービス，8(4)：26-29，2008．

(精神保健福祉の理論と相談援助の展開・事例問題3)

次の事例を読んで，**問題 55 から問題 57 まで**について答えなさい。
〔事　例〕
　A精神保健福祉士がキャンパスソーシャルワーカーとして勤務するZ大学の地域で，震度6強の地震が発生した。Z大学の構内には大きな被害がなく，地震発生当日から出勤可能な教職員による建造物の確認や，学生への連絡が始まった。A精神保健福祉士も出勤可能であったため，日頃から相談を受けていた学生たちに連絡を取った。(**問題 55**)
　地震発生後1週間で大学は再開し，A精神保健福祉士の所属する学生支援センターでは，学生の長期的支援の必要性からメンタルサポートチームを立ち上げた。チームはA精神保健福祉士に加え，大学に籍を置く医師（精神科医），保健師，臨床心理士がメンバーとなり，活動を開始した。(**問題 56**)
　その後，A精神保健福祉士は，地震前から欠席が多く，これまで支援してきたBさん（19歳，男性）に連絡を取った。今回の地震によりBさんと両親の住む自宅は半壊し，避難所に家族と一緒に身を寄せていた。面談はBさんと母親の希望もあり，避難所の空きスペースを使い，両親同席のもと行われた。Bさんはやや疲れた様子であったが，現状を丁寧に話した。面談の中で，父親が被災前からうつ病を患っていたことが分かった。父親は職場の上司によるパワーハラスメントから病気を発症し，入院，休職した。退院後は通院し，服薬を継続していた。ところが今回の地震により，通院先だけでなく近隣の病院も被災し，医療が受けられず，薬が手に入らない状況である。Bさんと母親は，最近眠れずに表情も乏しい父親を心配していた。父親は，「もうだめだ」「何も考えられない」とA精神保健福祉士に言った。(**問題 57**)

問題 55 この時点のA精神保健福祉士による対応として，**適切なもの**を1つ選びなさい。

1 近隣のボランティアセンターで，ボランティア登録を行うよう促す。
2 防災計画を立案するため，被災時の状況について質問する。
3 不安や悲嘆感情を引き出しつつ，吐露できるようにする。
4 安全な生活環境を確保できているかを確認する。
5 地震により諸症状が悪化するため，カウンセリングを勧める。

解 説

➡ 災害時の支援に関する設問である。災害時には，通常時とは異なる支援が必要であり，かつ災害発生から時間が経過するに従い，支援内容が変化していく。2011（平成23）年の東日本大震災，2016（平成28）年の熊本地震と，近年大きな地震が続いており，精神保健福祉士にとって災害時の対応に関する知識は必要不可欠なものとなっている。

➡ 災害発生時，社会福祉協議会は災害ボランティアセンターを開設する。災害ボランティアへの参加を希望する場合は，事前に災害ボランティアセンターに連絡したうえで，ボランティア登録を行う。なお災害発生直後は，社会福祉協議会も初期対応に注力せざるを得ず，そのような時期に学生が大挙してボランティアセンターを訪れれば，ボランティアセンターに余計な仕事を増やすことになる。よって1は不適切である。

➡ 災害発生時には，まずは被災者に対する直接支援を行うことを優先しなければならない。防災計画を立案するために聴き取りを行うとする選択肢2はふさわしくない。よって2は不適切である。また，大学などの教育機関は，地域住民の避難先となっている場合が多く，多様な設備，人材を有していることからも，被害を免れているのであれば，積極的に被災者を受け入れなければならない。

➡ 災害発生直後，被災者は，過度な興奮の後，フラッシュバックや感覚の麻痺などを体験する。また，そうした異常な状況を乗り越えるために，被災者のなかには高揚感を感じ，活動的になる人も多い。このように，この時期は過覚醒状態（不安，不眠，怒り等）になる被災者が多いため，精神保健福祉士も安全，安心，安眠の確保を優先する。心理的な相談は安全，安心，安眠の確保ができた後に行う。よって「不安や悲嘆感情を引き出しつつ，吐露できるようにする」という3は不適切である。

➡ 災害発生直後は，現実的な問題への対応が最優先する。そのため，被災している学生が「安全な生活環境を確保できているかを確認する」ことが必要である。よって4は適切である。

➡ 地震発生直後には，安心してカウンセリングできる時間や場所を確保できない可能性が高い。カウンセリングを勧める前に，学生の不安を受け止め，まずは大学で提供できる支援を行う。よって5は不適切である。

解答　4

問題 56 この時点の A 精神保健福祉士の対応として，**適切なもの**を 1 つ選びなさい。

1 災害時であっても，学生の了解を得て情報を提供する。
2 主治医がいる学生への支援は，サポートチームの対象外とする。
3 被災した学生や教職員への医療行為も担う。
4 記録用紙は，精神保健福祉士が専用で使用していた様式を用いる。
5 アウトリーチ支援よりも，通学を再開した学生に対する支援を優先する。

解 説

➡急性ストレス反応は，災害が発生してから 2～3 日のうちに消失していくが，その期間を超えてもフラッシュバック，麻痺，回避，過覚醒のような症状がみられれば，急性ストレス障害（ASD）の可能性が考えられる。この時期は，もともと学生支援センターが支援していた学生のみならず，災害により精神症状を有するようになった学生や近隣住民などに対しても，必要に応じて支援を行わなければならない。

➡秘密保持義務は，精神保健福祉士に課せられた責務である。たとえ災害時であっても，他機関に情報提供を行う場合，原則として学生に了解を取らなければならない。よって 1 は適切である。

➡地震のような災害時には，医療機関が機能しなくなっている場合も多い。阪神・淡路大震災，東日本大震災，熊本地震においても，多くの精神科医療機関が被災し，診療ができなくなった。たとえ主治医がいたとしても，状況に応じてサポートチームが支援を行う必要がある。よって 2 は不適切である。

➡精神保健福祉士は福祉専門職であり，医療専門職ではないので，法律的にも技術的にも医療行為を提供することはできない。よって 3 は不適切である。

➡多職種からなるサポートチームで支援を行う場合は，どの職種も使える共通の記録用紙を使用すべきである。よって 4 は不適切である。ただし，災害が発生した状況でフォーマットの選択に時間をかけるべきではなく，事前に統一したフォーマットを作成できていないのであれば，書式にこだわらず臨機応変な対応を行うことも必要である。

➡通学を再開した学生に対する支援も必要であるが，大学に通学できなくなった学生に対する支援も必要である。被災者は，通常の生活が送れなくなるなかで，生きるための現実的対応に迫られていたり，多くの人が困っているなかで，自分だけがケアを受けることをためらったりするために，自ら支援を求めることはまれである。学生が受け入れてくれるのであれば，サポートチームでアウトリーチ支援を行うことも必要である。よって 5 は不適切である。

解答　1

問題 57

この時点のA精神保健福祉士による対応として、**適切なもの**を1つ選びなさい。

1 父親に大学へ相談に来るよう伝える。
2 避難所を担当している災害派遣精神医療チーム（DPAT）につなげる。
3 父親に労災認定請求の方法を教える。
4 家族全員で自宅に戻るよう促す。
5 避難所でBさんと母親に家族心理教育を行う。

解説

➡ Bさんの父親は、通院先だけでなく近隣の病院も被災したために、うつ病の治療薬を処方してもらうことができず、服薬を中断せざるを得ない状況に陥っている。この時点で父親には、医師の診察を受け、服薬を再開できるようにすることが必要であると考えられる。選択肢1では「大学へ相談に来るよう伝える」としており、対応としてふさわしくない。よって1は不適切である。

➡ 通院先も近隣の病院も被災しているBさんの父親に対しては、既存の精神医療サービスでは対応できない状況にあると考えられる。このような状況の場合、災害によって障害された既存の精神保健医療システムの支援や、災害によって新たに生じた精神的問題をかかえる一般住民への対応を行う「災害派遣精神医療チーム（Disaster Psychiatric Assistance Team；DPAT）」が派遣される。DPATは、精神科医や看護師などから構成されたチームで、Bさんの父親のように、薬の入手困難な患者への投薬や症状の悪化への対応などを行う。DPATにつなげるとする選択肢2は対応としてふさわしい。よって2は適切である。

➡「何も考えられない」と言っている相手（Bさんの父親）に対して、仮に労災認定の方法を伝えたとしても、相手が労災認定の手続きをしようという気持ちになるとは考えられない。精神保健福祉士は、相手の立場に立ち、その思いを理解しようと努めなければならない。「労災認定請求の方法を教える」という対応は、被災し、服薬ができず、「もうだめだ」と思っているBさんの父親の立場に立っているとはいえない。よって3は不適切である。

➡ 東日本大震災や熊本地震でも、本震以外に大きな規模の余震が繰り返し起こっていた。半壊状態の自宅に戻るように促すことは、Bさん家族の命を危険に曝すような助言である。また、被災した自宅に帰ることで、フラッシュバックの症状が出てくる可能性もある。よって4は不適切である。

➡ Bさんと母親も被災者であり、2人は不自由な避難所生活を送りながらも、父親を懸命にサポートしている。そうした状況でも頑張っている2人の思いを受け止め、必要な支援を共に考えることから始めなければならない。本事例において、選択肢5では「家族心理教育を行う」とされており、よって5は不適切である。ただし、被災者は平常とは異なる心理状態に陥るため、心理的にどのような変化が起き、どのような対応が必要で、どのような支援を受けられるのかについて、心理教育を行うことは有効であるといわれている。

解答　2

（精神保健福祉の理論と相談援助の展開・事例問題4）

次の事例を読んで，**問題58**から**問題60**までについて答えなさい。
〔事　例〕
　Cさん（35歳，女性）は18歳で統合失調症を発症，入院を経験しながらも農業大学校卒業後，父が代表の農業法人で果実加工部門を担当している。4年前に農業高校教員と結婚，両親と同居し，1歳6か月の娘がいる。妊娠中から再発や育児と仕事の両立の不安を語っていたが，家族や通院先のD精神保健福祉士の支援のほか，母親教室で再会した高校時代の友人Eさんとの交流にも支えられてきた。
　昨年4月父が急死し，その後外来受診が増えた。「育児にも仕事にもほとんど手がつかない」「あまり眠れないし，もう何もかも放り出したい」などと訴えるので，D精神保健福祉士は面接と訪問の回数を増やした。（**問題58**）
　昨年6月，「もう疲れた，休みたい」と任意入院したが，入院中に何度も面会に来てくれたEさんの支えもあり，9月には退院した。
　農業法人は，今年4月から夫が代表を務めてくれることになり，Cさんは自分の将来について考えられるようになった。そんな時，病院を退職しソーシャルワーカー事務所を開業していたD精神保健福祉士からCさんとEさんにお茶会の誘いがあった。「子育ての悩みを話そう」というものだったので，二人は喜んで参加した。その場では，D精神保健福祉士も自身の子育てや仕事に関する悩みを打ち明けたので，CさんもEさんも日頃の思いを存分に話すことができた。D精神保健福祉士は，「自分たちと同じように，悩みがあっても相談できない親たちは多いだろう。父親も含めて，親たちが地域で気軽に交流できる緩やかなつながりを作りましょう」と二人に働きかけた。（**問題59**）
　しかし，D精神保健福祉士は準備を続けるうちに，自分の立場が，専門職としての活動なのか当事者としての思いなのか戸惑い，相談したいと考えた。（**問題60**）

> **問題 58** 次のうち，D精神保健福祉士が用いたアプローチとして，**適切なもの**を1つ選びなさい。
>
> 1　問題解決アプローチ
> 2　行動変容アプローチ
> 3　心理社会的アプローチ
> 4　課題中心アプローチ
> 5　危機介入アプローチ

解説

➡本事例は，こころの病をもつ人を含め，地域に暮らす人々と長期的にかかわる精神保健福祉士が，ソーシャルインクルージョンの視点から福祉的ニーズをとらえ，どう支援していくことができるかを問うている。本事例の正答を導き出すためには，精神疾患を抱えた人の状況を見極め，それに応じて適切な介入が選択できる判断力，地域福祉実践に関する全般的知識，精神保健福祉士が自分自身の課題に直面する際に求められる対処についての理解が必要となる。

➡問題58の状況では，Cさんは，父親の急死をきっかけに，不眠・集中力の低下・意欲低下の状態を呈している。病状の再燃が懸念される状況下で，最も適切な介入方法を選択できるかが問われている。

➡問題解決アプローチとは，病理よりも社会生活に着目し，利用者の問題解決への動機づけや対処能力を高めることにより，利用者自身が主体的に問題解決に取り組めるよう支援することを目的とする。現時点では，Cさんには不眠や意欲低下といった症状が出てきており，問題に直面するための動機も対処能力も一時的に低下している。精神疾患の再燃が懸念される現時点では，Cさんの病状に着目し，再発しないよう働きかけることも必要と判断される。よって1は不適切である。

➡行動変容アプローチは学習理論に基づき，人は学習することによって，認知や行動をセルフコントロールできる存在であるという認識に基づく。具体的には，学習を通じて，本人が獲得したいと望む認知・行動を強化，あるいは不適切と考える認知・行動を消去することにより，その人の抱える課題を解決していく。問題58の状況では，Cさんが獲得・消去したいと希望する行動が具体的に特定されておらず，現時点での介入法としてはふさわしくない。よって2は不適切である。

➡心理社会的アプローチとは，個人と環境の相互作用が円滑に行われるよう，個人の対処能力を高めるような心理的側面に対する支援を行うと同時に，個人を取り巻く環境側の応答性を高めるような社会的な働きかけを行うことによって，問題解決を試みる援助法である。現時点では，これまで体験したことのない大きなライフイベント（父親の急死）により生じるCさんへのストレスは非常に大きく，心理社会的アプローチのみの支援では，Cさんの急激な変化に対応できない可能性がある。選択肢3は最もふさわしい選択肢であるとは言い難く，よって3は不適切である。

➡課題中心アプローチとは，利用者が自ら解決したいと考える課題を具体的に設定し，課題解決のために必要な小目標を達成していくことによって，段階的に課題を解決していく方法である。現時点でのCさんには，自ら解決したい課題があり，それをD精神保健福祉士に相談している状況とは読み取れない。よって4は不適切である。

➡危機介入アプローチとは，これまでの対処能力では対応できないような危機的状態に置かれている人に対して，その状況からできるだけ早く回復できるよう，専門家が早期に，積極的に介入する援助方法である。父親の急死により，現時点でCさんは大きな喪失感や悲しみに直面し

ているだけでなく，環境も急変している状況である。Cさんは不眠や意欲低下など，病状の再燃が懸念される状態にあり，これまで培ってきた対処能力が発揮できない危機的状況に置かれていると判断される。精神保健福祉士としては，病状の悪化を防ぐため，なるべく早期にCさんとの接触頻度を上げ，積極的に介入する必要がある。よって5は適切である。

解答　5

問題 59 次のうち，D精神保健福祉士が用いた方法として，**正しいもの**を1つ選びなさい。

1　コミュニティ・ディベロップメント
2　コミュニティ・ビジネス
3　ソーシャル・ウェルフェア・プランニング
4　ソーシャルアクション
5　ソーシャルサポートネットワーク

解説

➡ 本設問は，Cさんが住まう地域の福祉的な課題があると推測した精神保健福祉士が，その課題にどのように取り組んでいくべきかについて問うている。本設問を解答するためには，地域福祉に関連する用語の意味を理解しておく必要がある。

➡ 選択肢1のコミュニティ・ディベロップメントとは，地域に住まう住民が目的意識をもって集まり，個人や地域そのものが抱える問題を明らかにし，地域の社会資源を活用しながら，自発的に問題解決していく取り組みを意味する。問題59の時点では，D精神保健福祉士は，Cさんの住まう地域に育児に関する課題があるのではないかと仮定している段階である。地域住民を組織化し，地域レベルで育児の問題を解決しようと取り組んでいるとまではいえない。よって1は誤りである。

➡ コミュニティ・ビジネスとは，企業的な経営方法を用いて，地域の抱える問題を解決していくことを目的とした有償方式の事業活動を意味する。現時点では，地域で交流できる場を作ろうと試みている状態で，ビジネスの手法を用いて活動していない。よって2は誤りである。

➡ ソーシャル・ウェルフェア・プランニングとは，ターゲットとなる地域の客観的なデータを収集し現状を把握したうえで，地域住民の生活課題解決や予防に取り組めるよう，その対策を具体的に数値化し，解決に向けての計画を立てるという援助法である。現時点では，支援対象となる地域の客観的データがあるとは読み取れない。また，解決に向けての具体的に数値化された目標を設定している状態ではない。問題解決のために計画を立てるという方向性もみえておらず，よって3は誤りである。

➡ ソーシャルアクションとは，地域社会や組織の構造そのものに生活課題の原因があると考え，地域住民，当事者もしくは当事者を代弁する専門家などが，公的機関や民間組織に対して，広く世論に訴えながら，新たな社会制度の創設，既存の社会制度の改善などを求めて，組織的に行う活動のことである。現時点では，問題も焦点化されておらず，地域社会などに対して具体的な働きかけは行っていない。よって4は誤りである。

➡ ソーシャルサポートネットワークとは，「地域に点在する，家族や知人，近隣住民といった自然発生的に存在する支援（インフォーマルサポート）と，病院や行政機関などによる専門的な支援（フォーマルサポート）を網目状に結びつけたもの」を意味する。地域住民が，横断的にネットワークを形成することにより，地域課題の共有化，地域での仲間づくりの促進，孤立の防止，

お互いの支え合いなどが可能になる。現時点で、D精神保健福祉士は、CさんやEさんの住まう地域住民に対して、子育てなどの悩みを抱えている人を集め、横のつながりを作ることによって、インフォーマルな支援体制を作ろうと試みている。よって5は正しい。

解答 5

> **問題60** この時点のD精神保健福祉士が相談をする相手として、**適切なもの**を1つ選びなさい。
>
> 1 農業法人の経営コンサルタント
> 2 以前に勤めていた病院の事務長
> 3 成年後見業務で連携している弁護士
> 4 職業選択に影響があった高校の恩師
> 5 元上司の精神保健福祉士

解説

→ 本設問は、精神保健福祉士として従事するなかで、自分自身の専門職としてのあり方に疑問を抱いたときの適切な対応についての知識を問われている。国家試験対策として、精神保健福祉士の倫理綱領、スーパービジョンやコンサルテーションなどの関連援助技術に関して、幅広く理解しておくことが望ましい。

→ 公益社団法人日本精神保健福祉士協会倫理綱領の倫理基準では、専門職自律の責務として、「個人的問題のためにクライエントの援助や業務の遂行に支障をきたす場合には、同僚等に速やかに相談する。また、業務の遂行に支障をきたさないよう、自らの心身の健康に留意する」と規定されている。業務を行うに当たって困難に直面した際は、速やかに適切な助言を受けることが望ましい。D精神保健福祉士が直面している課題を特定し、助言を受けるに適切な人物を考えれば、正答を導き出すことができる。

→ 問題60の時点で、D精神保健福祉士は、子育てについての悩みを抱える親同士が地域で集まり交流できる場を作ろうと準備しているところである。ここで、D精神保健福祉士は、CさんやEさんとのお茶会で、自身が困っている子育てや仕事について吐露しているが、自分自身の悩みを打ち明け共有するといった自己開示は、目的に沿って意図的に行われなければ、精神保健福祉士自身がどの立場からかかわるのかわからなくなり、支援が迷走する可能性がある。そのような状況に陥った場合は、速やかに、精神保健福祉の専門家に助言を仰ぐことが望ましい。精神保健福祉士は、適切な支援を行うために、目標と立場を明確化し、常にそれらを意識して利用者とかかわる必要がある。

→ 選択肢1の農業法人の経営コンサルタントは、仮にCさんの従事する農業法人の経営が困難になっている場合などに助言を受ける相手として最適であるが、精神保健福祉の専門家ではない。よって1は不適切である。

→ 精神保健福祉の専門家として、知識と経験がある人物が相談相手として最も適切であると考えると、病院の事務局長、弁護士、高校の恩師よりも、元上司の精神保健福祉士が最も適任と考えられる。よって、選択肢2、3、4は不適切であり、5が適切である。

解答 5

5 精神保健福祉に関する制度とサービス

[第19回]

出題傾向と対策

○『精神保健福祉に関する制度とサービス』の基本的な出題傾向をみると、精神保健福祉法を中心とする各法制度に関する問題が主である。問題61のように、入院形態による精神障害者の人権が配慮されるべき課題が、その中心となっている。ここでいう入院形態とは、自分の意思によって入院する任意入院と、都道府県知事あるいは政令指定都市市長が入院を命じる措置入院である。さらに、2014（平成26）年4月1日施行の改正精神保健福祉法では保護者制度が廃止され、医療保護入院の際の保護者の同意要件が外され、医療保護入院の患者への退院支援が制度化された。この改正により、本人の同意がなくても家族等の同意を速やかに取り、その同意に基づく入院が実施される。

○問題62では、精神保健福祉士法における罰則規定となる「第39条信用失墜行為の禁止」「第40条秘密保持義務」と、それによる「1年以下の懲役又は30万円以下の罰金に処する」と定められている点を理解しておきたい。つまり、有資格者であるからこそ職業倫理に基づき、精神障害者に対する個人の尊厳を保持するべきものであり、精神保健福祉士としての職務の誠実義務として、この領域については必ず出題されている。本設問では、精神保健福祉士の国家資格としての意味と名称独占であることや、他職種との連携ならびに地域の障害福祉サービス事業所などとの連携が求められる精神保健福祉士の業務についての理解が主となっている。また、精神保健福祉士法第41条第2項にあるように、「その業務を行うに当たって精神障害者に主治の医師があるときは、その指導を受けなければならない」こととなる。

○問題63では、障害者基本法の「定義」「差別の禁止」と、2016（平成28）年4月1日から施行された障害者差別解消法にも結びつく知識が問われている。今後は、障害者総合支援法の障害支援区分と、障害者雇用促進法・アウトリーチ事業など精神障害者を対象とした制度に着目すべきである。

○問題64は、自立支援医療に関する申請や負担が中心に問われているが、問題67のように、精神障害者の生活基盤を支えるものとしての社会保障制度に関する知識を問う設問が、おもな出題傾向にある。生活保護や障害年金の等級と、精神障害者保健福祉手帳などの経済的支援についての理解が、その課題となるであろう。

○問題65では、発達障害者や発達障害者支援センターの設置、および支援の内容に関するものが出題されているが、問題68のような相談援助にかかわる精神障害者地域生活援助事業やピアサポーターの役割、市町村や保健所業務など多岐にわたる機関と専門職による支援について問う設問が、その傾向となるであろう。

○問題66、問題70〜72のような事例問題に関しては、精神障害者のニーズをどれだけ忠実に受け止め、支援に関するアセスメントを行えるか、社会資源（物的・人的）の利用につなげられるかについての理解が問われている。

○問題69では、精神保健参与員の役割に関する出題である。更生保護制度における更生保護施設・保護観察所・保護司の役割など、社会復帰調整官の業務と役割や、医療観察法における法の概要から入院処遇および精神保健福祉士の役割が、解答を導き出すうえでの重要なキーワードとなるであろう。

[長坂　和則]

問題 61

「精神保健福祉法」に規定されている入院に関する次の記述のうち、**正しいもの**を2つ選びなさい。

1. 精神科病院の管理者は、精神障害者を入院させる場合、本人の同意に基づいて入院が行われるように努めなければならない。
2. 任意入院は、精神保健指定医の診察により、24時間以内に限り退院を制限することができる。
3. 医療保護入院は、本人の同意がなくても、家族等のうちいずれかの者の同意に基づき行われる。
4. 医療保護入院は、患者に家族等がいない場合、都道府県知事の同意により入院させることができる。
5. 措置入院は、自傷他害のおそれがあると認めた場合、警察署長の権限により入院させることができる。

（注）「精神保健福祉法」とは、「精神保健及び精神障害者福祉に関する法律」のことである。

解説

→ 精神保健福祉法における入院形態に関する設問となる。各入院形態の内容と退院制限などの特徴、書面による告知などを理解しておく必要がある。

→ 精神保健福祉法第20条において「精神科病院の管理者は、精神障害者を入院させる場合においては、本人の同意に基づいて入院が行われるように努めなければならない」と規定されている。よって**1**は正しい。精神科病院の入院に関しては、基本的に本人の同意に基づく「任意入院」によって進められるものであろう。自分自身が治療を受ける意思を最優先し、治療に関するインフォームドコンセントが実施され、それを理解したうえでの入院が重要である。

→ 精神科病院の管理者は、任意入院者から退院の申し出があった場合においては、その者を退院させなければならない（精神保健福祉法第21条第2項）。ただし、精神保健指定医による診察の結果、任意入院者の医療および保護のため入院を継続する必要があると認めたときは、同項の規定にかかわらず、72時間を限り退院を制限することができる（同第3項）と規定されている。よって**2**は誤りである。その後、症状に対し慎重に診断を実施し、任意入院の継続や医療保護入院あるいは退院などの選択肢から処遇を決定する。

→ 医療保護入院は、精神保健指定医による診察の結果、精神障害があり、かつ、任意入院が行われる状態にないと判定された者について、その家族等のうちいずれかの者の同意があるときは、本人の同意がなくてもその者を入院させることができると規定されている。家族等とは、当該精神障害者の配偶者、親権を行う者、扶養義務者および後見人または保佐人である。よって**3**は正しい。

→ 医療保護入院に関しては、家族等に該当する者がいない場合には、当該精神障害者の居住地の市町村長（特別区の長を含む）の同意がある場合にも入院させることができるとされている（精神保健福祉法第33条第2項）。よって**4**は誤りである。

→ 措置入院は、「自傷他害のおそれ」があると2名の精神保健指定医が認めた場合に、都道府県知事あるいは政令指定都市市長が行政措置として入院を命じる入院形態である。よって**5**は誤りである。また、自傷他害のおそれがあり緊急性の高い場合に、精神保健指定医1名の診断によって、72時間を限り強制的に入院させることを緊急措置入院という。

解答　1，3

問題62 精神保健福祉士法の規定に関する次の記述のうち、**正しいもの**を1つ選びなさい。

1 身体上又は精神上の障害のある者の介護を行う。
2 信用失墜行為の禁止の義務がある。
3 業務独占の国家資格である。
4 医療保護入院者等の行動制限の要否の判断を行う。
5 相談援助業務を行うに当たって主治医の指示を要する。

解説

→ 精神保健福祉士の業務に基づく罰則規定や信用失墜行為など、精神保健福祉士としての倫理と精神保健福祉士法の理解が求められる設問となっている。

→ 精神保健福祉士法の定義（第2条）において精神保健福祉士は、「精神科病院その他の医療施設において精神障害の医療を受け、又は精神障害者の社会復帰の促進を図ることを目的とする施設を利用している者の地域相談支援の利用に関する相談その他の社会復帰に関する相談に応じ、助言、指導、日常生活への適応のために必要な訓練その他の援助を行うことを業とする者をいう」としている。身体上または精神上の障害のある者の介護は、介護福祉士の業務となる。よって1は誤りである。

→ 精神保健福祉士法第39条において、信用失墜行為の禁止として「精神保健福祉士は、精神保健福祉士の信用を傷つけるような行為をしてはならない」と規定されている。その罰則は精神保健福祉士の登録の取り消し、もしくは期間を定めて精神保健福祉士の名称の使用の停止が命じられる。よって2は正しい。また、精神保健福祉士は誠実義務として、個人の尊厳を保持し、誠実にその業務を行うものである。

→ 精神保健福祉士は名称独占の国家資格となる。名称独占とは、精神保健福祉士（社会福祉士も含む）の資格を取得している人だけが名乗れることを意味しており、業務に関しては資格がなくとも同様の業務は可能となる。医師や看護師は、その資格をもたないとその主たる業務が遂行されないため、業務独占となる。よって3は誤りである。なお、精神科訪問看護・指導や、退院支援に関する診療報酬にかかわる医療法に定められた行為に関する場合は、精神保健福祉士の資格を要とする。

→ 医療保護入院の行動制限に関しては医療行為にあたり、基本的に精神保健福祉士の業務ではない。よって4は誤りである。行動制限に関して、具体的に「隔離・拘束」があげられる。患者は、自分自身を傷つけようとしたり、他人に迷惑ならびに害を与えてしまったりする症状に至ることがあるため、本人の意思に反して行動を制限可能となるものが「隔離・拘束」である。例えば隔離には「12時間以内の隔離と12時間以上の隔離」があり、12時間以上の隔離の場合は、精神保健指定医の指示が必要となる。

→ 精神保健福祉士法第41条第2項の規定に、「精神保健福祉士は、その業務を行うに当たって精神障害者に主治の医師があるときは、その指導を受けなければならない」と規定されている。よって5は誤りである。また、第41条第1項には「地域相談支援に関するサービスその他のサービスが密接な連携下で総合的かつ適切に提供されるよう、これらのサービスを提供する者その他の関係者等の連携を保たなければならない」と、連携についても規定されている。

解答 2

問題 63

障害者基本法に関する次の記述のうち，**正しいもの**を1つ選びなさい。

1 施策の総合的かつ計画的な推進を図る目的で障害福祉計画が規定されている。
2 差別の禁止に関する規定は「障害者差別解消法」に伴い削除された。
3 判断能力に不安がある人の日常的な金銭管理を支援する事業が規定されている。
4 障害者を障害者政策委員会の委員に任命できると規定されている。
5 障害の定義に治療方法が確立していない疾病を含むことが明記されている。

（注）「障害者差別解消法」とは，「障害を理由とする差別の解消の推進に関する法律」のことである。

解説

➡障害者基本法の内容を問うものであり，他の法律との関連の相違と法的な基盤が問われている設問である。

➡障害福祉計画の規定に関しては，障害者総合支援法の第5章「障害福祉計画」が法的根拠となる。よって1は誤りである。障害者総合支援法第87条に，障害福祉計画の基本指針として「厚生労働大臣は，障害福祉サービス及び相談支援並びに市町村及び都道府県の地域生活支援事業の提供体制を整備し，自立支援給付及び地域生活支援事業の円滑な実施を確保するための基本的な指針を定めるものとする」との規定が示されている。なお第88条では市町村障害福祉計画が定められており，第89条では都道府県障害福祉計画が定められている。

➡障害者基本法において差別の禁止は基本原則の1つであり，第4条で「何人も，障害を理由として，差別することその他の権利利益を侵害する行為をしてはならない」と規定している。障害者差別解消法は，この規定を具体化するものと位置づけられている。よって2は誤りである。

➡日常生活自立支援事業として，判断能力に不安のある人の日常的な金銭管理支援が，社会福祉協議会で実施されている。これは社会福祉法に規定されたものである。よって3は誤りである。

➡障害者基本法において「政策委員会の組織及び運営」は，第33条第1項「政策委員会は，委員30人以内で組織する」，同条第2項「政策委員会の委員は，障害者，障害者の自立及び社会参加に関する事業に従事する者並びに学識経験のある者のうちから，内閣総理大臣が任命する。この場合において，委員の構成については，政策委員会が様々な障害者の意見を聴き障害者の実情を踏まえた調査審議を行うことができることとなるよう，配慮されなければならない」とされ，障害者を委員に任命できることとなっている。よって**4は正しい**。

➡障害者基本法の定義において，障害者に関しては「身体障害，知的障害，精神障害（発達障害を含む。）その他の心身の機能の障害（以下「障害」と総称する。）がある者であつて，障害及び社会的障壁により継続的に日常生活又は社会生活に相当な制限を受ける状態にあるものをいう」と示されている。また，社会的障壁に関しては「障害がある者にとつて日常生活又は社会生活を営む上で障壁となるような社会における事物，制度，慣行，観念その他一切のものをいう」とあり，治療方法や疾病に関することは明記されていない。障害者の定義に治療方法が確立していない疾病を含むことが明記されているのは，障害者総合支援法である（第4条）。よって5は誤りである。

解答 **4**

問題 64

自立支援医療（精神通院医療）に関する次の記述のうち，**正しいものを1つ選**びなさい。

1 「精神保健福祉法」に規定された制度である。
2 支給認定の申請窓口は，精神保健福祉センターである。
3 支給認定の要否を判定するのは，障害支援区分認定審査会である。
4 精神科訪問看護は，支給範囲の対象外である。
5 所得などに応じて，1か月当たりの利用者負担上限額が設定されている。

解 説

➡ 自立支援医療（精神通院医療）に関する特徴と，申請窓口や判定する機関などが設問で問われている。

➡ 自立支援医療（精神通院医療）は，障害者総合支援法に規定された制度である。よって1は誤りである。精神疾患の治療のために医療機関へ通院する場合に，医療費の9割を医療保険と公費で負担する制度である。その対象となる精神疾患は，「統合失調症」「うつ病」「躁うつ病（気分障害）」「不安障害」「薬物などの精神作用物質による急性中毒又はその依存症」「知的障害」「強迫性人格障害」「てんかん」などであり，通院のための自己負担を軽減するものである。

➡ 支給に関する申請は，居住地の市町村の担当課へ，所定の申請書と健康保険証の写しおよび指定自立支援医療機関による医師の診断書を提出する。よって2は誤りである。

➡ 自立支援医療（精神通院医療）に関して，支給認定の要否についての判定は精神保健福祉センターが行う。よって3は誤りである。なお，精神障害者保健福祉手帳の申請に対する判定も精神保健福祉センターの業務である。

➡ 自立支援医療の制度の利用対象となる医療機関は，各都道府県知事が指定した「指定自立支援医療機関」であり，病院・診療所（クリニック）・薬局・訪問看護事業所において対象となる。精神科訪問看護は利用が可能であることから，支給範囲となる。よって4は誤りである。

➡ 自立支援医療において，自己負担額は原則として医療費の1割となる。なお，負担額は，本人の収入または世帯ごとの税額により異なる。所得区分，症状の状況により継続的に相当額の医療費負担が生じる人（高額治療継続者：いわゆる重度かつ継続）にも，1カ月当たりの負担に上限額が設定されている。よって5は正しい。

解答 5

問題 65 発達障害者の支援に関する次の記述のうち，**正しいもの**を１つ選びなさい。

1 発達障害者支援センターは，全国の市町村に設置されている。
2 発達障害者支援センターは，看護師の配置が義務づけられている。
3 発達障害者支援センターは，子ども・若者育成支援推進法に基づき設置されている。
4 知的障害の認められる発達障害者は，療育手帳の対象となっている。
5 障害者基本法では，発達障害は知的障害に含まれている。

解 説

➡ 発達障害者に対する支援において，各法律でそれぞれ対象となるものがある。支援に関する法律を熟知することが求められている。

➡ 都道府県および指定都市は，発達障害者およびその家族に対する相談支援，発達障害者に対する発達支援および就労の支援等の業務を行うため，自らまたは社会福祉法人等への委託により発達障害者支援センターを運営することができるものとされている（発達障害者支援法第14条第1項）。よって**1**は誤りである。

➡ 発達障害者支援センターは，「発達障害者支援センター運営事業実施要綱」に基づき，専任3名の職員を配置することとなっている。要綱では職種として社会福祉士の配置は規定されているが，看護師の配置についての規定はない。よって**2**は誤りである。なお，各センターによって，臨床心理士，言語聴覚士，精神保健福祉士，医師等を配置しているところがある。

➡ 発達障害者支援センターは，発達障害者支援法第14条に基づくものである。子ども・若者育成支援推進法は，教育，福祉，雇用等の関連分野における子ども・若者育成支援施策の総合的推進と，ニートやひきこもり等困難を抱える若者への支援を行うための地域ネットワークづくりの推進を図ることの2つをおもな目的としており，同法に基づきニートやひきこもり等の総合相談窓口として，子ども・若者相談総合センターが設置されている。よって**3**は誤りである。

➡ 発達障害者が障害手帳を取得する場合，療育手帳，もしくは精神障害者保健福祉手帳を取得することとなっている。知的障害が認められる発達障害者には療育手帳，知的障害が認められずに二次障害を発した発達障害者には精神障害者保健福祉手帳が適用されている。よって**4**は正しい。

➡ 発達障害者支援法は，障害者基本法の基本的な理念にのっとっている。障害者基本法第2条では，障害者とは「身体障害，知的障害，精神障害（発達障害を含む。）その他の心身の機能の障害（以下「障害」と総称する。）がある者」と定義しており，発達障害は精神障害に含まれている。よって**5**は誤りである。

解答　**4**

問題 66

Fさん（65歳，女性）は，統合失調症で精神科病院に長期入院していたが，5年前に退院し，アパートで単身生活を送っている。2か月前に自宅の廊下で転倒してから，立ち上がりや歩行が不安定となり，入浴に一部介助が必要となった。さらに洗濯，掃除などの家事を一人で行うことも厳しくなってきた。そこでFさんは，精神科病院への定期通院時に病院のG精神保健福祉士に，何か援助を受けることができないか相談した。

次のうち，要介護認定の申請支援を行いながらG精神保健福祉士が提案したサービスとして，**最も適切なもの**を1つ選びなさい。

1 介護老人保健施設の利用
2 認知症対応型共同生活介護の利用
3 短期入所生活介護（ショートステイ）の利用
4 訪問介護（ホームヘルプ）の利用
5 療養介護の利用

解 説

➡ 事例から一人でアパート生活を送る人の支援に関する設問であり，クライエントのニーズをしっかり受け止める力を問うものである。精神保健福祉士として，社会資源を知っているだけでは十分ではなく，また援助に際しては社会資源だけで処遇するものではない。クライエントのニーズをしっかり受け止めながら，自己決定を促していくプロセスが求められている。

➡ 介護老人保健施設は，介護保険法に規定する施設であり，要介護者に対し，施設サービスに基づいて，看護，医学的管理の下における介護および機能訓練その他必要な医療ならびに日常生活上の世話を行うことを目的とする施設である。Fさんに対しすぐに介護老人保健施設の利用を提案するのは，あまりにも支援の展開が性急であり，まずFさんがアパートで単身生活を継続できるような支援を提案すべきである。よって1は不適切である。

➡ 認知症対応型共同生活介護は，介護保険法で居住サービスに位置づけられている。認知症高齢者のためのグループホームで，入浴，排泄，食事等の介護等その他日常生活上の世話および機能訓練を行うサービスである。Fさんは認知症症状を訴えているわけではなく，本人が入所を希望したわけでもないことから，認知症対応型共同生活介護の利用を提案することはふさわしくない。よって2は不適切である。

➡ 短期入所生活介護（ショートステイ）は，特別養護老人ホームなどの施設に短期間入所してもらい，食事，入浴，その他の必要な日常生活上の支援や機能訓練などを行うサービスである。入所施設ではなく，まずはFさんがアパートで単身生活を継続できるような支援を提案すべきである。よって3は不適切である。

➡ 訪問介護（ホームヘルプ）のサービスは介護保険法の居宅サービスの一つであり，訪問介護員（ホームヘルパー）が利用者の居宅を訪問して，入浴，排泄，食事等の介護や調理，洗濯，掃除等の家事を行うサービスである。住み慣れた家で生活を続けたいという本人の期待に応えるためのサービスであり，Fさんに提案することは適切であるといえる。よって4は適切である。

➡ 療養介護は，障害者総合支援法における日中活動系のサービスであり，おもに昼間において，病院等において機能訓練，療養上の管理，看護，医学的管理の下における介護，日常生活上の世話の供与等の支援を行うものである。対象者は病院等への長期の入院により医療的ケアに加え，常時介護を必要とする障害者であり，Fさんは該当しない。よって5は不適切である。

➡ 以上により，最も適切なものは4である。

解答　4

問題 67

精神障害者への経済的な支援に関する次の記述のうち，**正しいものを１つ選び**なさい。

1 障害状態が軽度で障害年金が受給できない場合，特別障害給付金が支給される。
2 特別障害者手当の支給には，所得による制限がある。
3 生活福祉資金貸付制度の申請窓口は，都道府県社会福祉協議会である。
4 労働者災害補償保険において，精神障害は認定の対象外となる。
5 障害基礎年金の受給要件を満たさない者は，障害手当金が受給できる。

解説

➡特別障害給付金は，1991（平成3）年3月以前に国民年金任意加入の対象であった学生および1986（昭和61）年3月以前に国民年金任意加入の対象であった被用者年金保険の被扶養配偶者であって，任意加入していなかった期間に初診日があり，現在障害基礎年金の1・2級に該当する者に支給されるものである。よって**1**は誤りである。

➡特別障害者手当は，在宅で精神もしくは身体に著しく重度の障害を有するため，日常生活において常時特別の介護を必要とする20歳以上の者が支給対象であり，本人が障害者総合支援法に規定する障害者支援施設に入所している場合や，本人，配偶者および扶養義務者の前年の所得が一定以上だった場合には支給されない。よって**2**は正しい。

➡生活福祉資金貸付制度は，都道府県社会福祉協議会を実施主体とし，低所得世帯，高齢者の世帯，障害のある人の世帯，失業者の世帯に対し，低利または無利子で資金を貸し付ける制度で，申請窓口は居住地の市町村社会福祉協議会である。よって**3**は誤りである。

➡厚生労働省は，従来1999（平成11）年に定めた「心理的負荷による精神障害等に係る業務上外の判断指針」に基づいて労働者災害補償保険の認定を行ってきており，2011（平成23）年12月には，「心理的負荷による精神障害の認定基準」を新たに定め，現在それに基づいて精神障害の労働者災害補償保険の認定を行っている。よって**4**は誤りである。

➡障害手当金は，厚生年金に加入している間に初診日があり，初診日から5年以内に病気やけがが治り，障害厚生年金を受けるよりも軽い障害が残ったときに，一時金として支給されるものである。よって**5**は誤りである。

解答　2

問題 68 精神障害者の生活支援に関わる民間組織や人材のうち，社会福祉法に規定されているものとして，**正しいもの**を1つ選びなさい。

1　市町村社会福祉協議会
2　特定非営利活動法人
3　主任児童委員
4　保護司
5　民生委員

解　説

➡社会福祉協議会は，民間の社会福祉活動や地域福祉を推進することを目的とした営利を目的としない民間組織であり，社会福祉法に規定され，大きく市町村社会福祉協議会および地区社会福祉協議会と都道府県社会福祉協議会に分類されている。また，全国を単位とした社会福祉協議会連合会として，同法に基づき全国社会福祉協議会が設置されている。よって1は正しい。

➡1998（平成10）年12月に施行された特定非営利活動促進法第2条において，特定非営利活動法人は，不特定かつ多数のものの利益の増進に寄与することを目的とした「特定非営利活動」を行うことを主たる目的として，同法に基づき規定された法人と定義されている。よって2は誤りである。

➡児童委員は児童福祉法に規定されており，民生委員が兼務するとされている。主任児童委員は児童委員のなかから都道府県知事または指定都市および中核市の市長の推薦を受けて，厚生労働大臣が指名する。その職務は児童の福祉に関する機関と児童委員との連絡調整を行うとともに，児童委員の活動に対する援助および協力を行うことである。よって3は誤りである。

➡保護司は，保護司法第1条に「保護司は，社会奉仕の精神をもつて，犯罪をした者及び非行のある少年の改善更生を助けるとともに，犯罪の予防のため世論の啓発に努め，もつて地域社会の浄化をはかり，個人及び公共の福祉に寄与することを，その使命とする」と定められている。よって4は誤りである。

➡民生委員は，民生委員法第1条に，「民生委員は，社会奉仕の精神をもつて，常に住民の立場に立つて相談に応じ，及び必要な援助を行い，もつて社会福祉の増進に努めるものとする」と定められ，都道府県知事の推薦により厚生労働大臣が委嘱する。よって5は誤りである。

解答　1

問題 69

精神保健参与員の役割に関する次の記述のうち、**正しいもの**を1つ選びなさい。

1. 当初審判において、精神障害者の保健や福祉に関する専門家の立場から意見を述べる。
2. 入院処遇において、対象者の権利や義務の説明を行う。
3. 入院処遇において、対象者の退院許可等に関する申立てを行う。
4. 通院処遇において、ケア会議に出席する。
5. 通院処遇において、処遇終了や通院期間の延長に関する申立てを行う。

解説

→ 精神保健参与員は、医療観察法第15条に規定された「精神保健福祉士その他の精神障害者の保健及び福祉に関する専門的知識及び技術を有する者」であり、同法第36条において「裁判所は、処遇の要否及びその内容につき、精神保健参与員の意見を聴くため、これを審判に関与させるものとする。ただし、特に必要がないと認めるときは、この限りでない」とされている。よって医療観察法の審判において精神保健福祉分野の専門家として、福祉職の立場から精神障害者の社会復帰について意見を述べ、専門分野の知識と経験で助言などを行うことが求められている。よって **1** は正しい。

→ 医療観察法における入院処遇については、「抗告」（同法第64条第2項）など入院対象者の権利擁護に関する制度が定められており、その手続きの支援が精神保健福祉士の業務になっている。よって **2** は誤りである。

→ 医療観察法における入院処遇については、対象者の退院に関しても審判によって決定され、その申し立ては、対象者、付添人、指定入院医療機関の管理者ができることになっている。よって **3** は誤りである。

→ 精神保健参与員の役割は、審判において精神保健福祉分野の専門家として福祉職の立場から精神障害者の社会復帰について意見を述べることであり、対象者の支援にかかわるケア会議に出席することはない。よって **4** は誤りである。

→ 対象者、その保護者または付添人は、地方裁判所に対し、「処遇終了の申し立て」（医療観察法第55条）をすることができる。また「通院期間の延長」（法第54条第2項）については、保護観察所が申し立てを行うことができる。よって **5** は誤りである。

解答　1

(精神保健福祉に関する制度とサービス・事例問題)

次の事例を読んで，**問題70**から**問題72**までについて答えなさい。
〔事 例〕
　Hさん（46歳，男性）は25歳の時に統合失調症を発症し，数回入院した。その後，通院を続けてきたが，服薬を怠ることがあり，ときに症状の増悪が認められた。Hさんは高齢の母親を頼って二人暮らしをしていた。時折万引き行為をしたが，今までは服役したことはなかった。43歳の時の窃盗により，実刑判決を受けて服役することとなった。
　受刑開始後，保護観察所による生活環境の調整が行われたところ，Hさんの引受人は母親とされていたが，その後しばらくして，母親は他界してしまった。母親の他に身寄りはなく，また，Hさんの状態から，刑事施設から出た後に直ちに就労することは困難と考えられ，住込み就労を目指すことはできないと思われた。そこで，刑事施設は，Hさんを特別調整の候補者に選定し，その刑事施設の所在する都道府県にあるU保護観察所に連絡をした。U保護観察所の長は，保護観察官にHさんの状況を確認させた結果，特別調整の対象とする必要があると考え，V組織に協力を依頼した。（**問題70**）
　V組織の担当者は，刑事施設でHさんと面談を重ねて，刑事施設から出た後の希望を丁寧に聞き取った。そして，U保護観察所に依頼して必要な書面を取り寄せるなどしつつ，希望に沿った生活ができるよう，相談支援事業者や市町村の担当窓口に，必要な対応をするよう求めた。そして，関係者が連携して調整をした結果，Hさんは刑事施設から出た後に，生活保護を受けながらアパートで単身生活をすることができるめどが立った。
　その後しばらくして，地方更生保護委員会は，Hさんに対して，刑期満了を待たずして，地域で一定の制約の下，生活をすることを認めた。（**問題71**）
　刑事施設から出た後のHさんは，通院をしながら，精神科デイケアにも通い，対人関係がスムーズになった。その後，Hさんは，犯歴を承知で雇用する旨を保護観察所に登録しているJさんの経営する会社に雇用され，配送準備の仕事に就き，現在も継続して就労している。（**問題72**）

問題 70　次のうち，V組織として，正しいものを1つ選びなさい。

1　障害者権利擁護センター
2　精神保健福祉センター
3　基幹相談支援センター
4　地域包括支援センター
5　地域生活定着支援センター

解説

➡障害者権利擁護センターは，障害者虐待防止法に基づき都道府県に設置された，障害者虐待に対応する機関であり，市町村ごとに設置された障害者虐待防止センターの相互連絡の調整や情報提供，助言などを行う。よって1は誤りである。

➡精神保健福祉センターは，精神保健及び精神障害者福祉に関する法律（精神保健福祉法）第6条に規定されており，業務として，①精神保健および精神障害者の福祉に関する知識の普及と調査研究，②精神保健および精神障害者の福祉に関する相談および指導のうち複雑または困難なものへの対処，③精神医療審査会の事務，④精神障害者保健福祉手帳の交付決定業務および精神障害者に対する自立支援給付費の支給認定に関して専門的な知識・技術を必要とする事務，⑤障害者総合支援法の規定により，市町村が行う障害福祉サービスの支給要否決定に対する意見提示，⑥障害者総合支援法の規定により，市町村に対する技術協力と援助の提供，がある。よって2は誤りである。

➡基幹相談支援センターは，障害者総合支援法において地域における相談支援の中核的な機関として規定され，地域の相談支援事業所間の連絡調整や地域の関係機関間の連携支援を行う。よって3は誤りである。

➡地域包括支援センターは，高齢者の地域生活を包括的に支援する中核的機関である。介護保険法に基づき市町村が設置し，市町村が適当と認める者に委託することができる。業務は，①介護予防ケアマネジメント業務，②総合相談支援業務，③権利擁護業務，④包括的・継続的ケアマネジメント支援業務を一体的に行うことである。よって4は誤りである。

➡地域生活定着支援センターは，高齢者や障害者を対象とし，刑務所入所中から障害者手帳の申請や福祉サービス利用の調整を行うなどの，出所後に必要な支援を行うことで，スムーズな地域生活を行えるようにする機関である。よって5は正しい。

解答　5

問題 71

次のうち、Hさんの退所の形態として、**正しいもの**を1つ選びなさい。

1 仮退院
2 仮出場
3 仮釈放
4 刑の執行停止
5 刑の一部執行猶予

解説

➡ 仮退院は、少年院または婦人補導院の在院者を地方更生保護委員会の処分により仮に退院させることである。よって1は誤りである。

➡ 仮出場は、拘留に処された者および労役場に留置された者について、情状により、地方更生保護委員会の決定により仮に釈放されるものである。よって2は誤りである。

➡ 仮釈放は、刑罰の確定裁判を受け、その刑罰が執行され、刑事施設に収容された受刑者が、刑期期間満了前に、地方更生保護委員会の決定により刑事施設から一定の条件の下に釈放され、社会生活を営みながら残りの刑期を過ごすことをいう。よって3は正しい。

➡ 刑の執行停止は、刑の執行を言い渡された者が心神喪失の状態にあるときもしくは法律の定めるその他の事由のあるときに行われる。死刑については法務大臣の命によって行われ、懲役、禁錮または拘留については検察官の指揮によって行われる。よって4は誤りである。

➡ 刑の一部執行猶予は、懲役や禁錮を一定期間受刑させたのち、残りの刑期の執行を猶予する制度で、受刑者の社会復帰促進や、保護観察による再犯防止などを目的とし、2016（平成28）年6月に施行された。以前に禁錮以上の刑に処せられていないことや、禁錮以上の刑の執行終了日から5年以内に禁錮以上の刑に処されていないことが条件で、犯情の軽重およびその者の境遇そのほかの情状を考慮して認められる。ただし、覚せい剤などの薬物使用などを犯した者については、その罪について言い渡された刑について、過去5年以内に禁錮以上の刑に処されたことがあっても刑の一部の執行を猶予することができる。保護観察期間が延びることにより、更生プログラムや自助グループへの参加など社会復帰の準備を進めることが期待されている。よって5は誤りである。

解答 3

問題 72

次のうち，Jさんの役割として，**適切なもの**を1つ選びなさい。

1 民生委員
2 協力雇用主
3 保護司
4 福祉活動専門員
5 雇用指導官

解 説

- 民生委員は，地域住民の身近な相談支援者として，高齢者や障害者，子育て世帯などの生活上の相談に応じている。よって**1**は不適切である。
- 協力雇用主は，保護観察対象者や更生緊急保護の対象者を積極的に雇用することで，その改善更生を援助する民間の篤志事業者であり，保護観察所に仕事内容や雇用条件などを登録している。よって**2**は適切である。
- 保護司は，非常勤の国家公務員であるが無給のボランティアであり，担当の保護観察官との協働体制の下，保護観察を受けている人と面接を行い，指導助言や，矯正施設入所中の人の生活環境調整などを行っている。よって**3**は不適切である。
- 福祉活動専門員は，市区町村社会福祉協議会（市町村社会福祉協議会および地区社会福祉協議会）に配置され，民間社会福祉活動の推進方策についての調査や企画，連絡調整を行うとともに広報，指導その他の実践活動の推進に従事している。よって**4**は不適切である。
- 雇用指導官は，公共職業安定所（ハローワーク）に従事している専門スタッフで，事業主に雇用率達成の指導などを行っている。よって**5**は不適切である。

解答　2

精神障害者の生活支援システム

[第19回]

出題傾向と対策

- ○『精神障害者の生活支援システム』は，精神障害者の生活支援の意義と実際，その特徴について理解し，地域生活の支援に必要な「居住支援に関する制度・施策と相談援助活動」「精神障害者の就労支援に関する制度・施策と相談援助活動」「行政機関における精神保健福祉士の相談援助活動」「人権・権利擁護」について理解することが求められている。
- ○『精神障害者の生活支援システム』としての出題数は全8題である。事例問題はこのうち3題（問題78，79，80）であった。解答は五肢択一式を基本とした多肢選択形式であり，前々回は単一解答が5題，2つの解答をマークする複数解答は3題であったのが，前回および今回はすべて単一解答であった。
- ○（問題73）「障害者虐待防止法」における，虐待の種別，対象者，目的，内容などに関する出題がなされた。
- ○（問題74）「障害者総合支援法」に基づく，「地域定着支援を活用した居住支援」の利用対象者・期間，事業者，支援内容等に関する出題がなされた。
- ○（問題75）精神障害者の就労支援機関，就労支援制度について問われる出題がなされた。
- ○今回は，行政機関に関する出題が2題出題された。（問題76）市町村の精神保健福祉業務および，（問題77）保健所の精神保健福祉業務内容について問われる問題であった。
- ○（問題78，79，80）事例問題では，精神保健福祉士が行う就労支援について，利用する就労支援機関を問われる問題，利用する就労支援機関の専門職の職種に関する問題，就労支援制度利用に関する対象について問われる出題がなされた。
- ○新カリキュラムでの試験となってから，1事例に対し問題3問は変わりなかったが，短文の事例問題が前々回・前回ともに1題出題されていたのに対し，今回は短文の事例問題の出題はなかった。
- ○前回出題された生活支援の理念や具体的な支援プログラムなどに関する出題はなかった。
- ○就労支援に関しては，障害者総合支援法だけでなく障害者雇用促進法についても，その内容・運用などについてもしっかり押さえておく必要がある。
- ○今回は例年出題される就労支援，居住支援に関する法制度のほかに「障害者虐待防止法」が出題された。各法制度の内容・運用などについてもしっかり押さえておく必要がある。しかしながら，本科目のみで扱う事項・法制度は少なく，他の科目と関連づけた学習ができていれば十分対応できる問題ともいえ，得点を積み重ねることが可能な科目である。
- ○生活支援の意義と特徴，精神保健福祉士の相談援助活動の理解を基本として，頻出項目の「居住支援」や「就労支援」に関する最新情報については確認しておく必要がある。
- ○今後は障害者虐待防止法や障害者差別解消法について理解を問われる設問が予想される。

［橋本　菊次郎］

問題73

「障害者虐待防止法」に関する次の記述のうち、**正しいもの**を1つ選びなさい。

1 虐待の種別は、身体的虐待、心理的虐待、放棄・放置、性的虐待の4類型であると規定されている。
2 障害者手帳を取得していない障害者は対象外である。
3 養護者による虐待を受けたと思われる18歳以上の障害者を発見した者は、市町村に通報しなければならない。
4 相互に人格と個性を尊重し合いながら共生する社会の実現を目指すことを目的としている。
5 障害者及び養護者への相談等の窓口として、市町村に障害者権利擁護センターが設置された。

(注)「障害者虐待防止法」とは、「障害者虐待の防止、障害者の養護者に対する支援等に関する法律」のことである。

解 説

➡ 障害者虐待防止法第2条第6項には、「養護者による障害者虐待」に該当する行為として、①障害者の身体に外傷が生じ、もしくは生じるおそれのある暴行を加え、または正当な理由なく障害者の身体を拘束すること（身体的虐待）、②障害者にわいせつな行為をすることまたは障害者をしてわいせつな行為をさせること（性的虐待）、③障害者に対する著しい暴言または著しく拒絶的な対応その他の障害者に著しい心理的外傷を与える言動を行うこと（心理的虐待）、④障害者を衰弱させるような著しい減食または長時間の放置、養護者以外の同居人による①から③までに掲げる行為と同様の行為の放置等養護を著しく怠ること（放棄・放置〔ネグレクト〕）、⑤養護者または障害者の親族が当該障害者の財産を不当に処分することその他当該障害者から不当に財産上の利益を得ること（経済的虐待）の5類型が規定されている。よって**1**は誤りである。

➡ 障害者虐待防止法第2条において、この法律の対象となる「障害者」について、障害者基本法第2条第1号に規定する障害者、つまり「身体障害、知的障害、精神障害（発達障害を含む。）その他の心身の機能の障害（以下「障害」と総称する。）がある者であつて、障害及び社会的障壁により継続的に日常生活又は社会生活に相当な制限を受ける状態にあるもの」とされており、障害者手帳取得の有無は問わない。よって**2**は誤りである。

➡ 障害者虐待防止法第7条に、「養護者による障害者虐待（18歳未満の障害者について行われるものを除く。）を受けたと思われる障害者を発見した者は、速やかに、これを市町村に通報しなければならない」と規定されている。よって**3**は正しい。

➡ 障害者虐待防止法第1条に、「この法律は、障害者に対する虐待が障害者の尊厳を害するものであり、障害者の自立及び社会参加にとって障害者に対する虐待を防止することが極めて重要であること等に鑑み、障害者に対する虐待の禁止、障害者虐待の予防及び早期発見その他の障害者虐待の防止等に関する国等の責務、障害者虐待を受けた障害者に対する保護及び自立の支援のための措置、養護者の負担の軽減を図ること等の養護者に対する養護者による障害者虐待の防止に資する支援のための措置等を定めることにより、障害者虐待の防止、養護者に対する支援等に関する施策を促進し、もって障害者の権利利益の擁護に資することを目的とする」とある。4の記述は、障害者基本法第1条の目的に記されているものであり、よって**4**は誤りである。なお、障害者基本法の目的は以下のとおりである。

(目的)
第1条　この法律は，全ての国民が，障害の有無にかかわらず，等しく基本的人権を享有するかけがえのない個人として尊重されるものであるとの理念にのっとり，全ての国民が，障害の有無によって分け隔てられることなく，相互に人格と個性を尊重し合いながら共生する社会を実現するため，障害者の自立及び社会参加の支援等のための施策に関し，基本原則を定め，及び国，地方公共団体等の責務を明らかにするとともに，障害者の自立及び社会参加の支援等のための施策の基本となる事項を定めること等により，障害者の自立及び社会参加の支援等のための施策を総合的かつ計画的に推進することを目的とする。

➡障害者虐待防止法第32条に，障害者および養護者への相談などの窓口として市町村障害者虐待防止センターの規定がある。障害者権利擁護センターは，同法第36条に規定されており，都道府県に設置されているものである。よって5は誤りである。

解答　3

問題 74

「障害者総合支援法」に基づく地域定着支援を活用した居住支援に関する次の記述のうち，**正しいもの**を1つ選びなさい。

1　指定特定相談支援事業者が実施する。
2　障害福祉サービスの体験的な利用支援を行う。
3　利用期間は6か月以内と規定されている。
4　グループホームや宿泊型自立訓練の利用者は対象外である。
5　障害者専門支援員が担当する。

(注)　「障害者総合支援法」とは，「障害者の日常生活及び社会生活を総合的に支援するための法律」のことである。

解　説

➡地域定着支援は，指定一般相談支援事業者が実施するものである。よって1は誤りである。相談支援事業は，「基本相談支援」「地域相談支援」と「計画相談支援」がある。「基本相談支援」と「地域相談支援」を行う事業を一般相談支援事業といい，その指定は都道府県知事が行う。「基本相談支援」と「計画相談支援」を行う事業を特定相談支援事業といい，その指定は市町村長が行う。
➡地域定着支援は，①居宅において，単身であるため緊急時の支援が見込めない状況にある人，②居宅において，家族と同居している障害のある人であっても，その家族などが障害・疾病などのため，緊急時の支援が見込めない状況にある人を対象として，地域生活を継続していくために緊急時などの支援を行うものである。障害福祉サービスの体験的な利用支援は行っていない。よって2は誤りである。
➡利用期間つまり支給期間は，給付決定から1年間となっており，最大1年間の更新が認められている。利用期間が6カ月となっているのは，地域移行支援である。よって3は誤りである。
➡グループホーム(共同生活援助)および宿泊型自立訓練の入居者に係る常時の連絡体制の整備，緊急時の支援などについては，通常，当該事業所の世話人などが対応することとなっているため，対象外である。よって4は正しい。

→地域定着支援を担当する者は，指定地域定着支援事業者である。よって **5** は誤りである。

解答　**4**

問題 75　精神障害者の就労支援に関する次の記述のうち，**正しいもの**を **1** つ選びなさい。

1　就労継続支援（A型）は，雇用契約の締結による就労機会を提供する。
2　就労継続支援（B型）は，利用期間を定めている。
3　地域障害者職業センターは，市町村に1か所ずつ設置されている。
4　「障害者総合支援法」は，障害者雇用率を定めている。
5　障害者就業・生活支援センターは，事業主に障害者雇用率達成指導を行う。

解　説

→就労継続支援A型は，「通常の事業所に雇用されることが困難であって，雇用契約に基づく就労が可能である者に対して行う雇用契約の締結等による就労の機会の提供及び生産活動の機会の提供その他の就労に必要な知識及び能力の向上のために必要な訓練その他の必要な支援」（障害者総合支援法施行規則第6条の10第1号）と規定されている。よって **1** は正しい。

→就労継続支援B型は，「通常の事業所に雇用されることが困難であって，雇用契約に基づく就労が困難である者に対して行う就労の機会の提供及び生産活動の機会の提供その他の就労に必要な知識及び能力の向上のために必要な訓練その他の必要な支援」（障害者総合支援法施行規則第6条の10第2号）事業であり，利用期間の規定はない。よって **2** は誤りである。

→地域障害者職業センターは障害者雇用促進法の第19条および第22条に規定されており，都道府県に設置するとされている。47都道府県に設置され，職業相談，職業評価，職業指導，職業準備支援，職場適応指導および地域関連機関との連携，助言などを実施している。よって **3** は誤りである。

→障害者雇用率を規定しているのは，障害者雇用促進法第37条である。よって **4** は誤りである。

→障害者就業・生活支援センターの業務は，障害者雇用促進法第28条に規定されており，①支援対象障害者からの相談に応じ，必要な指導および助言を行うとともに，公共職業安定所，地域障害者職業センター，社会福祉施設，医療施設，特別支援学校そのほかの関係機関との連絡調整そのほか厚生労働省令で定める援助を総合的に行うこと，②支援対象障害者が障害者職業総合センター，地域障害者職業センターとそのほか厚生労働省令で定める事業主により行われる職業準備訓練を受けることについて斡旋すること，③そのほか支援対象障害者がその職業生活における自立を図るために必要な業務を行うこと，としており，事業主への障害者雇用率達成指導は行っていない。障害者雇用率未達成の事業主に対して「障害者の雇入れに関する計画」を作成するように命じ雇用率達成指導を行うのは，公共職業安定所である。よって **5** は誤りである。

解答　**1**

問題 76

次のうち，市町村の精神保健福祉業務として，**正しいもの**を1つ選びなさい。

1 精神科救急医療体制の整備
2 医療保護入院の入院届の受理
3 措置入院の定期病状報告の受理
4 精神障害者保健福祉手帳の申請受理
5 患者の移送に関する調査

解 説

➡ 市町村における精神保健福祉業務は，障害者総合支援法に基づく業務および精神保健福祉法における業務がある。障害者総合支援法に基づく業務は第2条第1項に市町村等の責務として規定されており，自立支援給付および地域生活支援事業の実施，障害者などの福祉に関して必要な情報の提供・相談に応じることなどである。また「保健所及び市町村における精神保健福祉業務運営要領」（障害保健福祉部長通知）では，①企画調整，②普及啓発，③相談指導，④社会復帰及び自立と社会参加への支援，⑤入院及び自立支援医療費（精神通院医療）関係事務，⑥ケース記録の整理及び秘密の保持，⑦その他，を業務内容として示している。「③相談指導」は日常生活支援や福祉サービス利用に係る業務のことであり，受療支援など未治療者への対応は保健所が主に対応している。

➡ 精神科救急医療体制の整備については，2010（平成22）年の精神保健福祉法の改正により「都道府県は，精神障害の救急医療が適切かつ効率的に提供されるように，夜間又は休日において精神障害の医療を必要とする精神障害者又はその第33条第2項に規定する家族等その他の関係者からの相談に応ずること，精神障害の救急医療を提供する医療施設相互間の連携を確保することその他の地域の実情に応じた体制の整備を図るよう努めるものとする」（第19条の11）と規定された。精神科救急医療体制の整備は都道府県の業務であり，よって**1**は誤りである。

➡ 医療保護入院の入院届の受理は，保健所の業務である（「問題77」解説参照）。よって**2**は誤りである。なお，医療保護入院の要否に関する審査は精神医療審査会が行う。

➡ 措置入院の定期病状報告の受理は，保健所の業務である（「問題77」解説参照）。よって**3**は誤りである。なお，措置入院の定期病状報告の審査は精神医療審査会が行う。

➡ 精神障害者保健福祉手帳の申請受理は，市町村における精神保健福祉業務の「④社会復帰および自立と社会参加への支援」にあたり，2002（平成14）年の精神保健福祉法改正により，都道府県から市町村に移管された。よって**4**は正しい。なお，申請に対する判定業務は精神保健福祉センターが行う。

➡ 移送制度は，医療保護入院などのための移送に関して，精神保健福祉法第34条に，医療保護入院，応急入院のために都道府県知事が指定病院に移送することができるものと規定されている。都道府県知事は，地域保健活動や事前調査などを行い，人権に配慮した運用が求められている。患者の移送に関する調査は都道府県の業務であり，よって**5**は誤りである。

解答　**4**

問題 77

次のうち，保健所の精神保健福祉業務として，**正しいもの**を1つ選びなさい。

1 精神障害者のサービス等利用計画の作成
2 精神障害者に対する訪問指導
3 精神障害者に対する職場適応訓練
4 精神障害者に対する日常生活自立支援事業
5 精神障害者の障害支援区分の認定

解説

→ 保健所における精神保健福祉業務は「保健所及び市町村における精神保健福祉業務運営要領」（障害保健福祉部長通知）に規定されている。精神保健福祉業務としては，①企画調整，②普及啓発，③研修，④組織育成，⑤相談，⑥訪問指導，⑦社会復帰及び自立と社会参加への支援，⑧入院等関係事務，⑨ケース記録の整理及び秘密の保持等，⑩市町村への協力及び連携，となっている。

→ 精神障害者のサービス等利用計画の作成は，障害者総合支援法における相談支援事業の計画相談支援にあたり，市町村が指定する指定特定相談支援事業者が行うものである。よって1は誤りである。

→ 精神障害者に対する訪問指導は「保健所及び市町村における精神保健福祉運営業務要領」（障害保健福祉部長通知）に「訪問指導（危機介入を含む）」と明記されている。よって2は正しい。

→ 職場適応訓練とは，実際の職場で作業について訓練を行うことにより，作業環境に適応することを容易にさせる目的で実施するものであり，公共職業安定所（ハローワーク）が窓口となっている。よって3は誤りである。

→ 日常生活自立支援事業とは，認知症高齢者，知的障害者，精神障害者などのうち，判断能力が不十分な人を対象に，地域において自立した生活が送れるよう，利用者との契約に基づき，福祉サービスの利用援助などを行うもので，都道府県・指定都市社会福祉協議会が実施している。よって4は誤りである。

→ 障害者総合支援における介護給付を希望する場合，障害支援区分の判定を受ける必要がある。障害支援区分については，審査判定業務を行わせるため，市町村に介護給付等の支給に関する審査会を置くと障害者総合支援法第15条に規定されている。よって5は誤りである。

解答 2

(精神障害者の生活支援システム・事例問題)

次の事例を読んで，**問題 78** から**問題 80** までについて答えなさい。

〔事　例〕
　Kさん（38歳，女性）は，大学を卒業後に IT 企業で勤務。5年前に対人関係のトラブルから抑うつと希死念慮が出現し，W 精神科病院を受診したところ，うつ病と診断され，短期間ではあるが入院した。K さんは退院後，通院を続け抑うつはほぼ消失したが，気力が続かず，疲れやすく，働き続ける自信をなくして退職し，自宅でひきこもりがちな生活をしていた。

　2年前に，同じ W 精神科病院に入院していた人が就労したと知ったことから，「自分も仕事がしたい」と就職に興味を持ち，W 精神科病院の L 精神保健福祉士に相談をした。面談を通じて，K さんは一般企業での就労を希望していること，体力は低下しているが症状は落ち着いていること，IT の技術もあることが分かった。L 精神保健福祉士は，一定期間の訓練後には K さんが一般企業への就労も可能であると考え，近隣の X 機関を紹介した。X 機関では M 精神保健福祉士が個別支援計画を作成し，K さんの利用が始まった。（**問題 78**）

　K さんが X 機関を 1 年利用した後，K さんと M 精神保健福祉士の間で今後の方向性が話し合われた。K さんは，「私もそろそろ一般企業で IT の技術を生かして働きたいと思っています。ただ，病気のことを理解した上で職務内容を調整してくれる職場で働きたいのですが」と語った。M 精神保健福祉士は，法律に定められた障害者向けの雇用制度があることを説明した。その後，K さんと M 精神保健福祉士は，障害者向けの求人を斡旋している公共の Y 機関を訪れた。Y 機関では，A 担当者が対応した。（**問題 79**）

　A 担当者は，K さんに IT 企業を斡旋した。その IT 企業は K さんを障害者雇用率に算定して雇用することにした。（**問題 80**）

問題 78 次のうち，K さんが利用した X 機関として，**正しいもの**を 1 つ選びなさい。

1 障害者職業能力開発校
2 就労継続支援（B 型）事業所
3 就労移行支援事業所
4 障害者職業総合センター
5 地域活動支援センター

解 説

➡ 障害者職業能力開発校とは，職業能力開発促進法第 16 条に基づき国および都道府県が設置している。職業能力の開発を目的としており，就職に必要な知識・技能の獲得のための訓練を障害の特性に応じて行っている。事例の K さんは，IT の技術をもっており，新たな職業能力・技能の獲得を目的とした支援機関の利用とは考えにくい。よって 1 は誤りである。

➡ 就労継続支援（B 型）事業所は，「通常の事業所に雇用されることが困難であって，雇用契約に基づく就労が困難である者に対して行う就労の機会の提供及び生産活動の機会の提供その他の就労に必要な知識及び能力の向上のために必要な訓練その他の必要な支援」（障害者総合支援法施行規則第 6 条の 10 第 2 号）のための事業所である。その対象者は，就労移行支援事業などを利用したが一般企業などの雇用に結びつかない者や，一定年齢に達している者などであって，就労の機会などを通じ，生産活動にかかる知識および能力の向上や維持が期待される者とされている。具体的には①就労経験がある者であって，年齢や体力の面で一般企業に雇用されることが困難となった者，②就労移行支援事業を利用（暫定支給決定での利用を含む）した結果，就労継続支援 B 型事業所の利用が適当と判断された者，③上記に該当しない者であって，50 歳に達している者または障害基礎年金 1 級受給者である。よって 2 は誤りである。

➡ 就労移行支援事業所は，「就労を希望する 65 歳未満の障害者であって，通常の事業所に雇用されることが可能と見込まれるものにつき，生産活動，職場体験その他の活動の機会の提供その他の就労に必要な知識及び能力の向上のために必要な訓練，求職活動に関する支援，その適性に応じた職場の開拓，就職後における職場への定着のために必要な相談その他の必要な支援とする」（障害者総合支援法施行規則第 6 条の 9）とある。K さんは一般企業への就労を希望しており，一定期間の訓練後には一般企業への就労も可能と思われる。よって 3 は正しい。

➡ 障害者職業総合センターは障害者雇用促進法の第 19 条および第 20 条に規定されており，高度の職業リハビリテーションに関する研究・開発や，専門職の養成・研修などを実施している機関である。K さんが利用する機関としてはふさわしくない。よって 4 は誤りである。

➡ 地域活動支援センターとは，障害者総合支援法の市町村が実施する地域生活支援事業の一つで，「利用者が地域において自立した日常生活又は社会生活を営むことができるよう，利用者を通わせ，創作的活動又は生産活動の機会を提供及び社会との交流の促進を図るとともに，日常生活に必要な便宜の供与を適切かつ効果的に行うものでなければならない」（障害者総合支援法に基づく地域活動支援センターの設備及び運営に関する基準第 2 条）とある。創作的活動，生産活動の機会の提供，日常生活を支援することを目的としており，就労支援は行っていない。よって 5 は誤りである。

（文献）
厚生労働省：障害福祉サービスの内容．http://www.mhlw.go.jp/bunya/shougaihoken/service/naiyou.html

解答 3

問題 79 次のうち，A担当者の職の名称として，正しいものを1つ選びなさい。

1 障害者職業カウンセラー
2 障害者職業生活相談員
3 サービス管理責任者
4 生活支援員
5 精神障害者雇用トータルサポーター

解説

➡障害者職業カウンセラーとは，厚生労働大臣が指定する試験に合格，講習を修了したもので，障害者職業センターに配置されている。障害者の職業評価，職業指導，職業準備訓練および職場適応援助などの各種の職業リハビリテーションを実施している。事例では，障害者向けの求人を斡旋している公共のY機関とあるが，障害者職業センターでは求人の斡旋は行っていない。よって1は誤りである。

➡障害者職業生活相談員とは，障害者を5人以上雇用する事業所では，従業員から「障害者職業生活相談員」を選任し，その者に障害のある従業員の職業生活に関する相談・指導を行わせなくてはならないと，障害者雇用促進法第79条に規定されているものである。求人の斡旋を行ってはおらず，よって2は誤りである。

➡サービス管理責任者とは，障害者総合支援に基づく障害福祉サービス事業所に配置されており，個別支援計画の作成やサービス提供プロセスの管理，他のサービス提供職員への技術指導などを行っている。よって3は誤りである。

➡生活支援員とは，障害者総合支援法に基づく就労継続支援事業所，就労移行支援事業所などに配置され，サービス実施事業所での安定した就業生活の維持を図り，地域生活移行などに関する相談を利用者に対して実施し，利用者とサービス事業所および企業・家族との関係を調整，適切なサポートを行う役割を担っている。求人の斡旋はしておらず，よって4は誤りである。

➡精神障害者雇用トータルサポーターとは，公共職業安定所（ハローワーク）に配置されており，求職者本人に対するカウンセリングや就職に向けた準備プログラムを実施するとともに，企業に対して精神障害者の雇用に関する意識啓発などの業務を実施しているものである。よって5は正しい。

解答 5

> **問題 80** 次のうち，A担当者がKさんにIT企業を斡旋する前に確かめたこととして，**正しいもの**を1つ選びなさい。
>
> 1　障害基礎年金の受給
> 2　精神障害者保健福祉手帳の所持
> 3　ストレスチェックへの回答
> 4　サービス等利用計画の作成
> 5　障害支援区分の認定

解　説

➡事例では，A担当者はIT企業を斡旋し，その企業は障害者雇用率に算定して雇用するとある。障害者雇用率制度の対象となる障害者は，身体障害者，知的障害者で，従業員50人以上の企業の事業主に雇用を義務づけることとしており，精神障害者については，雇用義務の対象ではないが，雇用率には算定できるとしている。このことから，斡旋の前に確認すべきことは，障害者の対象となっているか否かの確認である。なお，精神障害者が雇用義務の対象となるのは2018年4月である点は留意されたい。

➡障害者雇用率制度の対象となる障害者の範囲については，原則，身体障害者福祉法に基づく「身体障害者手帳」，都道府県知事が発行する「療育手帳」，精神保健福祉法に基づく「精神障害者保健福祉手帳」によって確認するものとしている。

➡障害基礎年金の受給の有無により，その対象を確認するものとはなっていない。よって**1**は誤りである。

➡前述のとおり，精神障害者の雇用義務はないが，精神障害者保健福祉手帳を所持している者を雇用した場合には，雇用率に算定できるとしている。よって**2**は正しい。

➡2015（平成27）年12月に施行された改正労働安全衛生法において，ストレスチェック制度が創設された。従業員数50人以上の事業場の事業者は，常時使用する労働者に対して，年に1回，ストレスチェックを実施しなくてはならない（義務）とするものであり，斡旋前に確認することではない。よって**3**は誤りである。

➡サービス等利用計画は，障害者総合支援法における障害福祉サービス事業所などを利用する際に，相談支援事業者が作成するものである。障害者雇用率とは関係なく，よって**4**は誤りである。

➡障害支援区分の認定は，障害者総合支援法における介護給付を希望する場合において，市町村が行うものである。障害者雇用率とは関係なく，よって**5**は誤りである。

解答　**2**

第18回

1 精神疾患とその治療 ……………………………… 200
2 精神保健の課題と支援 …………………………… 211
3 精神保健福祉相談援助の基盤 …………………… 222
4 精神保健福祉の理論と相談援助の展開 ……… 240
5 精神保健福祉に関する制度とサービス ……… 271
6 精神障害者の生活支援システム ……………… 285

1 精神疾患とその治療

[第18回]

出題傾向と対策

○本年の出題は，問題1：人物と業績，問題2：神経解剖学，問題3：国際疾病分類（ICD-10），問題4：心的外傷後ストレス障害（PTSD），問題5：精神症状，問題6：脳波異常，問題7：向精神薬，問題8：社会生活技能訓練（SST），問題9：臨床統計，問題10：精神保健福祉法，の合計10問であった。今回は久しぶりに人物と業績が出題され，また，精神保健福祉法関連の問題が前年に引き続き出題された。

○わが国の人口構造の少子高齢化に伴い，精神医療の現場では，急増している老年人口における認知症，さまざまな負担が増加している生産年齢人口における気分障害（うつ病性障害，双極性感情障害），精神作用物質による障害（アルコール中毒，覚せい剤中毒など），神経症性障害（パニック障害，社会不安障害，心的外傷後ストレス障害など）などへの対策が重要視されている。さらに年少人口における児童精神医学的な問題への対応も求められている。したがって，これらの領域が重要な学習ポイントである。認知症，統合失調症，気分障害の三大疾患は重要ではあるが，これだけに偏った学習は避けるべきである。

○出題基準の大項目をみると，①精神疾患総論では，歴史，脳の構造，国際分類法，代表的な疾患，心理検査など，②精神疾患の治療では，薬物療法，電気けいれん療法，精神療法，精神科リハビリテーションなど，③精神科医療機関の治療構造及び専門病棟では，外来診療，在宅医療，入院医療など，④精神科治療における人権擁護では，入院形態，行動制限など，⑤精神科病院におけるチーム医療と精神保健福祉士の役割，⑥精神医療と福祉及び関連機関との間における連携の重要性，と精神疾患とその治療に関する項目が網羅されている。

○心理検査（知能検査およびパーソナリティ検査）や精神保健福祉法（入院形態，隔離，拘束，面会や通信の制限など）に関する問題も重点項目である。2014（平成26）年4月から精神保健福祉法における保護者に関する規定が削除され，家族等の同意となったので注意を要する（第17回に出題）。また第15回には精神保健福祉法ではなく医療観察法が出題されている。

○繰り返しになるが，出題傾向は，第7回から出題基準の項目から偏りなく，代表的な精神障害，薬物療法，非薬物治療，心理検査，精神保健福祉法と精神医学全般にわたって出題されており，偏らず漏れのない学習が必須である。各領域の基本的な事項を押さえておけば困らないであろう。

［一宮　洋介］

問題 1

次のうち，精神科病院の廃止を訴え，法律第180号の制定運動に関わった人物として，**正しいもの**を1つ選びなさい。

1 ブロイラー（Bleuler, E.）
2 クラーク（Clark, D.）
3 ピネル（Pinel, P.）
4 バザーリア（Basaglia, F.）
5 ジョーンズ（Jones, M.）

解説

➡ 精神医学領域で功績のある人物に関する設問である。

➡「法律第180号」は，1978年にイタリアで公布された世界初の精神科病院廃絶法である。

➡ E. ブロイラー（1857-1939年）はスイスの精神医学者で，統合失調症の概念を確立した人物である。よって**1**は誤りである。ブロイラーは統合失調症の症状を基本症状（連合弛緩，自閉，両価性，情動障害）と副次的症状に二分した。

➡ イギリスのフルボーン病院の院長であったD. H. クラークは，1967年11月から1968年2月にWHOから日本に派遣され，精神科病院や施設などを視察し，日本政府に地域精神医療を推進するための「クラーク勧告」を行った人物である。よって**2**は誤りである。

➡ パリのビセートル病院の院長であったP. ピネルは，1793年に精神障害者を鎖から解放し，病める人間として扱った人物である。よって**3**は誤りである。

➡ F. バザーリアはイタリアで精神科病院の廃絶を最初に唱えた精神科医である。1978年にイタリアで制定された法律第180号法は，彼にちなみバザーリア法と呼ばれる。よって**4**は正しい。

➡ イギリスのM. ジョーンズは，1950年代に精神科病院のすべての資産を治療手法としてとらえる治療共同体という技法を概念化した人物である。よって**5**は誤りである。

➡ 精神医療の歴史の中で知っておくべき人物としては，疾病概念の領域では，統合失調症や躁うつ病など精神疾患の基礎的概念をつくったドイツのクレペリン（Kreapelin, E.），統合失調症の概念を確立したブロイラーである。認知症の代表的疾患であるアルツハイマー病を命名したのもクレペリンである。治療の領域では，精神分析療法を創設したフロイト（Freud, S.）を忘れてはならない。また，統合失調症の薬物療法としてクロルプロマジンを導入したフランスのドレイ（Delay, J.）とデニケル（Deniker, P.）も覚えてほしい。さらにこれまで出題された人物を列挙すると，通過症候群を提唱したヴィーク（Wieck, H. H.），外因反応型の概念を提唱したボネファー（Bonhoeffer, K.），ヒステリー研究で催眠を利用したシャルコー（Charcot, J. M.）があげられる。

➡ わが国で功績を残した人物として，森田療法（森田療法は絶対臥褥などの技法を用いる神経症者に対する精神療法）の創始者である森田正馬や日本の精神医学を築いた精神医学者である呉秀三をあげておく。呉秀三は東京帝国大学医科大学精神病学講座の教授であるとともに東京府巣鴨病院（のちの府立松沢病院）の院長を兼任し，無拘束看護，作業療法，教育治療などを実践して患者の人道的待遇に尽力した。また，加藤普佐次郎は愛知県出身の精神科医で，東京府立松沢病院において呉秀三の勧めで作業療法を実践した，日本で最初の作業療法の専門家とされている。

解答 **4**

問題 2

脳の障害部位と症状に関する次の組合せのうち、**正しいものを2つ**選びなさい。

1　前頭葉――――感覚失語
2　側頭葉――――運動失語
3　後頭葉――――視覚失認
4　頭頂葉――――自発性低下
5　大脳基底核――不随意運動

解説

➡脳の生理・解剖に関する設問である。

➡大脳は左右の大脳半球からなり、内部には側脳室がある。左右の大脳半球は脳梁および前交連などで連絡している。大脳半球は前頭葉、頭頂葉、後頭葉、側頭葉の4つの脳葉からなる。大脳に脳梗塞などで局所的な障害を生ずると、障害された部位の関与する機能が障害されさまざまな精神神経症状が出現する。

➡前頭葉では意欲や意志に関係する統合が行われており、前頭葉が障害される前頭葉症候群では、自発性の低下や抑制の欠如が認められ、周囲に無関心になったり、反社会的行為が出現したりする。計画を立てて行動する実行機能にも、主に前頭葉（前頭前野）がかかわっている。また前頭葉には運動野があり、運動機能に関与している。さらに運動性言語中枢も前頭葉にあり、この部位が障害されると言葉は理解できるのに答えを言うことができない運動性失語を生ずる。感覚性失語は後述の側頭葉の障害で生ずる。よって1は誤りである。

➡側頭葉では判断と記憶に関係する統合が行われている。また感覚性言語中枢も側頭葉にあり、この部位が障害されると発声はできるが言葉の意味が理解できない感覚性失語を生ずる。運動性失語は前述の前頭葉の障害で生ずる。よって2は誤りである。

➡後頭葉は視覚にかかわっており、後頭葉が障害されると視覚障害を生ずる。特に両側の後頭葉が障害されると、日常使用しているものを見せても、それが何かわからないという視覚失認が出現する。よって3は正しい。

➡頭頂葉には感覚野があり、知覚にかかわるが、さらに感覚情報を統合して空間や身体の認知を行ったり、目的ある動作を遂行する機能もある。頭頂葉の障害では、運動障害がなく、行うべき動作や行為がわかっているのに、それができない失行が認められる。自発性の低下は前述した前頭葉の障害で生ずる。よって4は誤りである。

➡大脳基底核は、大脳皮質と視床、脳幹を結ぶ神経核の集まりで、被殻、尾状核、淡蒼球、黒質、視床下部などが含まれる。運動調節、認知機能、感情、動機づけなどにかかわっている。基底核が障害されるパーキンソン病やハンチントン病では不随意運動が出現する。よって5は正しい。

➡脳の生理・解剖に関しては、設問以外では、小脳は全身の筋肉運動と筋緊張の調整をつかさどる。小脳が障害されると運動失調を生じ、歩行障害や平衡機能の障害を生ずる。また、大脳辺縁系も忘れてはならない。大脳辺縁系は海馬、帯状回、扁桃核などの大脳基底核からなり、食や性の行動など自己保存と種族保存の行為が統合されるところである。また、怒りや怖れなど情動行動や原始的な感覚の統合などにも関与している。

解答　3，5

| 問題3 | ICD-10における精神および行動の障害に関する次の組合せのうち，**正しいもの**を1つ選びなさい。 |

1　症状性を含む器質性精神障害────────広汎性発達障害
2　統合失調症，統合失調型障害および妄想性障害──急性一過性精神病性障害
3　気分（感情）障害──────────────統合失調感情障害
4　神経症性障害，ストレス関連障害
　　および身体表現性障害────────────摂食障害
5　生理的障害および身体的要因に
　　関連した行動症候群────────────性同一性障害

解　説

→WHOによるICD-10（国際疾病分類第10版）に関する設問である。
→ICD-10は，アルファベットと数字で感染症をはじめ，すべての疾患カテゴリーを分類するものである。精神疾患はFコードで，F0：症状性を含む器質性精神障害，F1：精神作用物質使用による精神および行動の障害，F2：統合失調症，統合失調型障害および妄想性障害，F3：気分（感情）障害，F4：神経症性障害，ストレス関連障害および身体表現性障害，F5：生理的障害および身体的要因に関連した行動症候群，F6：成人のパーソナリティおよび行動の障害，F7：精神遅滞［知的障害］，F8：心理的発達の障害，F9：小児期および青年期に通常発症する行動および情緒の障害，および特定不能の精神障害に分類されている。
→「症状性を含む器質性精神障害」（F0）には，アルツハイマー病型認知症，血管性認知症，他に分類されるその他の疾患の認知症，特定不能の認知症，器質性健忘症候群，せん妄などが含まれる。広汎性発達障害は「心理的発達の障害」（F8）に分類されるものである。よって**1**は誤りである。
→「統合失調症，統合失調型障害および妄想性障害」（F2）には，統合失調症，統合失調型障害，持続性妄想性障害，急性一過性精神病性障害，感応性妄想性障害，統合失調感情障害などが含まれる。よって**2**は正しい。
→「気分（感情）障害」（F3）には，躁病エピソード，双極性感情障害［躁うつ病］，うつ病エピソード，反復性うつ病性障害，持続性気分（感情）障害などが含まれる。統合失調感情障害は，前述の「統合失調症，統合失調型障害および妄想性障害」（F2）に分類されるものである。よって**3**は誤りである。
→「神経症性障害，ストレス関連障害および身体表現性障害」（F4）には，恐怖症性不安障害，他の不安障害，強迫性障害，重度ストレス反応および適応障害，解離性（転換性）障害，身体表現性障害などが含まれる。摂食障害は，後述の「生理的障害および身体的要因に関連した行動症候群」（F5）に分類されるものである。よって**4**は誤りである。
→「生理的障害および身体的要因に関連した行動症候群」（F5）には，摂食障害，非器質性睡眠障害，性機能不全などが含まれる。性同一性障害は，「成人のパーソナリティおよび行動の障害」（F6）に分類されるものである。よって**5**は誤りである。ちなみに「成人のパーソナリティおよび行動の障害」（F6）には，特定のパーソナリティ障害，混合性および他のパーソナリティ障害，持続的パーソナリティ変化，習慣および衝動の障害，性同一性障害，性嗜好障害などが含まれる。

解答　**2**

問題 4

次のうち，心的外傷後ストレス障害（PTSD）の症状として，**正しいものを2つ選びなさい。**

1 回避
2 食欲亢進（こうしん）
3 衝動行為
4 カタレプシー
5 フラッシュバック

解 説

➡ 心的外傷後ストレス障害（PTSD）に関する設問である。

➡ PTSDは，戦争，災害，事故，犯罪などのストレス状況（心的外傷）に対する反応として生ずるもので，外傷体験後，数週から数カ月（6カ月を超えることはまれ）にわたる潜伏期間を経て発症する。前述のICD-10（国際疾病分類第10版）では，F4：神経症性障害，ストレス関連障害および身体表現性障害に分類される。

➡ 症状は，回避，再体験（フラッシュバック），過覚醒が特徴である。外傷体験を想起させる活動や状況の回避が持続し，外傷体験時のストレス状況を再体験するフラッシュバックを生じ，過覚醒による不眠が認められる。このため日常生活や社会生活に支障をきたすことがある。治療は精神療法を主体にして，必要に応じて薬物療法を併用する。

➡ 回避は，上述のようにPTSDに特徴的な症状である。ストレス状況を思い出させるような活動ができなくなる。このため，体験前後の記憶を想起できなかったり，当該の場所へ行けなかったりすることがある。よって1は正しい。

➡ 食欲亢進は，文字どおり食欲の亢進であり，PTSDに特徴的な症状ではない。よって2は誤りである。

➡ 衝動行為は，行為の異常で，欲動がそのまま行為に移されたものである。PTSDに特徴的な症状ではない。よって3は誤りである。

➡ カタレプシーは，一定の姿勢をとらせると，いつまでもそのままでいる状態で，あたかも蝋細工のようで，蝋屈症ともいう。統合失調症の緊張病症状の1つである。PTSDに特徴的な症状ではない。よって4は誤りである。

➡ フラッシュバックは心的外傷を再体験するもので，PTSDに特徴的な症状である。よって5は正しい。ただし，覚せい剤中毒の覚せい剤精神病で，覚せい剤の使用を中止しているにもかかわらず，ストレスや飲酒などを契機に幻覚や妄想を生ずることがあり，これもフラッシュバックと呼ばれるので注意が必要である。

解答　1，5

問題 5

状態像・症候群と症状に関する次の組合せのうち，**正しいものを1つ選びなさい**。

1　躁状態―――――――連合弛緩（しかん）
2　うつ状態――――――観念奔逸
3　解離状態――――――仮面様顔貌
4　パーキンソン症候群――アカシジア
5　コルサコフ症候群―――見当識障害

解説

➡ 精神症状に関する設問である。精神症状に関する設問は毎年出題されるので，意識障害，思考障害，情動障害，記憶障害などの特徴を整理しておく必要がある。意識障害では，せん妄や通過症候群，思考障害では，過程の障害と内容の障害がポイントである。

➡ 躁状態は，情動の障害で，双極性感情障害［躁うつ病］に出現する。爽快気分，易刺激性，不眠を生じ，乱費や誇大妄想を呈することもある。連合弛緩は，思考の障害で，統合失調症に認められる。思考は，過程（もしくは形式）と内容に分けることができる。思考の過程の障害には，統合失調症にみられる連合弛緩や言葉のサラダ，躁状態にみられる観念奔逸などがある。思考の内容の障害は妄想である。根拠のない誤った確信で，訂正不能である。被害妄想，微小妄想，誇大妄想を三大妄想という。よって連合弛緩は躁状態の症状ではないので，1は正しい組み合わせではない。

➡ うつ状態は，情動の障害で，うつ病や双極性感情障害［躁うつ病］に出現する。抑うつ気分，制止，不眠，希死念慮を生ずる。自殺や微小妄想を呈することもある。観念奔逸は，上述のように思考の障害で，双極性感情障害［躁うつ病］に認められる。観念奔逸は躁状態の症状であるので，2は正しい組み合わせではない。

➡ 解離状態は，感情，感覚，運動，思考の統合が障害された状態である。解離性障害に認められる症状で，器質性の障害なしに，健忘，遁走，昏迷，運動障害，感覚脱出などを生ずる。仮面様顔貌は，パーキンソン病に認められる症状で，器質性の障害により生ずるものである。よって仮面様顔貌は解離状態の症状ではないので，3は正しい組み合わせではない。

➡ パーキンソン症候群は，錐体外路症状で，振戦，筋固縮，小刻み歩行などを生ずる。血管障害などの器質病変によるほか抗精神病薬の副作用でも生ずる。アカシジアは，静座不能症とも呼ばれる錐体外路症状で，じっとしていられずに足踏みをしたり，歩き回ったりする。アカシジアは抗精神病薬の副作用で生じる症状であり，パーキンソン症候群の症状ではない。よって4は正しい組み合わせではない。

➡ コルサコフ症候群は，記銘力障害，見当識障害，作話を主症状とするもので，慢性アルコール中毒などで認められる。見当識障害は，コルサコフ症候群の症状である。よって5の組み合わせは正しい。

解答　5

問題 6

次のうち，脳波異常によって診断されるものとして，**正しいものを 1 つ**選びなさい。

1 小児自閉症
2 パニック障害
3 複雑部分発作
4 強迫性障害
5 一過性脳虚血発作

解説

➡ 脳波異常に関する設問である。
➡ 脳波は，脳神経細胞の電気活動を頭皮上から検出するもので，微弱な電気活動を増幅して測定するため，アーチファクトを生じにくい環境で実施することが望ましい。脳波は周波数によりいくつかの波に分類される。基本となる波は α 波で，8〜13 Hz の波が安静閉眼時に後頭部優位に出現する。α 波より遅い波を徐波（θ 波，δ 波），速い波を速波（β 波）と呼ぶ。
➡ 脳波検査は，てんかんの診断や意識障害の評価に用いられるが，クロイツフェルト・ヤコブ病（周期性同期性放電：PSD）や肝性脳症（三相波）では特徴的な脳波所見が診断の一助となる。
➡ 小児自閉症は，発達障害で，知的障害を伴うことがある。本疾患は脳波異常によって診断されるものではない。よって 1 は誤りである。
➡ パニック障害は，神経症性障害の 1 つである。パニック発作が特徴で，死の恐怖を伴うことがある。本疾患は脳波異常によって診断されるものではない。よって 2 は誤りである。
➡ 複雑部分発作は，てんかん発作の 1 つで，意識障害を伴う部分発作である。脳波では，発作性の律動異常を示すのが特徴で，脳波異常を呈する。複雑部分発作は臨床症状と脳波異常により診断されるので，3 は正しい。なお，てんかん発作の分類には，国際抗てんかん連盟によるてんかん発作の国際分類（1981 年）が使用されている。これはてんかん発作を，部分発作，全般発作，分類不能てんかん発作に大別したものである。部分発作は，臨床症状および脳波所見が一側あるいは両側大脳半球の一部分に限局して始まるもので，発作中に意識障害を伴うものを複雑部分発作，意識障害を伴わないものを単純部分発作という。全般発作は，発作開始時から両側大脳半球が障害されて生ずるもので，けいれんを伴うものと伴わないものとがある。
➡ 強迫性障害は，神経症性障害の 1 つである。本疾患は脳波異常によって診断されるものではない。よって 4 は誤りである。
➡ 一過性脳虚血発作は，一過性に脳血流が障害されて生ずる意識障害である。本疾患は脳波異常によって診断されるものではない。よって 5 は誤りである。

解答　3

問題 7

向精神薬とその作用に関する次の組合せのうち、**正しいものを1つ**選びなさい。

1 炭酸リチウム──────────抗てんかん作用
2 定型抗精神病薬────────ドーパミン受容体遮断作用
3 非定型抗精神病薬──────アセチルコリンエステラーゼ阻害作用
4 三環系抗うつ薬────────選択的セロトニン再取り込み阻害作用
5 ベンゾジアゼピン系抗不安薬──ヒスタミン受容体遮断作用

解 説

➡ 向精神薬の作用に関する設問である。

➡ 向精神薬は、精神活動に影響する薬物の総称で、抗精神病薬、抗うつ薬、抗不安薬、気分安定薬、睡眠薬などが含まれる。

➡ 炭酸リチウムは、気分安定薬の1つで、躁状態の治療に使用される。リチウム中毒を生ずる場合があるので、投与時には、血中濃度をモニターする必要がある。また、甲状腺機能低下症を生ずることがあるので注意が必要である。抗てんかん作用は有しないので、1は誤りである。

➡ 定型抗精神病薬は、非定型抗精神病薬に対して、フェノチアジン系やブチロフェノン系など従来型の抗精神病薬である。定型抗精神病薬は、ドーパミン受容体遮断作用を有し、幻覚、妄想など陽性症状に効果を示すが、反面、パーキンソン症状など錐体外路症状の副作用を生じやすい。また陰性症状に対する効果が乏しい。このため副作用を生じにくく、陰性症状に対する効果も認められる非定型抗精神病薬が開発された。よって**2は正しい**。

➡ 非定型抗精神病薬は、上述のような経緯で開発された薬物で、ドーパミン、セロトニン、ヒスタミンなど複数の受容体遮断作用を示す。アセチルコリンエステラーゼ阻害作用は抗認知症薬の特徴であり、非定型抗精神病薬の作用ではない。よって3は誤りである。

➡ 三環系抗うつ薬は、第一世代の抗うつ薬で、3つの環形構造を有することから三環系抗うつ薬と呼ばれる。ノルアドレナリンやセロトニンの増強作用で、抗うつ効果を示すが、抗コリン作用も有するため、口渇や便秘などの副作用が問題となる。選択的セロトニン再取り込み阻害作用は、三環系抗うつ薬より副作用が少なく、より抗うつ効果の高い薬物として開発された抗うつ薬である選択的セロトニン再取り込み阻害薬（SSRI）の特徴である。よって4は誤りである。SSRIは胃腸障害、性機能障害、セロトニン症候群などの副作用を生ずることがあるので注意が必要である。

➡ ベンゾジアゼピン系抗不安薬は、ベンゾジアゼピン受容体に結合し、GABA抑制作用を増強する。ヒスタミン受容体遮断作用は示さない。よって5は誤りである。なお、ベンゾジアゼピンは筋弛緩作用があるため眠気やふらつきに注意が必要である。また、呼吸抑制作用もあるため投与量に注意する必要がある。ベンゾジアゼピンは、抗不安薬や睡眠薬として使用されており、身体依存はすぐには生じない。ただし常用量でも反復使用するうちに身体依存を生じ、離脱症状を起こすようになることが知られている。

➡ 抗精神病薬の副作用としては、錐体外路症状（アカシジア、急性ジストニア、パーキンソン症状、遅発性ジスキネジア、悪性症候群）や高プロラクチン血症が認められる。非定型抗精神病薬は定型抗精神病薬に比べて錐体外路症状の副作用が少なく、統合失調症の陰性症状にも効果があることから、治療の第一選択となっている。ただし非定型抗精神病薬は、副作用として血糖値の上昇や糖尿病の悪化を生じることがあり、オランザピンとクエチアピンは糖尿病あるいは糖尿病の既往があるものには使用禁忌である。投与により糖尿病性ケトアシドーシスを生じ、死に至る場合もある。

問題 8 次のうち，社会生活技能訓練（SST）で用いられる技法として，**正しいもの**を**1つ**選びなさい。

1　モデリング
2　系統的脱感作
3　催眠
4　絶対臥褥(がじょく)
5　共感的理解

解　説

➡社会生活技能訓練（social skills training；SST）に関する設問である。
➡SST は，訓練を通じて，生活技能を向上させるものである。訓練には基本訓練モデル，問題解決技能訓練，自立生活技能プログラムがあり，統合失調症の慢性期に行われる心理社会的治療である。
➡SST の技法には，ボトムアップ，モデリング（手本を示す），ロールプレイ等がある。モデリングは，SST に用いられる技法の1つである。よって**1**は正しい。
➡系統的脱感作は，不安が中心をなしている神経症的障害を治療する行動療法の一技法である。不安を制止する生理的状態をつくり，不安を喚起させられる条件刺激の弱いものにさらす，不安が起こらなくなるまで繰り返す，同じ状態より強い不安刺激に換えて繰り返すというプロセスで行われる。系統的脱感作は学習理論に基づく行動変容を図る技法であり，SST で用いられる技法ではない。よって**2**は誤りである。
➡催眠は，暗示を受けやすい意識状態で，この状態を催眠状態，この状態に導く方法を催眠法という。催眠は，SST で用いられる技法ではない。よって**3**は誤りである。
➡絶対臥褥は，森田療法に用いられる技法であり，SST で用いられる技法ではない。よって**4**は誤りである。森田療法は，森田正馬が 1920（大正 9）年ごろ創始した，神経症者に対する独自の精神療法である。人間に備わる自然治癒能力の発動化を促進することを基本とする。森田療法の原法は，4 期に分けられる。第 1 期は絶対臥褥期で，食事と排泄以外は臥褥を命ずる。第 2 期は隔離療法期で，交際，談話，外出を禁じ，臥褥時間を 1 日 7～8 時間に短縮する。第 3 期は読書や畑仕事などの作業を行う。第 4 期には日常生活に帰る準備を行うというものである。40 日間の入院で行うが，最近では 40～60 日が妥当であるとする意見もある。
➡共感的理解は，カウンセリング技法の 1 つである。SST で用いられる技法ではない。よって**5**は誤りである。
➡心理社会的治療として，心理教育も重要である。心理教育は，疾病や障害についての正しい知識や情報を，心理面への十分な配慮を行いながら提供し，疾病や障害に関するさまざまな問題に対処する方法を学んでもらうことにより，主体的に療養生活ができるよう援助することである。統合失調症や気分障害，認知症の患者家族に行うことがあり，家族教室と呼ぶ場合もある。

解答　1

問題 9

次のうち,「平成23年患者調査」(厚生労働省) において,平成8年と比較し,推計入院患者数が増えている疾患として,**正しいもの**を2つ選びなさい。

1 うつ病
2 統合失調症
3 アルコール依存症
4 アルツハイマー病
5 神経症性障害,ストレス関連障害及び身体表現性障害

解 説

➡ 精神疾患の臨床統計に関する設問である。

➡ 厚生労働省のウェブサイト「知ることからはじめよう みんなのメンタルヘルス」の「精神疾患のデータ」によると,精神疾患により医療機関にかかっている患者数は,平成23年は320万人である。内訳としては多いものから,うつ病,統合失調症,不安障害,認知症などとなっており,近年においては,うつ病や認知症などの著しい増加がみられるという。

➡ また,精神科における入院状況としては,精神疾患の入院患者数はゆるやかに減少しており,平成23年には30万7千人となっている。統合失調症は減少傾向にあり,認知症は増加傾向にあるとのことである。

➡ 精神病床入院患者の疾病別内訳 (単位:千人/資料:患者調査) をみると,「うつ病など」:平成8年19.5,平成23年25.5,「統合失調症など」:平成8年214.9,平成23年171.7,「薬物・アルコール依存症など」:平成8年17.5,平成23年12.3,「認知症(アルツハイマー病)」:平成8年4.3,平成23年27.5,「不安障害など」:平成8年5.3,平成23年3.7と示されている。

➡ したがって,「平成23年患者調査」において,平成8年と比較して入院患者数が増えている疾患は,うつ病とアルツハイマー病である。よって,正しいものは**1**と**4**である。

➡ なお,アルツハイマー病を代表格とするわが国の認知症高齢者は,2012 (平成24) 年の厚生労働省の推計では462万人とされている。臨床診断では,認知症の約60％がアルツハイマー病,約20％がレビー小体型認知症であるとされている。また,65歳未満で発症する若年性認知症は,2009年の厚生労働省研究班の報告によれば,約3万8千人で,平均発症年齢は51.3歳とのことである。臨床診断は血管性認知症がトップで,次いでアルツハイマー病,両者で全体の約65％を占めている。

解答 1,4

問題 10

「精神保健福祉法」による入院に関する次の記述のうち，**正しいものを1つ選**びなさい。

1 任意入院では，精神保健指定医が必要と認めれば72時間に限り退院を制限できる。
2 医療保護入院では，2名の精神保健指定医が認めれば家族の同意は不要である。
3 措置入院では，家族の同意が得られた時点で速やかに医療保護入院に切り替える。
4 緊急措置入院では，精神保健指定医の診察なしで72時間に限り入院させることができる。
5 応急入院では，自傷他害のおそれがあると認められ，急速を要する場合，72時間に限り入院させることができる。

（注）「精神保健福祉法」とは，「精神保健及び精神障害者福祉に関する法律」のことである。

解 説

➡精神保健福祉法に関する設問である。

➡2013（平成25）年に精神保健福祉法が改正された。まず覚えるべき点は，2014（平成26）年4月1日から，保護者制度が廃止され，医療保護入院の要件が精神保健指定医1名の診断と家族等（配偶者，親権者，扶養義務者，後見人または保佐人。該当者がいない場合等は，市町村長）のいずれかの者の同意に変更されたことである。

➡任意入院は，本人の同意による入院なので，本人から退院の申し出があった場合には退院させなければならない。ただし，精神保健指定医が診察して入院が必要と判断した場合には，72時間に限り退院を制限できる。よって**1は正しい**。

➡医療保護入院は，精神保健指定医1名が患者を診察して入院が必要であると判断した場合には，家族等の同意を得れば，本人の同意なしに強制入院させられるというものである。よって**2は誤りである**。ただし，医療保護入院であっても，本人に入院の必要性を十分に説明する必要があることを忘れてはならない。

➡措置入院では，2名以上の精神保健指定医が診察し，自傷他害のおそれがあり，入院が必要と判断した場合には，本人や家族等の同意なしに都道府県知事の権限により強制入院させられるものである。入院後，治療により措置症状（自傷他害のおそれ）が改善し，措置入院解除が適当で医療保護入院への切り替えが最適と精神保健指定医が判断し，家族等の同意が得られれば医療保護入院に変更となる。措置入院は「自傷他害のおそれの有無」がポイントになる。よって**3は誤りである**。なお，措置入院は，措置入院を許可された病床でないと実施できないので注意が必要である。

➡緊急措置入院は，自傷他害のおそれがあり，急速を要するが，通常の措置入院の手続きによることができない場合，1名の精神保健指定医の診察で，都道府県知事の権限により72時間に限り入院させることができるものである。精神保健指定医の診察なしでは入院させることはできない。よって**4は誤りである**。

➡応急入院は，措置症状はないが，急速を要し，家族に連絡がつかず同意が得られない場合に，精神保健指定医の診察により72時間に限り入院させられるものである。特定医師の診察による応急入院については12時間以内とされている。ただし応急入院は，応急入院を認められた許可病床でないと実施できないので注意が必要である。よって**5は誤りである**。

解答　1

精神保健の課題と支援

[第18回]

出題傾向と対策

○国家試験の出題基準に従って第18回国家試験の『精神保健の課題と支援』で出題された問題を分析すると，以下のような傾向がみられた。ただし，設問によっては項目の内容が他の項目と重複するので注意してほしい。
○「1．精神の保健と，精神の健康に関連する要因及び精神保健の概要」では，中項目「ライフサイクルと精神の健康」，小項目「発達課題」（問題12）からの出題であった。また，中項目「予防の考え方」（問題18）に関連する出題であった。
○「2．精神保健の視点から見た家族の課題とアプローチ」では，中項目「育児や教育をめぐる精神保健」（問題14）からの出題であった。
○「3．精神保健の視点から見た学校教育の課題とアプローチ」では，中項目「現代日本の学校教育と生徒児童の特徴」，小項目「いじめ，学校における暴力，自殺」（問題13）からの出題であった。また，中項目「スクールソーシャルワーカー」（問題15）からの出題であった。
○「4．精神保健の視点から見た勤労者の課題とアプローチ」からは，中項目「職場内の問題を解決するための機関及び関係法規」，小項目「労働安全衛生法」（問題16）からの出題であった。
○「5．精神保健の視点から見た現代社会の課題とアプローチ」からは，中項目「災害被災者，犯罪被害者の精神保健」（問題19）からの出題であった。
○「6．精神保健に関する対策と精神保健福祉士の役割」では，中項目「うつ病と自殺防止対策」が（問題17）に関連して出題された。
○「7．地域精神保健に関する諸活動と精神保健に関する偏見・差別等の課題」では，中項目「精神保健に関する調査」が（問題17）と（問題18）に関連する出題であった。
○「8．精神保健に関する専門職種（保健師等）と国，都道府県，市町村，団体等の役割及び連携」では，中項目「主なセルフヘルプグループ」（問題20）からの出題であった。
○「9．諸外国の精神保健活動の現状及び対策」では，中項目「WHOなどの国際機関の活動」（問題11）からの出題であった。
○最近の傾向として，自殺に関する問題，アルコール関連問題，薬物乱用防止対策，児童生徒の精神保健の問題，認知症対策，災害時・犯罪被害における精神保健，関係法規，WHOや諸外国の精神保健活動，厚生労働省の調査から精神障害者の数的動向や精神科医療施設の状況など精神保健医療の統計に関する出題頻度も高くなっている。
○対策としては，基礎的なテキストを精読することに加え，『国民衛生の動向』，『精神保健福祉白書』等による統計，厚生労働省のホームページで公開している統計表のデータベース（精神保健福祉資料〔国立精神・神経医療研究センター「改革ビジョン研究ページ」に掲載〕，医療施設〔静態・動態〕調査・病院報告，衛生行政報告例）などの資料から最新の傾向や動向を把握しておく必要がある。

[阪田　憲二郎]

> **問題 11** 次の記述のうち，WHO のメンタルヘルスアクションプラン 2013-2020 に掲載されたメンタルヘルスの定義として，**正しいもの**を 1 つ選びなさい。
>
> 1 精神疾患の治療を受け，現在は回復している状態をいう。
> 2 尊厳と権利について平等であり，理性と良心を授けられ，互いに同胞の精神をもって行動できることをいう。
> 3 精神障害者が社会参加する上で生活の支障となる物理的障害や精神的障壁を取り除くことをいう。
> 4 自身の能力を発揮し，日常生活におけるストレスに対処でき，生産的に働くことができ，かつ地域に貢献できるような満たされた状態をいう。
> 5 精神障害によって差別を受け，自らをコントロールしていく力を奪われた人が，本来持っている力を取り戻していく過程をいう。

解 説

➡ WHO メンタルヘルスアクションプラン 2013-2020（以下，アクションプラン）からの出題である。近年，WHO のメンタルヘルスに関する活動からの問題が出題されている傾向にある。十分な対策が必要である。

➡ アクションプランの目標は，「精神的に満たされた状態（mental well-being）を促進し，精神障害を予防し，ケアを提供し，リカバリーを促し，人権を促進し，そして精神障害を有する人々の死亡率，罹患率，障害を低減する」ことである。

➡ アクションプランでは，メンタルヘルスの定義について，「メンタルヘルスとは，人が自身の能力を発揮し，日常生活におけるストレスに対処でき，生産的に働くことができ，かつ地域に貢献できるような満たされた状態（a state of well-being）である」と記載している。

➡ 選択肢 1 の「精神疾患の治療を受け，現在は回復している状態」は，治癒のことであり，メンタルヘルスの定義としてアクションプランに掲載されたものではない。よって 1 は誤りである。なお，WHO 憲章の健康の定義は「健康とは，単に病気ではないあるいは弱っていないというだけではなく，肉体的にも，精神的にも，そして社会的にも，すべてが満たされた状態（well-being）にあること」とされている。

➡ 選択肢 2 の記述は，世界人権宣言第 1 条の一部を引用した記述であり，メンタルヘルスの定義としてアクションプランに掲載されたものではない。よって 2 は誤りである。1948 年 12 月 10 日，第 3 回国際連合総会で採択された「世界人権宣言」の第 1 条には「すべての人間は，生れながらにして自由であり，かつ，尊厳と権利とについて平等である。人間は，理性と良心とを授けられており，互いに同胞の精神をもって行動しなければならない」と記されている。

➡ 選択肢 3 の記述は，バリアフリーの考え方である。メンタルヘルスの定義としてアクションプランに掲載されたものではない。よって 3 は誤りである。なお，2011（平成 23）年 8 月に改正された障害者基本法第 2 条第 2 項の「社会的障壁の定義」では，「障害がある者にとって日常生活又は社会生活を営む上で障壁となるような社会における事物，制度，慣行，観念その他一切のものをいう」と定義されている。これは社会的障壁の除去を意味する内容である。

➡ 選択肢 4 の記述は，上述のとおり，メンタルヘルスの定義としてアクションプランに掲載されたものである。よって 4 は正しい。

➡ 選択肢 5 の記述は，エンパワメントの定義であり，メンタルヘルスの定義としてアクションプランに掲載されたものではない。よって 5 は誤りである。エンパワメントの定義は確定したものがあるのではなく，設問のほかにも「個人，グループ，コミュニティが自分自身の環境をコントロールできるようになり，自分たちの目標を達成し，それによって自分自身も他者も生活

の質を最大限にまで高められるように援助する方向で働けるようになること」などともされる。

解答　4

> **問題 12** 次のうち，エリクソン（Erikson, E.）による発達理論における，成人期初期（young adult）の発達課題として，**正しいもの**を1つ選びなさい。
>
> 1　「基本的信頼」　対　「基本的不信」
> 2　「自律性」　　　対　「恥・疑惑」
> 3　「勤勉性」　　　対　「劣等感」
> 4　「同一性」　　　対　「同一性拡散」
> 5　「親密」　　　　対　「孤立」

解 説

➡ E. H. エリクソンの発達課題からの出題である。ライフサイクルと精神の健康についての対策が必要となってくる。

➡ エリクソンは「人間は生まれてから死ぬまで，生涯に渡って発達する」という考えのもと，各段階の発達課題に対して，健全で適応的な解決概念と，危機となる非適応的な概念とを対峙させ，ライフサイクル（人間の一生）を8つの段階に分け，それぞれの段階で獲得すべき課題を設定した。獲得課題は，どちらか一方しか身につけられないということではなく，非適応的な部分を抱えながらもそれを克服し，適応的な部分を身につけるという意味で，以下のように設定している。

　　　第1期　乳　児　期：基本的信頼　対　基本的不信
　　　第2期　幼児前期：自律性　　　対　恥・疑惑
　　　第3期　幼児後期：積極性　　　対　罪悪感
　　　第4期　児　童　期：勤勉性　　　対　劣等感
　　　第5期　青　年　期：同一性　　　対　同一性拡散
　　　第6期　成人期初期：親密性　　　対　孤立
　　　第7期　成　人　期：生殖性　　　対　自己停滞
　　　第8期　老　年　期：統合性　　　対　絶望

➡「基本的信頼」対「基本的不信」は，誕生から1歳までの乳児期における発達課題である。よって1は誤りである。この時期の健全な子どもの世界は，全体がくつろぎ合える母子関係がその後の子どもの成長の基礎となる。この母子関係から子どもは人を信じることと自分を信じることを獲得する。

➡「自律性」対「恥・疑惑」は，1歳から2歳頃までの幼児前期の発達課題である。よって2は誤りである。この時期には歩行ができるようになり話をすることを学ぶ。その後，離乳，排せつのコントロールを学習していく。これらの行動が社会の時間と場所の枠組みの中に組み込まれていることを意味し，このことを通して子どもは社会的な自律性を獲得していく。

➡「勤勉性」対「劣等感」は，6歳から12歳頃の児童期の発達課題である。よって3は誤りである。勤勉性は，社会における技術や道具の使用などに関して，学校などの外の世界に向かって仲間集団の中で発揮される知的技能のことである。他者との比較を通して確証されていき，有能感や自信を育むものである。逆にこの課題に失敗することは，劣等感を生み出すことになる。

➡「同一性」対「同一性拡散」は，思春期の発達課題である。よって4は誤りである。「同一性」は，自我同一性（アイデンティティ）と呼ばれる「これが自分である」という確信のことを意

味し，自己の価値観，将来の夢，希望の職業，自分らしさなどを見つけ，「自分」というものを確立していく時期である。同一性が獲得されないと「同一性拡散」となり，「自分が何者か，何をすべきか，何をしたいのか，わからない」という状態に陥ってしまう。
➡「親密性」対「孤立」は，成人期初期の発達課題である。職業や結婚活動を通して，責任を猶予されている状態（モラトリアム）から，責任をきちんと負うべき状態への移行を成し遂げることにある。よって5は正しい。

解答　5

問題13

「子どもの自殺が起きたときの緊急対応の手引き（平成22年）」（文部科学省）に関する次の記述のうち，**正しいもの**を1つ選びなさい。

1　学校への教育委員会のサポートは，自殺が発生して3日目以降が望ましい。
2　「学校再開日」には，校長が全校集会で出来事を詳細に説明する。
3　自殺の連鎖の防止には，数日間の休校が望ましい。
4　自殺の事実を文書で保護者に知らせる場合には，あらかじめ遺族に文案を示して了解を得る。
5　教職員がスクールカウンセラーに相談したいときは，管理職に申し出る。
（注）「学校再開日」とは，「発生後に初めて子どもが登校する日」のことである。

解　説

➡子どもの自殺に関する出題である。文部科学省における児童生徒の自殺防止に関する動向の理解が必要となってくる。文部科学省は，2007（平成19）年3月の「子どもの自殺予防のための取組に向けて（第1次報告）」を踏まえ，2009（平成21）年3月に「教師が知っておきたい子どもの自殺予防」，2010（平成22）年3月には「子どもの自殺が起きたときの緊急対応の手引き」を作成し，学校における子どもの自殺予防のための取組みを進めている。なお，この手引きは子どもの自殺が起きた時の，主に数日以内の事後対応について解説している。
➡学校への教育委員会のサポートは，自殺発生後の最初の3日間は，常時複数の職員（実務経験のある職員を含む）を派遣し，助言とともに，学校では手が回らない部分をサポートすることとしている。よって1の記述は誤りである。
➡学校再開日（自殺発生後に初めて子どもが登校する日）に全校集会を開く場合は，校長のメッセージは短くし，要点を箇条書きにする。教訓的な内容や「命を大切に」というありきたりの表現は避けることとしている。よって2の記述は誤りである。
➡自殺の影響が学校全体に及ぶと，自殺のリスクのある子どもに連鎖（後追い自殺）する可能性があるので，休校は避け，学校の日常活動を段階的に早期に平常化させることを基本としている。よって3の記述は誤りである。
➡自殺の事実を子どもや保護者，マスコミに伝える際には，遺族から了解をとるように努め，特に死亡の事実を文書で保護者に知らせる場合には，あらかじめ遺族に文案を見せて了解をとるようにするとしている。よって4の記述は正しい。
➡子どもの自殺は教職員にとっても耐え難い出来事であり，教職員もサポートを必要としている。特に担任教師は管理職を通さずにスクールカウンセラーなどに自由に相談できることを保証するとしている。よって5の記述は誤りである。

解答　4

問題 14

マタニティブルーズ（maternity blues）に関する次の記述のうち，**正しいもの**を1つ選びなさい。

1. 産後4週間以上経過してから出現する。
2. 一過性のもので短期間に軽快する。
3. 幻覚や妄想が主な症状である。
4. 精神科における治療が基本になる。
5. 産後うつ病の別名である。

解 説

➡ 周産期における精神保健のマタニティブルーズからの出題である。周産期とは，医学的には妊娠22週から生後7日までと定義されている。しかし，精神保健の視点からとらえると，妊娠が判明し，出産した後，子どもが生後1年になるまでの時期を指すことがあるといわれている。

➡ 精神保健の観点からみた周産期は，妊娠の判明，妊娠中の経過，出産，子育てという過程で母親は内外のストレスにさらされることが多く精神的な支援が必要な状態が生じることが多い。また周産期は，子育てによる，子どもへの没頭，それに伴う不安，疲労からくる抑うつなどが相互作用をもたらす時期でもある。

➡ 周産期の女性は，精神的なリスクに直面することが多い。産後の1年では精神疾患を発症して入院する割合は，ほかの時期の14倍であり，生後1カ月に限定すると35倍にもなるという報告がある。周産期における母親の精神的問題を支援していくことが乳幼児健診，保育所，子育て支援センターなどのスタッフに求められている。

➡ マタニティブルーズの症状は，出産後2～3日してから出現する。よって1の記述は誤りである。なお，出産後の精神疾患で問題になるのは，産後うつ病（産褥期に発症する大うつ病）である。出産後4週間以内に始まる重症なうつ病で，著しい不眠，感情不安定，倦怠感からなり，母親自身の自殺や赤ちゃんに対する殺意や妄想などが出現する。

➡ マタニティブルーズの症状は，長くても1週間程度で軽快する。よって2の記述は正しい。

➡ マタニティブルーズは，感情不安定（泣いたり笑ったり），不眠，軽度の抑うつ気分，不安，注意散漫，イライラなどの精神症状が出現する。幻覚や妄想が主たる症状ではない。よって3の記述は誤りである。

➡ マタニティブルーズは，短期間で症状が軽快するので，精神科的治療をほとんど必要としない。よって4の記述は誤りである。

➡ 産後うつ病は，前述したように産褥期に発症する大うつ病であるから，マタニティブルーズとは区別される。よって5の記述は誤りである。

解答　2

問題 15

次のうち、スクールソーシャルワーカーの中核的業務として、**正しいもの**を 1 つ選びなさい。

1 問題を抱える児童生徒が置かれた環境への働きかけ
2 臨床心理アセスメント
3 児童・生徒の養護
4 教諭に対する教育指導
5 児童福祉法に基づく児童の一時保護

解 説

➡ 学校におけるスクールソーシャルワーカーの役割についての出題である。学校教育において精神保健に関与することについての理解が必要となってくる。

➡ 文部科学省は、2008（平成20）年12月に「スクールソーシャルワーカー実践活動事例集」を公表し、学校におけるスクールソーシャルワーカーの理解と活用について紹介している。事例集によれば、スクールソーシャルワーカー活用事業におけるスクールソーシャルワーカー人材として、以下の職務内容を適切に遂行できる者としている。職務内容は、①問題を抱える児童生徒が置かれた環境への働きかけ、②関係機関等とのネットワークの構築、連携・調整、③学校内におけるチーム体制の構築、支援、④保護者、教職員等に対する支援・相談・情報提供、⑤教職員等への研修活動、等である。よって 1 は正しい。

➡ 学校において臨床心理アセスメントを行うのは、スクールカウンセラーの業務である。スクールソーシャルワーカーは、ケース会議などでソーシャルワークの展開プロセスにおけるアセスメントを行う。よって 2 は誤りである。

➡ 幼児・児童・生徒の養護をつかさどるのは、学校の保健室などを担当する養護教諭である。よって 3 は誤りである。

➡ 教諭に対する教育指導は、2008年4月1日施行の改正学校教育法によって新設された指導教諭の業務である。指導教諭は、児童・生徒の教育または幼児の保育をつかさどり、ならびに教諭その他の職員に対して、教育指導の改善および充実、または、保育の改善および充実のために必要な指導および助言を行うとされている。よって 4 は誤りである。

➡ 児童の一時保護は、児童福祉法第33条の規定に基づき児童相談所長または都道府県知事等が必要と認める場合には、子どもを一時保護所に一時保護し、または警察署、福祉事務所、児童福祉施設、里親その他児童福祉に深い理解と経験を有する適当な者に一時保護を委託することができるとされている。よって 5 は誤りである。

解答 1

問題 16

「労働安全衛生法に基づくストレスチェック制度」に関する次の記述のうち、**正しいものを1つ選びなさい**。

1 精神疾患に罹患している労働者を発見することが目的である。
2 労働者数50人未満の事業場の事業者にも、実施義務がある。
3 精神保健福祉士が検査の実施者となるためには、一定の要件を満たす必要がある。
4 実施者は検査結果を、事業者に通知する義務がある。
5 心理的負担の程度が高い労働者は、医師による面接指導を受ける義務がある。

(注)「労働安全衛生法に基づくストレスチェック制度」とは、「労働安全衛生法」で定める「労働者の心理的な負担の程度を把握するための検査及びその結果に基づく面接指導の実施等を事業者に義務づける制度」のことである。

解説

➡労働安全衛生法に関する出題である。職場内の問題を解決するための関係機関および関係法規として、労働安全衛生法の出題頻度は高いので十分な対策が必要である。

➡2014(平成26)年6月に改正された労働安全衛生法では、事業者に労働者の心理的な負担の程度を把握するための検査(ストレスチェック)の実施を義務づけ、事業者は、検査結果を通知された労働者の希望に応じて医師による面接指導を実施し、その結果、医師の意見を聴いたうえで、必要な場合には、適切な就業上の措置を講じなければならないとし、2015(平成27)年12月から施行された。

➡「心理的な負担の程度を把握するための検査及び面接指導の実施ならびに面接指導結果に基づき事業者が講ずべき措置に関する指針」(以下、指針)によれば、ストレスチェック制度は、労働者のメンタルヘルス不調を未然に防止(一次予防)することを目的としており、事業場におけるメンタルヘルスのケアの総合的な取組みの中に位置づけることが望ましいとされている。よって1の記述は誤りである。

➡ストレスチェック制度に関する省令(労働安全衛生規則の一部改正)により、常時50人以上の労働者を使用する事業者は、検査、面接指導の実施状況などについて、毎年1回定期的に所轄労働基準監督署長に報告しなければならない、と定められている。常時使用する労働者数が50人未満の小規模事業所については、当分の間、努力義務とされている。よって2の記述は誤りである。

➡ストレスチェックの実施者に関し厚生労働大臣が定める研修に関する告示により、ストレスチェックの実施者は、①医師、②保健師、③厚生労働大臣が定める検査を行うために必要な知識についての研修を修了した看護師または精神保健福祉士と規定されている。よって3の記述は正しい。

➡指針によれば、事業者はストレスチェック結果が実施者から、遅滞なく労働者に直接通知されるようにしなければならない、と定められている。よって4の記述は誤りである。

➡指針によれば、ストレスチェックの結果、高ストレスとして選定され、面接指導を受ける必要があると実施者が認めた労働者は、できるだけ申し出を行い、医師による面接指導を受けることが望ましいとされている。申し出のない労働者に対しては、実施者が、申出の勧奨を行うことが望ましいとされている。よって5の記述は誤りである。

解答 **3**

問題 17 日本におけるうつ病又は大うつ病性障害の疫学に関する次の記述のうち，正しいものを1つ選びなさい。

1 心疾患患者における大うつ病性障害の有病率は一般人口のそれよりも低い。
2 統合失調症で入院している患者数よりも，うつ病で入院している患者数の方が多い。
3 大うつ病性障害の12カ月有病率はアメリカよりも低い。
4 大うつ病性障害の平均発症年齢は65歳以上である。
5 大うつ病性障害の約1割は何らかの不安障害を併存する。

解説

→精神保健に関する調査のうち，わが国におけるうつ病または大うつ病性障害の疫学に関する出題である。わが国のうつ病または大うつ病性障害の疫学調査だけでなく，患者調査など疫学調査や研究に関する対策が必要である。

→疫学とは，地域や集団内で，疾患や障害等の発生頻度や性や年代等に関する分布を調査し，その病気や疾病の予防や対策に役立つ要因を明らかにすることを目的として行われる学問のことである。元来，伝染病の研究から始まり，現在では公害や災害などの問題も対象としている。

→平成18年度厚生労働科学研究費補助金（こころの健康科学研究事業）こころの健康についての疫学調査に関する研究「特定の精神障害の頻度，危険因子，受診行動，社会生活への影響」によると，過去に心臓病を有していると医師から告げられた者は，大うつ病エピソードの発症が一般人口と比べ1.5倍となり，さらに心臓発作は10.0倍，高血圧も1.3倍となったと報告されている。よって1の記述は誤りである。

→平成23年「患者調査」によると，精神病床入院患者のうち，統合失調症患者数は17万1700人であった。気分［感情］障害（躁うつ病を含む）は2万5,500人となっている。よって2の記述は誤りである。

→平成18年度厚生労働科学研究費補助金（こころの健康科学研究事業）こころの健康についての疫学調査に関する研究「心の健康についての疫学調査に関する研究」によれば，日本の大うつ病性障害の12カ月有病率は，2.1％で，アメリカの有病率は6.7％であった。よって3の記述は正しい。

→厚生労働省の「地域におけるうつ対策検討会」が出した「地域におけるうつ対策検討会報告書」（平成16年1月）によると，うつ病は一般には若年層に高頻度にみられるが，うつ病の経験者は若年層と中高年層の2つの年齢層に多く，中高年層にも心理的な負担がかかっている可能性があるとしている。よって4の記述は誤りである。

→平成18年度厚生労働科学研究費補助金（こころの健康科学研究事業）こころの健康についての疫学調査に関する研究「特定の精神障害の頻度，危険因子，受診行動，社会生活への影響」によると，大うつ病性障害を生涯に経験したことのある者の中で，恐怖症の障害合併がある者の割合は，社会恐怖で6.9％，特定恐怖で12.0％，広場恐怖で3.5％であった。よって5の記述は誤りである。

解答 3

問題 18

次のうち、ケースコントロール研究（症例対照研究）において避けることが望ましい行為として、**正しいもの**を1つ選びなさい。

1. 調査実施前にインフォームドコンセントを取得すること
2. 研究仮説を知る者が面接調査を実施すること
3. ケース群とコントロール群の間で年齢構成を一致させること
4. 標準化された測定方法を使用すること
5. 面接調査員のトレーニングを行うこと

解説

➡ ケースコントロール研究についての出題である。精神保健に関する調査や予防の考え方、さらに社会調査に関する対策が必要である。

➡ 国立研究開発法人国立がん研究センターがん対策情報センターによると、ケースコントロール研究（症例対照研究）とは、ある時点で特定の病気にかかっている人（ケース群）と、年齢・性別などの条件が同じで病気ではない人（コントロール群）を集め、過去にさかのぼってその病気との関連が疑われる要因について調査するものである。年齢・性別などの条件を合わせたうえで、2群の間で要因の有無に差がある場合、それが病気の発生または予防に関与していると考えられる。ケースコントロール研究は、疫学研究の手法のうち、介入を行わず対象者の生活習慣などを調査・観察する「観察研究」の方法の1つであると解説している。

➡ 一方、文部科学省と厚生労働省が出している「疫学研究に関する倫理指針」（平成20年12月1日一部改正）では、「疫学研究では、多数の研究対象者の心身の状態や周囲の環境、生活習慣等について具体的な情報を取り扱う。また、疫学研究は医師以外にも多くの関係者が研究に携わるという特色を有する。そこで、研究対象者の個人の尊厳と人権を守るとともに、研究者等がより円滑に研究を行うことができるよう、ここに倫理指針を定める」としている。

➡「疫学研究に関する倫理指針」によると、介入研究や観察研究を行う場合は、研究対象者からインフォームド・コンセントを受けることを原則とする、としている。よって1の記述は誤りである。

➡ 社会調査では、研究仮説を知っていると、偏り（バイアス）がかかり、正確な質問が行えなかったり、回答を誘導する危険性があるので避けることが望ましい。よって2の記述は正しい。

➡ 国立研究開発法人国立がん研究センターがん対策情報センターによると、ケース群と、コントロール群の年齢・性別などの条件を合わせたうえで調査を行うとしている。よって3の記述は誤りである。

➡「疫学研究に関する倫理指針」では、「研究者等は、科学的合理性及び倫理的妥当性が認められない疫学研究を実施してはならず、疫学研究の実施に当たっては、この点を踏まえた明確かつ具体的な研究計画書を作成しなければならない」としている。よって4の記述は誤りである。

➡ ケースコントロール研究では、面接調査員の数が多く、インタビューガイドに沿って面接が行われるため、あらかじめトレーニングを行うことが必要となる。よって5の記述は誤りである。

解答　2

問題 19

次のうち、「医療観察法」における重大な他害行為として、**正しいものを1つ**選びなさい。

1 窃盗
2 公然わいせつ
3 放火
4 名誉毀損
5 過失致死

（注）「医療観察法」とは、「心神喪失等の状態で重大な他害行為を行った者の医療及び観察等に関する法律」のことである。

解説

→ 精神障害者を取り巻く犯罪被害に関連した理解が必要となってくる。

→ 医療観察法は、心神喪失または心神耗弱の状態（精神障害のために善悪の区別がつかないなど、刑事責任を問えない状態）で、重大な他害行為（殺人、放火、強盗、強姦、強制わいせつ、傷害）を行った人に対して、適切な医療を提供し、社会復帰を促進することを目的とした新たな制度として、2003（平成15）年7月に成立し、2年間の準備期間をおいて2005（平成17）年7月から施行された。

→ 本法の処遇の流れは、まず①心神喪失または心神耗弱の状態で重大な他害行為を行い、不起訴処分となるか無罪等が確定した人に対して、検察官は、医療観察法による医療および観察を受けさせるべきかどうかを地方裁判所に申立てを行う。②検察官からの申立てがなされると、鑑定を行う医療機関での入院等が行われるとともに、裁判官と精神保健審判員（必要な学識経験を有する医師）の各1名からなる合議体による審判で、本制度による処遇の要否と内容の決定が行われる。③審判の結果、医療観察法の入院による医療の決定を受けた人に対しては、指定入院医療機関において、手厚い専門的な医療の提供が行われるとともに、この入院期間中から、法務省所管の保護観察所に配置されている社会復帰調整官により、退院後の生活環境の調整が実施される。また、医療観察法の通院による医療の決定を受けた人および退院を許可された人については、保護観察所の社会復帰調整官が中心となって作成する処遇実施計画に基づいて、原則として3年間、地域において、指定通院医療機関による医療を受けることとなる。なお、この通院期間中においては、保護観察所が中心となって、地域処遇に携わる関係機関と連携しながら、処遇の実施が進められる。

→ 窃盗は、窃盗罪として、刑法235条により、10年以下の懲役または50万円以下の罰金に処せられる。医療観察法の重大な他害行為には規定されていない。よって**1**は誤りである。

→ 公然わいせつは、不特定多数の人の目に触れるような場所で公然とわいせつな行為をする罪のことである。刑法174条での罰則は6カ月以下の懲役もしくは30万円以下の罰金、または拘留もしくは科料とされている。医療観察法では、強制わいせつと強姦が重大な他害行為に規定されている。よって**2**は誤りである。

→ 放火は、故意または悪意をもって建造物や自然保護区等に火を放つことによる犯罪である。医療観察法の重大な他害行為に規定されている。よって**3**は正しい。

→ 名誉毀損は、他人の名誉を傷つける行為である。損害賠償責任等を根拠づける不法行為となったり、犯罪として刑事罰の対象となったりする。医療観察法の重大な他害行為には規定されていない。よって**4**は誤りである。

→ 過失致死は、過失により他人を死亡させることである。刑法210条で50万円以下の罰金、刑法211条で業務上過失または重過失によるものは5年以下の懲役もしくは禁錮、または100万円

以下の罰金と規定されている。医療観察法の重大な他害行為には規定されていない。よって5は誤りである。

解答　3

問題20

セルフヘルプグループに関する次の記述のうち、**正しいものを1つ選びなさい。**

1　専門家の援助を基本とする。
2　本人たちの相互援助を重視する。
3　法人格の取得を原則とする。
4　共同生活を基本とする。
5　匿名性を徹底する。

解説

→セルフヘルプグループは、疾患や障害、またマイノリティなどに係る状況を1人で抱え込まず、自発的に発生した仲間との相互支援によって、問題解決を図り、さらには社会的復権を目指す活動を展開する当事者活動である。自助グループや当事者組織と呼ばれることもある。

→セルフヘルプグループの特徴として、①共通の問題を持つ当事者であること、②参加は自発的なものであること、③メンバーは対等な関係であり仲間であること、④感情を共有していること、⑤共通のゴールを持っていること、⑥基本的には専門家の関与がないこと、があげられる。

→精神保健領域のセルフヘルプグループは、1930年代アメリカで始まったAA（Alcoholics Anonymous、アルコール依存症者の匿名会）やリカバリー協会（精神障害の回復者協会）、日本では、1963（昭和38）年の全日本断酒連盟、1965（昭和40）年の全国精神障害者家族会連合会、1970年代では、AA、うつ病、てんかん、神経症の患者の会などが設立された。さらに1980年代に入るとアラノン（AL-Anon、アルコール依存症者の家族の会）、NA（Narcotics Anonymous、薬物依存症者の匿名会）、Nar-anon（ナラノン、薬物依存症者の家族の会）、その他NABA（摂食障害者）、GA（ギャンブル依存症）のセルフヘルプグループ、全国精神障害者団体連合会などが続いて設立された。

→セルフヘルプグループと専門家との関係は、専門家の関与がないことが基本的である。さらにセルフヘルプグループには、①専門職と協働するグループと、②専門職とは距離を置くグループがあるといわれている。よって1の記述は誤りである。

→セルフヘルプグループは、自発的に発生した仲間との相互援助によって、問題解決を図っていくことが基本である。よって2の記述は正しい。

→セルフヘルプグループは、組織を社会的に承認された団体にすることが目的ではなく、メンバーが自発的に参加し、対等な関係で成り立っている組織であることが特徴である。よって3の記述は誤りである。

→セルフヘルプグループの実施においては、自発的な参加と集まりが基本であり、共同生活という枠組みや方法を基本としているわけではない。よって4の記述は誤りである。

→アルコール依存症や薬物依存のセルフヘルプグループには参加の条件に匿名性を基本とするグループがあり、専門職とは距離を置くグループであることが多い。それ以外のセルフヘルプグループでは、匿名性を徹底することはされていないことが多い。よって5の記述は誤りである。

解答　2

精神保健福祉相談援助の基盤

[第18回]

出題傾向と対策

○『精神保健福祉相談援助の基盤』は15問出題される。昨年以来，長文事例問題が2事例6問と，短い事例問題が1題出題され，全体の約半数である計7問が事例問題という構成になっている。

○今回は，「正しいもの」「適切なもの」「最も適切なもの」を解答として求める設問となっているが，「正しいもの」「適切なもの」については，「2つ」選ぶことを求める設問も含まれている。この場合に「1つ」しか選ばないと，不正解となってしまうので，問題文を注意深く読みながら解いていくことが重要である。他の科目ではあるが「避けることが望ましい行為として，正しいものを1つ選びなさい」という設問が出題された。これは，「不適切なものを選びなさい」と同義である。今後，本科目においても同様の出題のされ方があるかもしれない。テクニック的なことであるが，留意したい。

○出題内容は，ほぼ出題基準に沿っているものである。しかし，今回は，精神科ソーシャルワーカーの歴史を問うものや，数年前に亡くなったわが国のPSWの理論家でもあり実践家でもある谷中輝雄の思想を問うもの等が出題された。これら歴史や思想から学ぶものは多い。大切な知識を問う設問が出されたと考える。

○さらに，正答を導き出すには，制度や施策の近年の動向に関する知識を持ち合わせていることが求められるものも多かった。

○一方で，今回も「権利擁護」や「アドボカシー」に関する設問が複数，出題されている。この傾向は，新カリキュラムになってから継続しているものである。例年，言及していることであるが，日常的に誰でもが行っている生活支援を，「権利擁護」を実践していると声高に主張しているような違和感のある問題（問題27）が散見された。これは，却って「権利擁護」の機能を矮小化しているような印象を受ける。同様に「自己決定」についても複数の設問文で扱われていたが，いずれも「自己決定の尊重」という精神保健福祉士の実践の核となる理念が，軽く扱われているような印象を受けた。「自己決定の尊重」とは，単なるサービス利用の決定や，その場における何らかの選択を扱うにとどまるものではない。本来は，クライエントが自らの生き方そのものを決定していくそのプロセスに，精神保健福祉士の主体も問われながら，かかわっていくものではないだろうか。「精神保健福祉相談援助の基盤」を問う設問として適切といえるのか，疑問を持った。その他にも，知識として正確であるのか，首をかしげたくなる問題もあった。

○いずれにせよ，出題方法等に混乱させられることなく，精神保健福祉士としての基本となる知識や近年の動向に関する知識を確実に修得することが重要となるであろう。

［井上　牧子］

問題 21 精神保健福祉士に求められる新しい社会的ニーズやその対応に関する次の記述のうち，**正しいもの**を1つ選びなさい。

1 児童虐待への対応として，後遺症である心的外傷後ストレス障害（PTSD）や複雑性PTSDを理解した支援が必要である。
2 学校における児童虐待や発達障害への対応として，スクールソーシャルワーカー活用事業では，精神保健福祉士が必置とされている。
3 産業保健におけるメンタルヘルスへの対応として，セルフケア，ラインによるケアを行うものを従業員支援プログラム（EAP）という。
4 高次脳機能障害者への対応として，うつ状態，不眠，フラッシュバック，感情の凍りつき等に配慮した支援が求められている。
5 重大な他害行為を行った精神障害者への対応として，「医療観察法」における処遇については，精神保健福祉士及び保護観察官が担当することが規定されている。

（注）「医療観察法」とは，「心神喪失等の状態で重大な他害行為を行った者の医療及び観察等に関する法律」のことである。

解　説

➡ 精神保健福祉士に求められる新しい社会的ニーズやその対応に関する問題ということである。精神保健福祉士の職域は，社会的な要請や制度や施策によって拡大していると言われるが，その実践において精神保健福祉士が重要とし目指すべきこと，担う役割は，決して大きく変化しているものではない。精神医学ソーシャルワーカーとして，何を大切にすべきかを見失うことなく，制度や施策に翻弄されずに，自らの実践を点検していきたい。

➡ 本設問は，精神保健福祉士としての実践そのものを問うというよりは，精神保健福祉士が対応する近年の事象や対象者と疾病の関連性，およびその疾病の特徴について，あるいは精神保健福祉士が近年，関与することになった事業や施策についての知識を問うものである。

➡ 児童虐待は，近年，わが国においてはその相談数が増加の一途をたどっており，精神保健福祉士が関与することも多くなっている。歴史をさかのぼってみると，1950年代からわが国の精神医学ソーシャルワーカーは，児童の領域で活動していた。決して「新しいニーズ」というわけではないであろう。虐待はPTSDを引き起こす原因となり得る。よって**1**の記述は正しい。ちなみに，設問中の「複雑性PTSD」なる用語は，ICD-10やDSM-Vにおいて採用されていない。

➡ 前述した児童虐待や，発達障害との関連で教育機関におけるソーシャルワークも注目されている。文部科学省は，2008（平成20）年度より「スクールソーシャルワーカー活用事業」を開始した。しかし，精神保健福祉士を必置とはしてはいない。よって**2**の記述は誤りである。

➡ 産業分野におけるメンタルヘルスにおいて，近年，精神保健福祉士が関与する機会が増えている。従業員支援プログラムであるEAPとは，employee assistance programの頭文字から成るものである。しかし，設問中の「セルフケア」とは，労働者自身によるケアを，「ラインケア」とは労働監督者によるケアを意味するものであり，精神保健福祉士のような専門職が関与するケアを指してはいない。よって**3**は誤りである。

➡ 高次脳機能障害者は厚生労働省告示により，精神障害の福祉サービス対象者に含まれている。よって精神保健福祉士が関与する機会はある。高次脳機能障害の代表的な障害は，失語，失行，失認，記憶障害，判断遂行機能障害，問題解決能力障害，社会的行動障害等である。文中の「うつ状態，不眠，フラッシュバック，感情の凍りつき」はPTSDの特徴的な症状である。よって**4**は誤りである。

➡2003（平成15）年に医療観察法が公布された。この法律によって、精神保健福祉士は社会復帰調整官や精神保健参与員として、司法の分野においても位置づけられるようになった。医療観察法においては、多職種チームによって社会復帰の支援が行われる。そのため5の「処遇については、精神保健福祉士及び保護観察官が担当する」という記述は誤りである。

解答　1

問題 22 精神保健福祉士の実践に関する次の記述のうち、**適切なものを2つ**選びなさい。

1 精神障害者の生活支援場面における選択肢の提示は、二者択一を目指す。
2 論理的、客観的な知識に加え、経験知、臨床知を統合する努力が求められる。
3 科学的であるためにエビデンスを重視し、質的調査ではなく量的調査を用いる。
4 精神障害者が自己決定できるよう、ラポール形成を図る。
5 精神障害者の自立支援として、経済的自立の実現を優先する。

解説

➡精神保健福祉士の実践に関する設問である。ごく基本的な内容を問うものである。しかし、「適切なものを2つ」選ぶことが求められているので留意したい。

➡生活支援場面における選択肢は、多ければ多いほど、選択の自由は広がるものである。精神保健福祉士が、精神障害者に選択肢を提示する時に、その選択肢を二者択一に絞ってしまうことは、精神障害者の選択の幅を狭め、その選択を操作、誘導するものになりかねない。よって1の記述は不適切である。

➡IFSW（国際ソーシャルワーカー連盟）は、2014年に、ソーシャルワーク（専門職）のグローバル定義として「ソーシャルワークは、社会変革と社会開発、社会的結束、および人々のエンパワメントと解放を促進する、実践に基づいた専門職であり学問である。社会正義、人権、集団的責任、および多様性尊重の諸原理は、ソーシャルワークの中核をなす。ソーシャルワークの理論、社会科学、人文学および地域・民族固有の知を基盤として、ソーシャルワークは、生活課題に取り組みウェルビーイングを高めるよう、人々やさまざまな行動に働きかける。この定義は、各国および世界の各地域で展開してもよい」を採択した。この定義においては、ソーシャルワークは、専門職であり学問とし、知識は、地域や民族固有の知、先住民の知等を尊重することを強調し、当事者と共同しながら知識を生成することを指摘している（社会福祉専門職団体協議会国際委員会、2014）。この定義を日常の実践に置き換えてみると、2の記述にあるように「論理的、客観的な知識に加え、経験知、臨床知を統合する努力が求められる」と考えることができるであろう。よって2は適切である。

➡科学的なエビデンスは、量的調査のみならず、質的調査からも明らかにすることができる。よって3の記述は不適切である。

➡精神障害者の自己決定は、必ずしも精神保健福祉士の関与を必要とするわけではない。しかし、精神保健福祉士が精神障害者の自己決定にかかわる場合には、精神障害者本人の希望や、要望を理解するため、また自己決定にまつわる本人の迷い、不安、期待等の感情に寄り添うためにもラポールを形成することが重要となる。よって4の記述は適切である。

➡「自立」というのは、経済的自立だけを意味するものではないし、優先されるものでもない。アメリカで1972年に「バークレー自立生活センター」を設立し、「自立生活運動」を展開したロバーツ（Roberts, E.）は、「依存しながらの自立」を提唱している。そのような点からも経済的

保障に関連する制度やサービスを利用しながらの「自立」も存在するであろう。「自立」とは，いったいどのようなことを意味するのか，改めて考えたい。よって **5** は不適切である。

解答　2, 4

問題 23　次のうち，2007年（平成19年）に改正された社会福祉士及び介護福祉士法において，新たに追加された社会福祉士の義務等として，**正しいものを2つ選び**なさい。

1　誠実義務
2　信用失墜行為の禁止
3　資質向上の責務
4　秘密保持義務
5　名称の使用制限

解説

→社会福祉士及び介護福祉士法における社会福祉士の義務等として，第44条の2から第47条の2までにおいて，「誠実義務」「信用失墜行為の禁止」「秘密保持義務」「連携」「資質向上の責務」が規定されている。
→2007年の改正による義務規定の見直しにおいて，「誠実義務」と「資質向上の責務」が加わり，「連携」の条文の見直しが行われた。よって，正しいものは **1** と **3** である。
→なお，それぞれの条文は以下のとおりである。
　「誠実義務」は，第44条の2において「社会福祉士及び介護福祉士は，その担当する者が個人の尊厳を保持し，自立した日常生活を営むことができるよう，常にその者の立場に立って，誠実にその業務を行わなければならない」と規定されている。
　「資質向上の責務」は，第47条の2において「社会福祉士又は介護福祉士は，社会福祉及び介護を取り巻く環境の変化による業務の内容の変化に適応するため，相談援助又は介護等に関する知識及び技能の向上に努めなければならない」と規定されている。
→精神保健福祉士も精神保健福祉士法の第38条の2から第41条の2までにおいて，「誠実義務」「信用失墜行為の禁止」「秘密保持義務」「連携等」「資質向上の責務」を定めている。他職種の義務等を理解することも，連携を図るうえにおいては必要であるが，まずは自らが目指す資格について，その資格を有すると，どのような義務が生じるかをしっかりと理解しておくことが不可欠であるだろう。

解答　1, 3

問題 24 精神科ソーシャルワーカーの歴史に関する次の記述のうち，**正しいものを1つ**選びなさい。

1　ジャレット（Jarrett, M.）は，全てのケースワークに精神医学的観点が必要であることを述べた。
2　ビアーズ（Beers, C.）は，精神科ソーシャルワーカーとして，精神科医療の改革を目指した精神衛生運動を展開した。
3　キャノン（Cannon, I.）は，自ら精神科ソーシャルワーカーと名のったことから，「PSWの母」と称されている。
4　第二次世界大戦中，従軍兵の戦争神経症への対処として，ソーシャルワーカーが戦地派遣され，精神科ソーシャルワーカーの誕生に寄与した。
5　日本の精神科ソーシャルワーカーは，第二次世界大戦後間もない時期に都立松沢病院に社会事業婦が置かれたことに始まる。

解 説

→精神保健福祉士とは，精神科ソーシャルワーカー（Psychiatric Social Worker，以下，PSW）の日本における国家資格名である。本問は，PSWの歴史に関する設問である。PSWの歴史，国家資格化に至るまでの歩みを理解することから学び，日々の実践に活かせることは多い。歴史に関する知識をしっかりと修得しておきたい。

→日本のPSWの歴史的な歩みは，「アメリカ合衆国におけるPSWの活動に影響を受けて発展してきた」（『精神保健福祉相談援助の基盤［基礎］［専門］』へるす出版，2013，p.2）といえる。アメリカのPSWの起源は「1905年にボストン市マサチューセッツ総合病院においてキャボット医師（Cabot, R. C.）とキャノン（Cannon, I. M.）が創設した事業」が知られている（同上書，p.2）。

→1912年にボストン精神科病院が開設し，1913年に社会事業部のジャレット（Jarrett, M. C.）が，精神科ソーシャルワーカーの教育訓練を行ったことが，精神科ソーシャルワーカーの名称を使用する契機となったと言われている（『精神保健福祉相談援助の基盤（基礎・専門）第2版』中央法規出版，2015，p.2）。また，ジャレットは，1919年の全米ソーシャルワーク会議において，すべてのケースワークに精神医学的観点が不可欠であると述べた（『精神保健福祉相談援助の基盤（基礎）』弘文堂，2012，p.70）。

→以上のことから，**1**の記述は正しい。精神科ソーシャルワークの名称を使用したのは，ジャレットであることから，**3**は誤りである。

→C. ビアーズは，アメリカにおける精神衛生運動の創始者であり，精神科病院への入院体験を持っている。自らのその体験を綴った"A Mind That Found Itself"（邦題『わが魂にあうまで』）を出版し，精神科医療の改善や，精神障害者の人権擁護を訴えた。精神科ソーシャルワーカーではない。よって**2**の記述は誤りである。

→アメリカのPSWが地位を確立していったのは，「第一次世界大戦における戦争神経症の兵士たちの治療に関与したことも大きい」（前掲書．へるす出版，p.2）と考えられている。このことや，前述のキャノンやジャレットに関する記述から，「第二次世界大戦中」に精神科ソーシャルワーカーが誕生したという**4**の記述は誤りである。

→日本におけるPSWの登場は，「1948（昭和23）年，千葉県市川市の国立国府台病院において，当時院長だった村松常雄が『社会事業婦』という名称で配置した」（前掲書．へるす出版，p.2）のが最初であり，「都立松沢病院」に配置されたのではない。よって**5**の記述は誤りである。

解答　**1**

問題 25 次の記述のうち，谷中輝雄が提唱した「生活のしづらさ」として，**正しいもの**を1つ選びなさい。

1 日常生活の基礎となる動作を，独力で行えることを目標とする。
2 他者の手助けを必要とする事実があっても，自立していると考える。
3 障害は固定したものではなく，生活環境を整えることで改善できると捉える。
4 生活問題の原因を病理現象に求め，その現象の除去を行う。
5 主観的満足感，安定感，幸福感を重視し，それらの充足を図る。

解 説

➡相談援助の理念についての設問となっている。
➡日常生活動作とは，"activities of daily living"（ADL）の訳で，谷中が提唱したものではない。よって1は誤りである。食事や排せつ，更衣，入浴，移動など，まさに日常生活の基礎となる動作のことである。障害や加齢に伴い，日常生活の基礎動作を遂行する能力に支障が生じることや能力低下がみられるようになることから，生活のしづらさの指標ともなる。現在は介護保険や障害者支援の支援度を測定する際の指標にも用いられている。生活のしづらさと無縁ではないが，独力で行えることを目標としたものではない。
➡他者の手助けを必要とする事実があっても，自立していると考える概念は，1960年代後半にアメリカで起こった「自立生活運動（independent living movement）」（IL運動）によるものであり，谷中が提唱したものではない。よって2は誤りである。従来は生活のすべてを自力で行えることが自立と考えられ，重度障害者は自立が可能な対象とみられない可能性があった。しかし，カリフォルニア大学の重度身体障害を有する学生の運動によって，他者の介助を得てもその生活の内容が自己決定により選択されたものであれば，人格的自立であるとし，自立概念を大きく変えることとなった。
➡精神障害者に対する生活支援を行うにあたり，「生活のしづらさ」を「症状のため」などと疾病や障害に着目してとらえるのではなく，精神障害者を生活者としてとらえ，例えば経験の不足やそうしたことに伴う自信のなさ，または要領の悪さなど，暮らす力や暮らしの経験など，その人の生活の延長線で考え支援するものという概念である。谷中はやどかりの里の実践を通して，その人の求めるごく当たり前の生活を送れるよう環境を調整することの大切さを説いた。よって3は正しい。
➡生活問題の原因が病理現象にあるとし，その除去ないし治癒による解決を図ろうと，検査，診断，治療の枠組みで行う援助モデルを「医学モデル」という。リッチモンド（Richmond, M. E.）が採用した治療モデルに端を発したものであり，谷中が提唱したものではない。よって4は誤りである。「医学モデル」に対して，生活上の諸問題を人と環境との相互作用において生じるものととらえた「生活モデル」が登場していくことになる
➡選択肢5の記述は，QOL（クオリティ・オブ・ライフ）についてのものである。生活の質などと訳される。身体的機能の回復やADLの向上を身体的リハビリテーションの目標とするのに対し，社会的リハビリテーションは疾病や障害のある人の生活の質の向上を目標としている。先述したIL運動による「自己決定」や「社会参加」「自己実現」など，障害があってもその人らしい暮らしの実現が可能であるとの考え方が，QOL概念を取り入れたリハビリテーションのあり方に結びついてきている。よって5は誤りである。

解答 3

問題 26 相談支援専門員に関する次の記述のうち，**適切なもの**を１つ選びなさい。

1 保健所等において，精神障害者の相談業務を行う任用資格である。
2 資格要件として，相談支援に関する１年の実務経験が必要である。
3 社会福祉に関する援護，育成，又は更生の措置に関する事務を行う。
4 計画相談支援において，サービスの支給決定に係るアセスメントを行う。
5 要介護者又は要支援者の相談に応じ，適切なサービスを利用できるようにする。

解説

➡ 障害者の日常生活及び社会生活を総合的に支援するための法律（障害者総合支援法）によって規定された障害福祉に関してケアマネジメントの手法を用いて支援を行う相談支援専門員の資格要件を問う問題であり，他の専門職種の特性との違いを確認する内容となっている。

➡ 選択肢１は精神保健福祉相談員についての記述である。よって１は適切ではない。精神保健福祉相談員については，精神保健及び精神障害者福祉に関する法律（精神保健福祉法）第48条において以下のように規定されている。「都道府県及び市町村は，精神保健福祉センター及び保健所その他これらに準ずる施設に，精神保健及び精神障害者の福祉に関する相談に応じ，並びに精神障害者及びその家族等その他の関係者を訪問して必要な指導を行うための職員『精神保健福祉相談員』を置くことができる。精神保健福祉相談員は，精神保健福祉士その他政令で定める資格を有する者のうちから，都道府県知事又は市町村長が任命する」。免許資格ではなく，すべての自治体に配置されているわけではない。

➡ 相談支援専門員の職務を担う者は，2006（平成18）年に発出された厚生労働省告示第549号で規定している「指定相談支援の提供に当たる者として厚生労働大臣が定めるもの」の要件を満たすことが求められる。定められている一定の実務経験は，従属機関と業務によって異なるが，３年，５年，10年であり，さらには国が定める研修受講が必要で，かつ実務を担って後は５年ごとの研修受講が必要とされ，質の担保が求められている。よって２は適切ではない。

➡ 選択肢３の内容を行う専門職は，社会福祉法第15条に規定されている福祉事務所で現業を行う所員である。よって３は適切ではない。現業員は，ケースワーカーと通称されることが多い。社会福祉主事という社会福祉法第18条・19条に規定されている任用資格が必要であり，福祉事務所長の指揮監督下で援護・育成，更生の措置を要する者の家庭訪問，面接，生活環境等調査，保護および措置等の判断のもと生活指導等を行う者である。生活保護受給者の増加に伴い，１人当たりの担当ケース数が増えている。また，対象者の生活課題の複雑化に伴い専門資格者の採用を求める声もあり国家資格者を特別採用する自治体もある。

➡ 相談支援専門員は，障害者総合支援法に規定された地域相談支援や計画相談支援などにおいて，地域生活を維持するために障害福祉サービスを適切に利用できるように，利用者や家族の意向や相談を受けて「サービス等利用計画」を作成する。サービスの支給決定に係るアセスメントを行うためには，利用希望者本人の意向を聴き，また，家族からの情報や住まいおよび施設などに出向いて環境などのアセスメントも行う必要がある。障害者の生活や障害特性についての専門的知識や経験が求められる。よって４は適切である。

➡ 介護保険制度における介護認定を受けた要介護者や要支援者の相談に応じ，介護サービス等を適切に利用できるよう事業者などとの連絡調整等を行うのは，ケアマネージャーと呼ばれる介護支援専門員である。よって５は適切ではない。

解答 4

問題 27

統合失調症のAさん（55歳，男性）は，母親（80歳）と同居している。母親は認知症の進行により徘徊が目立つようになり，Aさんも母親も通院を中断してしまった。家の中で怒鳴り合う声がしばしば聞こえるようになり，高齢者虐待を疑った近隣住民から地域包括支援センターに通報があった。地域包括支援センター職員は，Aさん親子への支援について基幹相談支援センターのB精神保健福祉士に協働を求めた。B精神保健福祉士は，関係する多機関を交えた協議を提案した。

次のうち，B精神保健福祉士が行ったAさんへの権利擁護の機能として，**適切なもの**を1つ選びなさい。

1 発見機能
2 代行機能
3 教育機能
4 情報提供機能
5 ネットワーキング機能

解 説

→ 権利擁護における発見機能とは，クライエントが気づかない，主張できないニーズや権利の発見者になるということである。発見しても他の支援機能で対応してしまうと権利擁護における発見機能とならない。発見したうえで，人権上の課題として顕在化させることは，精神保健福祉士の権利擁護機能として大変重要である。B精神保健福祉士が多機関を交えた協議の提案をしたことは発見機能ではないため，**1は適切ではない**。

→ 代行機能とは，自ら権利や訴えを主張することが難しいクライエントを擁護し代わりに主張することや代行することであり，ソーシャルワークの中核的機能である。しかし，本人の意思を確認する支援が存在するか否かが重要な鍵となる。特に代行機能は，権利擁護の名の下に権利侵害に通じる危険性がある。権利侵害とならないか，常にクライエントの意思について決定や表出をサポートする姿勢が求められる。B精神保健福祉士が多機関を交えた協議の提案をしたことは代行機能ではないため，**2は適切ではない**。

→ 教育機能とは，啓発機能ともいえるが，障害者が社会成員として有する権利や可能性についてさまざまな立場の市民に訴え，理解を広めていく中で，障害者のエンパワメントにつながる働きかけを展開していくような機能である。ネットワーキングとも密接につながっており，B精神保健福祉士の今後の働きかけにはこのような機能がみられることも想定されるが，現段階でのものではない。よって**3は適切ではない**。

→ 情報提供機能とは，権利擁護機能において大変重要な機能である。そもそも，自己実現を目指して選択や自己決定を行うためには，正しい情報が的確に理解しやすいものとして入手できていないと難しい。障害のある人は情報アクセスが困難な状態にあることが多く，情報提供が可能な情報発信を行う社会資源としてクライエントの前に存在する必要がある。アカウンタビリティ（説明責任）を果たしつつ，本人不在にしない守秘義務を護る情報の取扱いに関する専門職の責任を有していることを自覚する必要がある。B精神保健福祉士が行った機能は情報提供機能ではないため，**4は適切ではない**。なお，多機関協働の際に情報提供のあり方には権利擁護の側面からの責任が伴うことも知っておく必要がある。

→ 近年，支援対象となる課題の複雑化や多様化などにより，包括的総合的支援提供の必要性が高まっている。医療・福祉・介護その他の各領域の専門職をはじめフォーマルな資源，インフォーマルな資源が有機的に結びつき有効な支援を提供するソーシャル・サポート・ネットワークが注目されている。こうしたネットワークを築き，各機関や専門職やインフォーマルな資源の特

性を生かして支援体制が有効に機能していくためのコーディネーターとの役割を精神保健福祉士は担うこととなる。ミクロの支援からマクロまで，地域全体の支援力を高めていくことにもつながりコミュニティレベルの権利擁護実践といえるものである。その取組みの端緒は多様な人や機関をつなげていくところから始まる。B精神保健福祉士が多機関を交えた協議の提案をしたことは，ネットワーク機能である。よって5は適切である。

解答　5

問題28

精神保健福祉士が行うアドボカシーに関する次の記述のうち，**正しいものを1つ選びなさい。**

1　クラスアドボカシーとは，同じ課題を抱えた当事者の代弁や制度の改善・開発を目指すことである。
2　セルフアドボカシーとは，当事者自らがサービス利用時の権利侵害を回避できるよう指導することである。
3　ケースアドボカシーとは，当事者同士で権利擁護を行えるよう成功事例の蓄積を実施することである。
4　シチズンアドボカシーとは，当事者の権利が市民の立場から擁護されるよう地域社会に働きかけることである。
5　リーガルアドボカシーとは，当事者から制度を利用した際の権利侵害を聞き取り，法的手段によって解決することである。

解説

➡アドボカシーの分類に関する知識を問うもので，権利擁護の対象と主体による分類がネーミングからもわかりやすいので，設問をしっかり読めば正解を導き出せると思われる。また，アドボカシーは，自己決定支援や生活と権利を護るための活動であり，エンパワメントに結びつくものであり，単に代弁ということにとどまらない。資源がなければ資源を創るための声を上げたりすることもその1つである。ソーシャルワーカーにとっては大変重要な機能であるので，しっかり整理して学習しておきたい。
➡権利擁護をする対象による分類には2つあり，1つがケースアドボカシーで，もう1つがクラスアドボカシーである。クラスアドボカシーとは，同じ課題（ニーズ）を抱えた特定の集団を対象にして権利擁護を行うものである。よって1は正しい。
➡セルフアドボカシーとは，権利擁護の主体による分類の1つで，当事者自らが，主体的に自分の権利を主張したり，ニーズや意思を表明したりしていくものである。よって2は誤りである。
➡ケースアドボカシーとは，個人または家族の問題を個別に扱うものである。よって3は誤りである。
➡シチズンアドボカシーは，主体のよる分類の1つで，市民参加型の権利擁護活動であり，市民が特定個人の訴えやニーズを聞いて，問題解決や権利擁護のための活動をすることである。市民には当事者も含まれる。よって4は誤りである。
➡リーガルアドボカシーとは，主体による分類の1つで，法律家を中心に当事者と協働し，法律面からの権利擁護を図るものである。よって5は誤りである。

解答　1

問題 29

多機関・多職種連携の際に行われる会議に関する次の記述のうち、**正しいもの**を1つ選びなさい。

1 市町村において生活困窮者の自立支援のために行うケース会議として、「援助方針会議」がある。
2 退院後生活環境相談員が主催して本人や関係者でサービス提供について話し合う会議として、「サービス担当者会議」がある。
3 社会復帰調整官が主催して「医療観察法」における退院支援のために行う会議として、「マルチディシプリナリチーム（MDT）会議」がある。
4 スクールソーシャルワーカーが開催する児童への支援のために行う会議として、「要保護児童対策地域協議会の実務者会議」がある。
5 指定地域移行支援従事者が地域移行支援計画の作成に当たって関係者から意見を求める会議として、「計画作成会議」がある。

解 説

➡ 各法制度において多機関・多職種連携の際に行われる会議の種類がさまざまにある。混乱しないように法制度と会議名および各機能について整理して学習しておきたい。

➡ 2015（平成27）年4月から生活困窮者自立支援制度が施行されており、2016（平成28）年8月現在の各自治体の実施状況は、子どもの学習支援事業は5割強、就労準備支援事業と家計相談支援事業は5割弱、一時生活支援事業が3割弱である。支援プランを作成するうえで、実効性の高いプランとなるよう、関係機関間において支援調整を行うための会議（支援調整会議）の開催がプランのプロセスに位置づけられており、今後、支援調整会議の有効な開催実施が課題となっている。一方、援助方針会議とは、児童相談所において受理会議後、相談援助活動を行うこととしたすべての事例の援助について検討を行うもので、調査、診断、判定等の結果に基づき子どもや保護者等に対する最も効果的な援助指針を作成、確認するために行うものである。よって1は誤りである。

➡ 2014（平成26）年4月から施行された改正精神保健福祉法において、医療保護入院者一人ひとりに対し退院後生活環境相談員が選任されることとなった。退院後生活環境相談員の担い手は9割が精神保健福祉士である。退院後生活環境相談員は、医療保護入院患者の推定入院期間を経過する時期の前後2週間以内に、本人や院内多職種および家族や地域援助事業者などが参加し退院に向けた支援を話し合う「退院支援委員会」を開催する。一方、「サービス担当者会議」とは、サービス等利用計画の確定および交付と共有を目的とした、相談支援専門員が召集する会議である。よって2は誤りである。

➡ 医療観察法対象者の社会復帰支援を担う保護観察所所属の社会復帰調整官が対象者の退院支援のために行うのは、ケア会議である。指定入院医療機関では定期的に、対象者、社会復帰調整官、地域の関係機関が参加し、ケアマネジメントの手法を用いて退院後のケア計画を調整するCPA（care program approach）会議が行われる。これは他の多職種チームの会議（MDT〔マルチディシプリナリチーム〕会議）とは区別して開催している。よって3は誤りである。

➡ 要保護児童対策地域協議会とは、2004（平成16）年の児童福祉法改正法により、被虐待児などの要保護児童の早期発見や適切な保護を図るために関係機関の円滑な連携・協力を確保する必要から、地方公共団体が設置できるとされた情報交換や支援内容協議を行うものである。さらに、気になる児童の見守り等を放置しないために市町村と児童相談所の定例連絡会議を実務者会議として位置づけている。スクールソーシャルワーカーが開催する会議ではないため、4は誤りである。

➡地域移行支援においては，サービス等利用計画に基づき地域移行相談支援給付が行われ，地域移行支援計画案の作成に移っていく。指定一般相談支援事業者は，利用者に関する障害者支援施設等または精神科病院の担当者等に声をかけ「計画作成会議」を開催し，地域移行支援計画案の内容について意見を求める。この際にサービス担当者会議と出席が重なる場合は，2つの会議を同時開催することもできる。よって **5** は正しい。

解答　**5**

(精神保健福祉相談援助の基盤・事例問題1)

次の事例を読んで,**問題30**から**問題32**までについて答えなさい。
〔事 例〕
　Cさん(53歳,男性)は大手機械メーカーで30年勤務してきた。半年ほど前より,パソコンの前でぼんやりしている姿が見受けられるようになり,その後,会議を無断で欠席するなど,仕事上のミスがみられ業務に支障を来すようになった。上司の強い勧めにより精神科クリニックを受診したところ,若年性認知症(アルツハイマー病)と診断され,休職することとなった。Cさんは,幼稚園で事務職をしている妻,高校3年生の息子との3人暮らしである。
　その後のCさんには,日常生活上の大きなトラブルはないが,月に2回の受診以外は,特にすることもなく家で過ごしていた。ある日,通院に同行した妻はクリニックで,「夫に仕事のことを持ちかけてもイライラされて会話になりませんし,息子の受験のこともあって,今後の生活が不安です」とD精神保健福祉士に話した。そこで診察終了後,Cさん,妻との面談を行うことになった。(**問題30**)
　面談から半月が過ぎた頃,NPO法人が運営する若年性認知症サポートセンター(以下「センター」という。)の活動を報じた新聞記事を目にしたCさんは,D精神保健福祉士に相談し,センターのE精神保健福祉士を紹介され見学に行った。センターは若年性認知症の人たちが集まり活動できる場として開所したばかりであり,Cさんの見学時には,利用者がE精神保健福祉士と共に,自分たちの思いや希望,今後のセンターの活動内容について積極的に話合いをしているところであった。(**問題31**)
　見学時の雰囲気が良かったためCさんは,翌週から利用を開始し3か月が経過した。妻もセンターの家族会に参加するようになった。Cさんは一度に2つの作業をすることが難しくなるといった症状の進行もみられるが,ビルや公園の清掃作業に参加し,また自ら提案したスポーツ行事が来月開催されることになるなど,前向きな日々を送っている。一方,E精神保健福祉士は,若年性認知症に対する地域住民の理解を図る活動が,利用者や今後のセンターにとって重要であると考え,準備を進めている。(**問題32**)

| 問題 30 | 次の記述のうち，この時点でのD精神保健福祉士による支援として，**適切なもの**を1つ選びなさい。 |

1 妻の不安な気持ちを理解するよう，Cさんに繰り返し説明する。
2 今後の生活設計を具体化するために，地域包括支援センターを紹介する。
3 症状の進行を予測し，成年後見制度の手続を勧める。
4 息子の大学受験への影響を考え，入院について主治医と相談する。
5 現時点におけるCさんと妻の思いや考えを相互に確認し，共有する。

解　説

➡生活に支障が生じるほどの病状の疾病罹患者がいて長期間に及ぶと，自ずと家族自身も精神的に不安に陥ることが多く，家族も支援対象としてとらえる必要がある。しかし，患者本人に寄り添い，そのうえで家族もサポートできるような働きかけや体制が大切であり，家族の不安を解消するための患者本人の説得などは間違った支援である。よって1は適切ではない。

➡地域包括支援センターの多くは，高齢者の介護保険サービスに関する相談援助を業務としている。若年性認知症の相談や連携先としては，近年，各都道府県に設置されていて若年性認知症就労支援ネットワークともつながっている，若年性認知症支援コーディネーターが望ましい。よって2は適切ではない。

➡Cさんには日常生活上のトラブルはないので，判断能力に支障がある人の権利擁護制度としての成年後見制度の手続きを現段階で検討する必要はない。よって3は適切ではない。しかし，今後の支援を考えて本人の力があるうちに家族と共に制度情報等を得ておくことは，生活のあり方を考えていく道しるべとなると考えられる。

➡特に大きなトラブルもなく生活している中，息子の受験のためにとCさんを入院させるような相談を本人不在で行うことは，Cさんの自尊感情を傷つけ，自己肯定感を低くさせてしまい，症状への悪影響こそ考えられるが，よいことはない。よって4は適切ではない。

➡まずは，病気や病状に対する本人と妻の思いや，生活変化に対する不安の受け止めなど，傾聴や共感など寄り添う姿勢を示すことから，今後の生活を共に考えていくパートナーとして支援関係をつくっていくことが肝要である。よって5は適切である。

解答　5

| 問題 31 | 次のうち，この話合いの場面でのE精神保健福祉士が果たす役割として，**適切なもの**を1つ選びなさい。 |

1 ピアカウンセラー
2 アドボケーター
3 ファシリテーター
4 ケアマネジャー
5 アドミニストレーター

解　説

➡ピアサポートとは，同じ問題や環境を体験する人が，対等な関係性の仲間で支え合うことをい

い，その活動を行う人をピアサポーターという。よって**1**は適切ではない。
→アドボケーターとは，権利擁護者，代弁者などの役割を担う人のことである。よって**2**は適切ではない。
→ファシリテーターとは，会議やミーティングなどの場において中立な立場から，参加者が力を発揮でき，グループプロセスが円滑に進むようプログラムを進行する人のことである。よって**3**は適切である。
→ケアマネジャーとは，ケアプランを作成する介護支援専門員のことである。よって**4**は適切ではない。
→アドミニストレーターとは，管理者の意味である。よって**5**は適切ではない。

解答　3

問題 32
次のうち，E精神保健福祉士が今後用いる方法として，**適切なもの**を1つ選びなさい。

1　アウトリーチ
2　ストレスマネジメント
3　コミュニティベースドリハビリテーション
4　ソーシャルアクション
5　コンサルテーション

解　説

→アウトリーチは，自ら相談に出向けない人や問題の自覚ができていない人のところに出向き，相談や支援を提供する方法のことである。よって**1**は適切ではない。
→ストレスマネジメントとは，ストレスについての知識や理解を深め，うまく回避したり対処したりすることである。よって**2**は適切ではない。
→コミュニティベースドリハビリテーション（CBR）とは，従来の施設を中心としたリハビリテーションに代わる新たな方法として行われている，地域社会中心型アプローチのリハビリテーションのことである。1994年にWHO，ILO，ユネスコの3機関が合同政策方針書のなかで共同指針として公表したCBRでは，「障害をもつすべての人々のためのリハビリテーション，機会の均等，社会への統合のための，総合的な地域開発のなかの一つの戦略」であり，「障害者自身，家族，地域社会による共同の運動，および関連する政府・非政府の保健，教育，職業，社会サービスの統合により実行される」としている。障害者の主体的参加を得て地域社会を発展させていくための社会開発である。よって**3**は適切ではない。
→ソーシャルアクションとは，障害者など社会的弱者の権利擁護や自立生活支援のために，社会資源の創出や社会環境の改善，政策形成等を世論や社会に働きかけ，対象者の社会参加を促進していくようなソーシャルワーク過程の重要な援助および方法の1つである。よって**4**は適切である。
→コンサルテーションとは，異なる専門性を持つ者がよりよい援助のあり方について助言を行うことである。よって**5**は適切ではない。

解答　4

(精神保健福祉相談援助の基盤・事例問題2)

次の事例を読んで，**問題 33 から問題 35** までについて答えなさい。
〔事　例〕
　N市にある相談支援事業所のF精神保健福祉士は，地域相談支援に携わっている。担当している統合失調症のGさん（55歳，男性）は，退院して2か月がたち，一軒家の自宅での生活に慣れ始めたところである。自宅を残してくれた両親は既に亡くなっており，一人暮らしである。
　ある日，Gさんから「近所との関係で困っている」と電話があった。F精神保健福祉士が早速訪問したところ，Gさんはつい先ほど隣家の住民から「ごみを勝手に持ち帰るな」と怒鳴り込まれたと訴えた。F精神保健福祉士は前回に立ち寄ったときと比較して，敷地内の乱雑ぶりに驚いた。あらゆる所にごみが積み上げられ，聞けば「近所に放置されていたから，家まで持ってきた」という。Gさんは「どれも大切なものであり，ごみではない」と言い張り，「危険もあるので処分しましょうよ」というF精神保健福祉士の発言に激高した。(**問題 33**)
　その後，F精神保健福祉士は何度も訪問を重ね，Gさんの訴えを傾聴し続けた結果，Gさんはようやく家の片付けを受け入れた。Gさんは自分で片付けると言ったが，F精神保健福祉士は，量が多いので何回かに分けて一緒に片付けるなど工夫を試みた。(**問題 34**)
　Gさん宅の片付けが無事に終わった後，F精神保健福祉士は定期的に訪問を続けている。隣家との関係は改善されていないものの，今のところGさんが再びごみを収集することはない。
　F精神保健福祉士がN市自立支援協議会でこの件に関連して報告すると，同様のケースが発生しているということが分かり，市内の関係機関を対象に，実態調査を次年度に行うことになった。調査の意義に理解を示したN市が予算を確保し，調査に携わるメンバーが集められた。現在，それぞれのメンバーがお互いに信頼し合い，協力しながら作業を進めている。(**問題 35**)

問題 33

次のうち，この時点でF精神保健福祉士が配慮すべきであった倫理事項として，**最も適切なもの**を1つ選びなさい。

1 クライエントの批判に対する責務
2 個別化
3 自己決定の尊重
4 秘密保持
5 地位利用の禁止

解説

➡ 精神保健福祉士は，当事者である精神障害者の生活支援を行う専門職であり，その専門性は「クライエントの自己決定の原理」，「人と状況の全体性の視点」，それらに基づいた「ワーカー-クライエント関係」つまり「かかわり」である。これらの専門性を支える価値は，「人権尊重」，「人間の社会性」，そして「人間の変化の可能性」の尊重である。これらの価値を明文化し，日々の実践において，さまざまな倫理的ジレンマに遭遇した時に下す判断や決定の指針となるのが倫理綱領であり，精神保健福祉士の倫理綱領は，その職能団体である公益社団法人日本精神保健福祉士協会が定めている。精神保健福祉士としてのアイデンティティを確立して支援に携っていくためには，この倫理綱領を定めた歴史的な経緯や基本的理念を理解する必要がある。

➡ さて，本設問は，F精神保健福祉士が，Gさんから「困っている」という電話を受け，敷地内のあらゆるところにごみが積み上げられている自宅で面接した場面において，精神保健福祉士としての倫理を問われたものである。「どれも大切なものであり，ごみではない」と言うGさんに対し，F精神保健福祉士の「危険なものもあるので処分しましょう」という発言は，Gさんの気持ちに寄り添うものでもなかった。むしろ，F精神保健福祉士は「ゴミ→危険→処分」という自らの価値観をGさんに押し付けてしまった。F精神保健福祉士は，そもそも精神保健福祉士が何のために何をする専門職であるのかをまったく意識せずにGさんを訪問し，面接を行ったと言わざるを得ない。

➡ クライエントの批判に対する責務として，F精神保健福祉士は，このGさんの激高を真摯に受け止め，自己の業務の改善に努める必要がある。しかし，これは自ら引き起こした状況の中で「配慮すべき」倫理事項であり，「配慮すべきであった」倫理事項ではない。よって1は適切とはいえない。

➡ 倫理綱領の中では「クライエントをかけがえのない一人の人として尊重」すること，つまり個別化によって「クライエントへのかかわり」という倫理原則を精神保健福祉士が守る必要性が示されている。よって，2は支援の際に重要なことではあるが，解答としては適切ではない。

➡ 倫理綱領では自己決定の尊重のために，「クライエントが必要とする支援，信頼のおける情報を適切な方法で説明し，クライエントが決定できるように援助する」ことを求められている。Gさんに面接した時には，Gさんがどのような支援を必要としているのかを聞き，適切に説明するべきであった。よって3は適切だということになるであろう。しかし，PSWの専門性に含まれる本来の「自己決定」とは，クライエントがPSWとのかかわりの中で協働し，自分の人生の主人公として，生活の可能性を拓いていくプロセスそのものを指す。この場面は，かかわりが始まるよい契機としてとらえることができるが，この場面で「配慮すべきであった倫理事項」として正答を「自己決定の尊重」とするのは，本来の自己決定の尊重の実践を軽視していないだろうか。

➡ 秘密保持も倫理綱領に定められている。しかし今回，F精神保健福祉士がGさんの個人情報を断りなく外部に漏らすという場面ではないため，4は適切ではない。

➡地位利用の禁止も倫理綱領に定められている。しかし，F精神保健福祉士は個人の利益のために地位を利用しているとは言えないし，不正，搾取，ごまかしに参画しているわけでもない。よって5は適切ではない。
➡以上により，最も適切な選択肢は3である。

解答　3

問題 34　次のうち，この時点でF精神保健福祉士が試みた工夫として，**適切なもの**を1つ選びなさい。

1　地域組織化
2　エコロジカルアプローチ
3　危機介入アプローチ
4　行動変容アプローチ
5　インターグループワーク

解説

➡支援者から一見すると意味のないようなことでも，クライエント本人にとっては意味のある行動であることはよくある。一方的な支援はクライエントからすれば押し付けであり，支援をしていくためには，本人とのかかわりの中で自分の生き方と生活について自分自身で選択・決定できるように支えていくことが大切である。

➡Gさんを激高させたF精神保健福祉士であったが，何度も訪問しGさんの訴えを傾聴し続けた。その結果，Gさんは家を片付けることに決めた。ごみを一緒に片付ける際に，F精神保健福祉士がどのようなアプローチ方法を試みたのか正しいものを選ぶことがこの設問で求められている。

➡1の地域組織化とは，住民のニーズ・福祉課題を明確化し住民活動の推進を図るコミュニティ・オーガニゼーションといわれる地域援助技術の1つである。よって1は適切ではない。

➡2のエコロジカルアプローチは，生活モデルに取り入れられているが，人間と環境の相互作用に焦点を当て，利用者の環境への対処能力を高めると同時に環境の利用者に向けた応答性を増すことに重点を置いたアプローチである。よって2は適切ではない。

➡3の危機介入アプローチは，危機状況における支援者の戦略的な早期介入方法であるが，Gさんが危機的状況であるとは考えられない。よって3は適切ではない。

➡5のインターグループワークは，特定の目標に向けた地域内の各グループ間の調整や，グループと地域社会の調整を行う，コミュニティワークの機能である。よって5は適切ではない。

➡となると，解答は4の行動変容アプローチとなる。このアプローチは学習理論に基づき利用者の問題に焦点を置いて行動を観察し問題行動を修正するものであるが，家を自分で片付けようとするGさんの行動の何が問題なのか，ここでは明らかになっていない。Gさんのごみに対する考え方や行動が問題であり，Gさん1人では片付けられないであろうと考えたとすれば，それはF精神保健福祉士のほうが問題である。

➡なお，Gさんは「自分で片付ける」と言っているのに，F精神保健福祉士が「何回かに分けて一緒に片づけるなどの工夫」を行ったのは，Gさんから相談があってのことだろうか。それともF精神保健福祉士のお節介なのだろうか。ここでも前問題と同様，F精神保健福祉士の価値をGさんに押し付けてはいないか確認が必要であろう。

解答　4（不適切な問題）

> **問題 35** 次のうち，この場面で採用された方法として，**適切なもの**を１つ選びなさい。
>
> 1　ネットワーキング
> 2　チームワーク
> 3　ケアカンファレンス
> 4　コンサルテーション
> 5　グループスーパービジョン

解説

➡ 自立支援協議会は，2012（平成24）年の障害者自立支援法（現在の障害者総合支援法）の改正により，「協議会」へと名称変更された。この設問ではN市が「自立支援協議会」と呼び，会議を開いていると考えることにしたい。協議会は，相談支援事業の中立・公平性の確保，困難事例への対応協議調整，関係機関ネットワークの構築，社会資源の開発・改善などの機能を持ち，当事者ニーズに基づく地域支援システムの構築や地域づくりに欠かせないものである。

➡ F精神保健福祉士がGさんの件を協議会へ報告し，実態調査を行うこととなったということであるが，何を目的に実態調査をするのかが明らかにされていないため，メンバーが信頼し合い，協力し合って何を調べているのかがよくわからない。もし，Gさんのように近隣トラブルを起こさないようにすることが目的であるとすれば，F精神保健福祉士は最後までGさんの支援を専門職として行ったと言えないようにも考えられる。この場面で採用された方法とは何を指すのか不明ではあるが，選択肢を確認しながら，どの選択肢を選ぶことを求められているかを考えたい。

➡ 1のネットワーキングとは，地域に散らばっている社会資源の組み合わせや相互のつながりを活用するものでフォーマルなものとインフォーマルなものがある。事例内容には合わないので，1は適切ではない。

➡ 3のケアカンファレンスとは，クライエントの支援内容について検討するために，本人や支援者が集まる会議のことである。ここでは特定の誰かの支援について検討しているわけではないので，3は適切ではない。

➡ 4のコンサルテーションとは，関連領域の専門職種から専門的助言を受け，それを自分の専門領域の活動に活用することを指す。事例内容には合わないので，4は適切ではない。

➡ 5のグループスーパービジョンとは，スーパーバイザーと複数のスーパーバイジーで行われるスーパービジョンである。事例内容には合わないので，5は適切ではない。

➡ となると，解答は2のチームワークとなるが，「それぞれのメンバーがお互いに信頼し合い，協力しながら作業を進め」る様子をどのように表現するかと考えれば，この選択肢が当てはまるであろう。他の選択肢はソーシャルワークの技術として学んでいるが，この「チームワーク」は必ずしも専門的な技術とはいえず，消去法による正解の導き出し方が，国家試験の問題として適切なのか疑問が残る。

解答　2

4 精神保健福祉の理論と相談援助の展開

[第18回]

出題傾向と対策

○本科目の設問は出題基準により定められたそれぞれの出題範囲に即して，今年度も広範囲に及びかつ基本的事柄が問いかけられた。本科目は，旧科目編成時での精神保健福祉論と精神保健福祉援助技術，精神科リハビリテーション学が1つになった科目として理解することができ，したがって習得範囲と学習内容も広範囲となる。

○例年基本的内容が出題されてはいるが，基本事項の理解と応用力，総合力を養う対策が求められよう。

○『精神保健福祉の理論と相談援助の展開』では，次の事項が出題基準の大項目として定められている。①精神保健福祉の歴史と動向，②精神障害者に対する支援の基本的な考え方と必要な知識，③精神科リハビリテーションの概念と構成，④精神科リハビリテーションのプロセス，⑤医療機関における精神科リハビリテーションの展開とチーム医療における精神保健福祉士の役割，⑥相談援助の過程及び対象者との援助関係，⑦相談援助活動のための面接技術，⑧相談援助活動の展開（医療施設，社会復帰施設，地域社会を含む），⑨家族調整・支援の実際と事例分析，⑩スーパービジョンとコンサルテーション，⑪地域移行・地域定着支援の対象及び支援体制，⑫地域を基盤にした相談援助の主体と対象，⑬地域を基盤にしたリハビリテーションの基本的考え方，⑭精神障害者のケアマネジメント，⑮地域を基盤にした支援とネットワーキング，⑯地域生活を支援する包括的な支援の意義と展開である。

○今回の設問は，精神保健福祉理念，精神保健福祉士の役割，リハビリテーション基本原則・計画・プログラム・方法・評価に関するもの，ソーシャルワークの展開における面接技法，セルフヘルプ，相談支援の計画・方法，ケアマネジメントのプロセスなどから13問が出題され，加えて事例問題として4事例・12問が出題され合計25問題となっている。

[西澤　利朗]

問題 36

精神保健医療福祉の事項と人物に関する次の組合せのうち，**正しいものを１つ**選びなさい。

1. わが魂にあうまで —————— 呉秀三
2. 精神病者慈善救治会 —————— ビアーズ（Beers, C.）
3. デイケア —————— リバーマン（Liberman, R.）
4. 社会生活技能訓練（SST） —— ビエラ（Bierer, J.）
5. 当事者運動 —————— オヘイガン（O'Hagan, M.）

解　説

➡ 精神保健福祉，精神科リハビリテーションの理念を考えるにあたっての人物，事柄，著作に関する設問である。設問に表記された人物や著作のほか，主要人物や事柄，代表的著作を整理しておきたい。

➡『わが魂にあうまで』は，アメリカでの精神障害者収容中心時代に C. ビアーズによって書かれた代表的著作であり，"*A Mind That Found Itself*"（1908 年刊）の邦訳である。本著は自らの精神科病院への入院体験が綴られ，のちに当事者活動の指針やアメリカの精神衛生運動の礎となった著作である。自身は，アメリカの全国精神衛生委員会（1909 年）や国際精神衛生会議の創設（1930 年）に尽力している。よって **1** は誤りである。

➡ 精神病者慈善救治会は，呉　秀三（1865〔元治 2〕年〜1932〔昭和 7〕年）の主導によって設立された精神障害者の保健・医療・福祉の充実のための民間慈善団体の１つである（1902〔明治 35〕年）。ドイツ留学の際にイギリス・ドイツ等の慈善組織協会（COS）から学びとったものではないかとされている。その活動は，入院患者への慰問をはじめ精神的物質的な支援が多様に展開されており，今日のボランティア活動の原型を垣間見ることができる。現在の「精神衛生会」は，精神病者慈善救治会の流れを受け継いだものである。呉は，そのほかにも遊動事務員制度を創設し，また，精神病者監護法成立以降の私宅監置の実態調査も組織しており，『精神病者私宅監置ノ実況及ビ其統計的観察』を著している。よって **2** は誤りである。

➡ デイケアと関係する人物は，後述する J. ビエラである。R. P. リバーマンは，精神科リハビリテーションにおいて多くの業績を上げているが，「ストレス-脆弱性-対処行動モデル」をあみ出すとともに 1970 年以降，統合失調症などの慢性精神障害者の認知・学習障害に対する学習体系として SST を発展させ，「生活技能訓練」を普及させ，精神障害者の地域生活支援を行ううえでの一技法としてわが国に紹介した人物である。よって **3** は誤りである。

➡ SST に関係する人物は，前述のリバーマンである。ビエラは，イギリスで，デイケアを試みた最初の人である。デイケアの原型については，戦後まもなくイギリスでビエラが，カナダでキャメロン（Cameron, E.）が活動を開始している。ビエラは地域精神衛生活動を重視し，病院治療とは別に地域を拠点とする歩みとして，後に患者会やセルフヘルプ活動につながる。キャメロンは病院治療を補完する治療プログラムとして生み出した。原型はこのように異なるにせよ今日のデイケアはこれら２つの要素が混ざり合って存在し，独自の発展を遂げていると考えることができる。よって **4** は誤りである。

➡ メアリー・オヘイガンは，1991 年に『精神医療ユーザーのめざすもの—欧米のセルフヘルプ活動』（邦訳：解放出版社，1999）を著し，セルフヘルプの意義についての理論化と整理を試みた人として名高い。セルフヘルプの革新性に草の根活動であり，当事者による自主的な運営・参加・相互支援，自己選択や楽観主義が存在することを明らかにし，一般的な精神保健福祉サービスの考え方と比較している。よって **5** は正しい。

解答　**5**

問題 37

精神障害者支援の理念や方法に関する次の記述のうち、**正しいものを1つ選び**なさい。

1 リカバリーとは、回復のために利用していた様々な支援を必要としなくなり、自立することである。
2 エンパワメントとは、社会的に不利な状況に置かれた人が、自らの力を高め、行動できるようになることである。
3 ストレングスモデルとは、疾患やそれに起因する弱さを、個人に応じたプログラムにより強化していくことである。
4 インフォームドコンセントとは、医師が推奨する治療や検査について患者を説得することである。
5 ソーシャルインクルージョンとは、疾患や障害の状態に配慮し、求められる義務や行為に対する猶予制度を確立することである。

解説

→社会福祉援助技術や精神科リハビリテーションでの精神障害者支援の理念や方法（考え方の基本）についてまとめて理解しておくことが必要である。また、その理念を表す用語（英語圏からの用語移植からカタカナ表記）も整理しよう。

→リカバリーとは、保健福祉領域において文字どおり「取り戻す」という意味であり、精神疾患との関連で病気をリカバリー（回復）すると理解する場合に3つの意味が使い分けて理解されている。1つは伝統的使用で「病気が治ることであり、元に戻ること」をいう。2つ目のとらえ方は、「病や障害に挑戦し、自分の人生を取り戻そうとしている過程」をとらえ、3つ目には、「専門家や専門機関など社会環境に対する見方」を言い表すことがある。こうしたとらえ方のうち強調されているのは、第2、第3の部分になるが、設問にある「様々な支援を必要としなくなり、自立すること」を言い表してはいない。よって**1**は誤りである。

→エンパワメントとは、リハビリテーションの領域では利用者の本来の力を取り戻すことを強調する意味を持つ。これまで否定的に評価され、抑圧されてきた人々は当然にパワーの欠如状態に陥ることとなるが、そこで、パワーを強め問題解決と抑圧を跳ね返す力や対処方法、技術を身につけることができるよう支援するソーシャルワークの援助過程をいう。よって**2**は正しい。

→ストレングスモデルとは、リハビリテーション・モデルの中で。「長所を生かすリハビリテーション・モデル」として、ラップ（Rapp, C.A.）が提唱したものであるが、弱点の矯正や修正に向かうのではなく、当事者の強み（長所）に依拠し、リハビリテーションでの支援を展開しようとするモデルと考えられている。この考えは、これまでの精神障害者リハビリテーションに関する見方を大きく変えることにつながった。「疾患やそれに起因する弱さを、個人に応じたプログラムにより強化」するという考え方ではない。よって**3**は誤りである。

→インフォームドコンセントとは、「十分な説明と同意」と理解される。医療行為の開始時に顕著であったパターナリズム（父権主義）とは対極にあり、すべてのサービスの提供の前提として、契約とともに十分な説明と同意が必要とされる旨、インフォームドコンセント「十分な説明と同意」が用いられるようになった。社会福祉の場合には同様の意味を持つ言葉であるが、最終「選択」を強調する必要から、「インフォームドチョイス」が使用されることもある。「医師が推奨する治療や検査について患者を説得すること」ではない。よって**4**は誤りである。

→ソーシャルインクルージョンとは、ノーマライゼーションが世界的に広まりインテグレーション（統合）概念が生まれた後に、その限界を超えるものとして「社会的包摂」「社会的包含」という意味を持ちインクルージョン（包摂）として理解され、社会的少数者（性的少数者など）

や障害者が社会に，ごく当たり前に包摂・包含されている社会こそが真の社会だとする考え方や取組みを示すものである。「疾患や障害の状態に配慮し，求められる義務や行為に対する猶予制度を確立する」という内容ではない。よって5は誤りである。

解答　2

問題 38 精神科リハビリテーションの基本原則に関する次の記述のうち，**正しいもの**を1つ選びなさい。

1　疾患ごとにアプローチを統一する。
2　本人の依存を防いで自立度を高める。
3　全過程を一貫した計画で実施する。
4　本人と専門職の二者関係で展開する。
5　疾病管理と再発予防の視点を持つ。

解　説

➡精神科リハビリテーションの基本原則をまず理解し，そのうえで設問を考えることとする。
➡精神科リハビリテーションは，リハビリテーション一般と異なるものではないが，アンソニー（Anthony, W.）らは，精神科リハビリテーションの基本原則として以下の9項目を提示している。①精神障害を抱えた人の能力を改善すること，②必要とする環境における自らの行動が改善されること，③さまざまなテクニックを駆使するという意味で臨機応変である，④職業上の予後を改善すること，⑤希望は精神科リハビリテーションの構成要素として不可欠である，⑥当事者の依存度を増やすことが究極的には自立につながる，⑦本人を参加させること，⑧当事者の技能開発と環境的支援開発が二大介入である，⑨長期の薬物療法は必要条件となることが多いが，十分条件であることはまれである。
➡以上を踏まえ実際のリハビリテーションを考えるに際しての要点をあえて記せば，精神科リハビリテーションを展開するに際しての基本原則は，①まず包括的なアプローチが必要であり，②障害者本人の自己決定を尊重し，③障害者本人の参加を保障することが必要とされ，④環境に適応する行動変容を促し，⑤成功体験による心理的障害の軽減を図ることに努め，⑥あくまで障害者本人の個別性に配慮することが求められる。また，⑦再発はリハビリテーションの遂行を不可能にし，障害者本人の社会参加や自己実現を阻害する要因となるため，疾病を管理し，再発を予防することは，リハビリテーションを行ううえで必要不可欠な要素だと述べている。⑧加えてアプローチには技法を柔軟に採り入れることや⑨変化や「リカバリー」への希望を持つこと，⑩健全な依存を促進することも必要であるといえるだろう。
➡こうした精神科リハビリテーションの基本原則から各設問をみると，1の「アプローチを統一する」ことは適切ではない。よって1は誤りである。
➡「本人の依存を防ぐ」ことは適切ではない。よって2は誤りである。
➡同じく「全過程を一貫した計画で実施」することも適切ではない。よって3は誤りである。
➡「本人と専門職の二者関係で展開」するということも，原則に照らせば専門職と本人という二者関係では決してリハビリテーションが実現しないことは明らかとなろう。よって4は誤りである。
➡「疾病を管理し，再発予防の視点を持つ」ことは適切である。よって5は正しい。

解答　5

問題 39 次の記述のうち，就職を希望するクライエントのリハビリテーション計画における資源調整として，**正しいもの**を１つ選びなさい。

1 自宅から通える就労移行支援事業所を利用できるように援助する。
2 就職の可能性について一緒に主治医の意見を聞きに行く。
3 近所の地域活動支援センターに就労準備プログラムの開設を交渉する。
4 新たなパソコン技能が身につくように分かりやすく教える。
5 昼間に一緒に外出して規則正しい生活リズムに戻す。

解 説

➡ 近年，リハビリテーションという言葉は，障害があっても社会でその人らしい生活を送る権利の実現を目指す包括的な支援を指して用いられている。精神科リハビリテーションにおいては，個別性の重視，当事者参加，自己決定と主体性の回復，生活環境への適応と再発防止を支える仕組みづくり，希望を軸とした支援を基本原則として，精神障害を持つ人たちを総合的に支援している。そのプロセスでは，①ストレングス視点で支援する，②エンパワメントを行う，③ケアマネジメントの技法を使う，という３つの原則が重視され，技術開発（クライエントが潜在的に持っている力に働きかけ，社会資源を主体的に利用できるようなエンパワメント）と社会資源開発をもってアプローチする。社会資源開発の１つに，既存の社会資源とクライエントを連結する「資源調整」が位置づけられている。

➡ 本問では，就職を希望するクライエントに対する正しい支援を選択するのだが，上述した資源調整の趣旨を考えると，既存の社会資源である就労移行支援事業所とクライエントを連結することは適切である。よって**1**は正しい。

➡ 就職を希望しているのはクライエント本人であるのに，本人の希望を置き去りにし，主治医の就職の可能性に対する意見を優先する支援の仕方は，クライエントのニーズ中心，自己決定の尊重を重視する精神保健福祉士として正しくない。よって**2**は誤りである。主治医に意見を聞くのであれば，本人が就職という希望をかなえるために，医師としてはどのようなサポートができるのかを本人と一緒に聞くべきである。

➡ 地域活動支援センターは，基礎的な事業として創作的活動・生産活動の機会の提供，社会との交流の促進等を行うところである。よって**3**は正しいとはいえない。ただし，周囲にほかの社会資源がなく，就職がクライエントの社会交流につながる場合は，就職準備プログラムとしてではなくても，地域活動支援センターが支援することはあり得る。なお，現在の制度下では，就労に関する訓練等に関しては「障害者の日常生活及び社会生活を総合的に支援するための法律」（障害者総合支援法）に定められた事業を利用することができる。

➡ クライエントが就職のために，パソコン技能を習得したり，規則正しい生活リズムを取り戻すことを希望することは十分に考えられる。しかし，リハビリテーションはさまざまな専門職・機関と協働して取り組むものである。精神保健福祉士がすべての支援を行う必要はない。よって**4**も**5**も正しいとはいえない。

➡ 大切なのは，本人のニーズをすべてサービスで解決しようとしないことである。精神保健福祉士はクライエントとのかかわりの中で，彼らの自己決定を支援していくソーシャルワーカーであることを肝に銘じて支援に携わっていただきたい。

解答　1

問題 40

社会生活技能訓練（SST）の基本訓練モデルに関する次の記述のうち，**正しいものを1つ選びなさい。**

1 ガイドブックに従い，基本的社会生活技能を系統的に練習する。
2 訓練場面は，メンバー相互の話合いでセッションごとに決定される。
3 リーダーが手本を示し，メンバーが順に演じて相互に比較する。
4 参加している他のメンバーからの問題点の指摘が重視される。
5 練習したことを実生活の中で実践するチャレンジ課題（宿題）が出される。

解 説

➡社会生活技能訓練（social skills training；SST）に関する設問である。SSTとは，「社会生活における行動と認知の改善を図る目的で行う生活技能の訓練」であり，認知行動療法の1つである（社団法人日本精神保健福祉士協会・日本精神保健福祉学会監修『精神保健福祉用語辞典』中央法規出版，2004，p.218）。

➡SSTの基本訓練モデルでは，ガイドブックに従い，基本的社会生活技能を系統的に練習するのではなく，参加者自身が練習したいことを決め，その場面を再現し，改善するための練習を行う。よって**1**は誤りである。

➡SSTの基本訓練モデルにおける訓練場面では，参加者相互の話し合いで決めるのではなく，参加者一人ひとりが改善したいと考えている課題をあげ，そのセッションにおける訓練課題を決定していく。よって**2**は誤りである。

➡SST基本訓練モデルでは，参加者本人が練習したい場面を決め，ロールプレイを行う。他の参加者は，ロールプレイでみられた本人のよかった点をほめ，さらに改善するための選択肢を出していく。そして，他の参加者からの助言やモデルを示してもらい，いくつかの選択肢の中から本人が最も使える方法を選択して，再度ロールプレイを行う。モデルを示すのは，リーダーである必要はない。よって**3**は誤りである。

➡SSTでは，他の参加者は，課題をあげた本人の問題点を指摘するのではなく，参加者本人のよかった点を伝える「正のフィードバック」を行う。よって**4**は誤りである。

➡参加者は，セッションの最後で，練習した課題を実際の生活で実践する「宿題」を決める。参加者は，決めた宿題を実際の場面で実行し，次回のセッションで，その結果について報告を行う。このようにして宿題を通して練習で身につけたことを，生活の中でもできるようになることを「般化」という。よって**5**は正しい。

➡SSTは，当初社会的ひきこもりなどが対象者とされたが，脱施設化の流れの中で，リバーマン（Liberman, R.P.）らにより統合失調症の慢性患者にも対象者が広げられ普及した。SSTは身につけた技能を実際の生活場面で応用していくことが特徴であり，地域生活の場面で応用していくことが基本となる。しかし，日本では1994（平成6）年に「入院生活技能訓練法」として診療報酬化されたことで普及が促進されたという経緯から，入院生活への適応に使用されることもあり，そのような使用法に対して批判的な精神保健医療福祉の関係者もいる。

解答 **5**

問題 41 精神科医療機関の精神保健福祉士が行うインテークにおける次の記述のうち，**最も適切なもの**を1つ選びなさい。

1 個別支援計画を作成する。
2 具体的な援助を実施する。
3 現状を総合的に理解し評価する。
4 患者と信頼関係を形成する。
5 面接票の事項に沿って質問する。

解説

→ インテークに関する設問である。インテークとは，「受理面接」「初回面接」とも呼ばれ，ソーシャルワーカーが，クライエントと出会い，契約するまでの第一段階に位置づけられる。クライエントは，「専門家への相談に至った生活困難それ自体に起因する不安」とともに「適切な援助がもらえるかどうか，援助を提供する側の人々が自分をどう扱うだろうかという不安」を有しながらインテークに現れる。そのため，ソーシャルワーカーは，こうした不安への対処を含みながら面接を行う必要がある（窪田暁子『福祉援助の臨床』誠信書房，2013，pp.40-41）。

→ 個別支援計画を作成するのは「プランニング」の段階である。既述のようにインテークでは，クライエントは不安を抱えながら面接に臨むことが多く，自分の希望やニーズを適切に表現できない場合が多い。クライエントの希望やニーズがはっきりしない中では，個別支援計画における目標設定ができないため，1は適切ではない。

→ 具体的な援助を実施するのは「インターベンション」の段階である。インテークでは，情報の収集と援助関係の形成を主要な目的としているため，通常具体的な援助を行うことはない。よって2は適切ではない。

→ 評価をするのは，「アセスメント」の段階である。よって3は適切ではない。ソーシャルワーカーは，クライエント自身に焦点を当てるとともに，彼らを取り囲む社会環境や状況と，その交互作用に焦点を当てて考える「人と状況の全体性」の視点で評価していくことが求められる。

→ ソーシャルワーカーは，不安を抱えながらインテークに臨んでいるクライエントの言葉に耳を傾け，その想いを引き受けることが必要である。こうしたソーシャルワーカーの聴く姿勢が，クライエントの中に語っても非難されないという安心感を生み出し，彼らの語りを引き出す。また，クライエントから本音が語られることにより，ソーシャルワーカーのクライエントに対する信頼も高まっていく。こうした相互主体的な関係により信頼関係が形成されていく。よって4は適切である。

→ インテークは，1回で終了することもあるが，数回にわたることもあるので，1回の面接ですべてを聞き出そうとしてはいけない。面接票の事項に沿って質問するという行為は，その行為の主体が聞き手であるソーシャルワーカーにある。クライエントの主体性を尊重した援助を行うためには，彼らのペースで語ることを保障し，その語りの中で必要な情報を収集していく。よって5は適切ではない。

→ インテークにおいて，ソーシャルワーカーにとって必要な情報がクライエントから語られない場合は，その情報が必要な理由を伝えたうえで，クライエントから直接情報を収集する姿勢が必要である。

解答　4

問題 42　エバリュエーションに関する次の記述のうち，**正しいもの**を1つ選びなさい。

1　課題分析で明らかになったニーズに対して様々な社会資源を検討し統合する。
2　相談援助過程におけるクライエントのニーズ充足度や効果を客観的に精査する。
3　支援計画の進捗状況と新しいニーズの追加及び目標達成度を確認する。
4　個々のニーズの充足に向けて支援者や支援機関が各々の役割を遂行する。
5　見守りを続け，必要に応じて介入できるよう準備する。

解　説

➡本設問は，精神科リハビリテーションにおけるプロセスについての基礎的知識を問うている。基本的なテキストを用いて，精神科リハビリテーション実践におけるプロセスの，各段階で掲げる目標を理解しておくことが求められる（参考：『精神科リハビリテーションの基本プロセス』『精神保健福祉におけるリハビリテーション―精神保健福祉の理論と相談援助の展開-2』へるす出版，2014，pp.71-81）。

➡精神科リハビリテーションとは，精神障害を抱える人が，自身で目標を設定し，その人らしい生き方を実現できるよう，個人の技能習得を支援するとともに，環境へ働きかけていくことを意味する。実践に際し，対象者の持つ課題は多面的かつ重層的であり，ニーズの解決には多くの時間と社会資源を要する。したがって，リハビリテーションを効果的に展開していくためには，対象者とその支援にかかわる人々が，効率的にニーズを特定し解決に取り組めるよう，手順や方法を明確化する必要があり，その手順を「プロセス」と呼ぶ。

➡精神科リハビリテーションのプロセスは，①アセスメント：利用者の取り巻く環境を理解し，取り組むべきニーズを明らかにする段階，②プランニング：明確化された利用者のニーズに基づき目標を設定し，達成のために必要な手段や方法を特定する段階，③サービスの実施：プランニングで設定された方法に基づき，介入を実施する段階，④モニタリング：提供されているサービスが効果的に行われているか，また設定した目標が達成できているかを確認し，サービスの適切性を継続的に見守り，管理する段階，⑤エバリュエーション：これまでの支援を振り返り，提供された支援が適切であったかを客観的に評価する段階，⑥終結：目標が達成された等の理由により，リハビリテーションを終了する段階，から構成される。

➡本問題はエバリュエーションに関する記述を選択する問題である。1はプランニングに関する記述である。よって1は誤りである。

➡エバリュエーションとは，提供したサービスが，どれだけ利用者のニーズを充足できたか，その効果を客観的に評価する段階である。よって2の記述は正しい。

➡3は，モニタリングに関する記述である。よって3は誤りである。

➡4は，サービスの実施に関する記述である。よって4は誤りである。

➡ニーズが充足された時，利用者の意欲の低下などリハビリテーションの継続を望まない場合，転出した場合など，さまざまな事由でリハビリテーションは終結する。サービスが終結したからといって，かかわりを絶つのではなく，必要に応じて介入できるよう見守りを続けることが望ましい。5は，終結に関する記述である。よって5は誤りである。

解答　2

問題 43

統合失調症のHさん（29歳，男性）は，ガソリンスタンドのパート収入と生活保護費を併せて，アパートで単身生活をしている。また，精神科診療所に外来通院している。同診療所のJ精神保健福祉士が訪問したときに最近の様子を尋ねたら，「仕事が忙しくて大変で，とても疲れる。パート先の同僚が，生活が苦しそうで，お金が何とかならないかと言っている」と話した。J精神保健福祉士は「仕事が大変で体がきつくて疲れてしまうのもあるけど，もしかしたらパート先の同僚からお金を貸してほしいと言われて，どうしたらよいか悩んでいるのではないですか」と尋ねた。

次のうち，J精神保健福祉士が用いた面接技法として，**正しいもの**を１つ選びなさい。

1 明確化（clarification）
2 要約（summarization）
3 直面化（confrontation）
4 支持（approval）
5 励まし（encouraging）

解説

→面接場面の事例から精神保健福祉士が用いる技法に関する設問である。

→「明確化」とは，援助者が傾聴し，クライエントの語りから感情を表現している部分に着目し，その感情の部分を要約して返すことである。明確化は，クライエントが語るいくつかの感情表現をまとめるものであり，クライエントが意識しているが言葉にはうまく表現できないでいる感情を，クライエントに代わって感じとり，伝え返していくものである。

→「要約」とは，クライエントの話の中の重要部分を繰り返し，短縮し，具体化することである。適切な要約はクライエントが自己理解を深めることに役立つが，不適切な要約はクライエントの混乱を招いたり，信頼関係を損なったりということになりかねないので注意する必要がある。援助者は，相手の話を，要点を押さえながら聞くことが必要である。また要約はできるだけ手短なほうがよい。

→「直面化」とは，非現実的な考えにとらわれて現実検討ができにくくなっているクライエントに援助者が客観的事実を伝えることで，クライエントに適切な現実検討を可能とさせることである。直面化は，クライエントに問題を突きつけることとなり，援助者による共感的支援とは相反する側面を持つ技法のため一般的に用いることはふさわしくない。

→「支持」とは，クライエントの考え，感情，行動などをそのまま受け入れ，肯定的な言葉と態度で返すことである。これまで否定的な言葉に傷つき，無意識的に防衛してきたクライエントが，そうしなくてよいということを感じ，少しずつ心を開いていく。クライエントは自分がそのままで受け入れられ，自分の良さを教えられることによって，自分に価値があることを知り，自信が与えられ，自分を見つめ受け入れることができるようになる。

→面接においては，最低限の「励まし」が用いられる。クライエントの話す内容に沿って沈黙のまま頷くことや，「それで」「うんうん」「ええ，ええ」「なるほど」などの短い相槌を打つこと，クライエントが話すキーワードを繰り返すことで，クライエントが話を続けることを促し，援助者がしっかり聴いていることをクライエントに伝えることができる。

→事例では，J精神保健福祉士がHさんが「パート先の同僚が，生活が苦しそうで，お金が何とかならないか」と語っていることに注目し，Hさんが仕事以外でも同僚のことで困っている状況にあることを察知し，表現されていない感情を確認するために明確化を行っている。よって，正しいものは１の明確化（clarification）である。

解答 1

問題 44

統合失調症の家族心理教育に関する次の記述のうち、**正しいもの**を2つ選びなさい。

1. 情報提供と疾病教育の2つで構成される。
2. 家族の社会的孤立状態の解消を図る。
3. 家族の感情表出が、回復や再発に影響を与えることを説明する。
4. システム理論に基づく家族病理について教える。
5. 家族間に共通する問題を探すことから始める。

解 説

➡ 家族心理教育の基本的知識に関する設問である。

➡「心理教育を中心とした心理社会的援助プログラムガイドライン」における定義では、①精神障害やエイズなど受容しにくい問題を持つ人たちに（対象）、②正しい知識や情報を心理面への十分な配慮をしながら伝え（方法）、③病気や障害の結果もたらされる諸問題・諸困難に対する対処方法を習得してもらうことによって（方法）、④主体的に療養生活を営めるよう援助する技法（目標）とされる。ここでは対象者が自ら抱えた困難を十分に受け止めることができるよう援助するとともに、困難を乗り越える技術を習得すること、現実に立ち向かうことができる力量を身につけること（empowerment）、困難を解決できるという自信（self-efficacy）を身につけること、自己決定・自己選択の力を身につけること、援助資源、社会資源を主体的に利用できるようになること、などが目指されている。心理教育は、専門家から患者、家族への一方的な疾病教育ではなく、認知行動療法的アプローチや集団精神療法、解決志向的アプローチにおける技術などを取り入れながら、系統的なプログラムにより再発予防や問題解決を目的とする支援の有効性を高めようという点が特徴である。対象者は本人でも家族でも、また一緒の参加でもよいが、特に家族心理教育は科学的にもその効果が確認されている。

➡ 前述のとおり統合失調症の家族心理教育は、正しい知識や情報を伝える「情報提供」と、諸問題・諸困難に対する「対処技法の習得」で構成される。よって1の記述は誤りである。

➡ 家族心理教育は、単一家族や複合家族を対象として統合失調症の当事者も交えて心理教育を行う方法もあるが、わが国では複数の家族を対象としたグループワークが一般的に行われている。ほかの家族との交流により社会的孤立状態の解消を図ることも、心理教育の目的の1つである。よって2の記述は正しい。

➡ 家族の高い感情表出（high expressed emotion、高EE）と統合失調症の再発には因果関係があるとされている。感情表出とは、家族が示すさまざまな感情の表し方であり、統合失調症の本人に対して批判的コメントや敵意、情緒的な巻き込まれなどが高EEとされている。家族心理教育では、高EEと再発との因果関係について説明するが、その際は高EEが病気の家族を抱えた結果としてもたらされたものであることを強調する必要がある。よって3の記述は正しい。

➡ システム理論に基づく家族療法では、家族を1つのシステムとして見ることにより、システムの歪みを発見し、そのバランスを回復するために、必要な介入を行う。家族心理教育はそれまでの家族病理に焦点を当てたアプローチへの反省から開発された。よって4の記述は誤りである。

➡ 繰り返しになるが、家族心理教育は病気や障害の結果もたらされる諸問題・諸困難に対する対処方法を習得してもらうことに焦点を当てている。よって5の記述は誤りである。

解答 2, 3

> **問題 45** 次の記述のうち,「障害者総合支援法」に基づく,地域における相談支援として,**正しいもの**を2つ選びなさい。
>
> 1 退院後のアパート探しのため,地域相談支援を利用する。
> 2 成年後見制度に係る費用補助を得るため,基幹相談支援センターを利用する。
> 3 地域活動支援センターに通所するため,計画相談支援を利用する。
> 4 就労移行支援事業所に通所するため,障害者就業・生活支援センターを利用する。
> 5 預金通帳を管理してもらうため,市町村地域生活支援事業の相談支援を利用する。
> (注)「障害者総合支援法」とは,「障害者の日常生活及び社会生活を総合的に支援するための法律」のことである。

解 説

➡ 障害者総合支援法に基づく障害者の相談支援体系に関する設問である。
➡ 地域相談支援は,地域移行支援と地域定着支援のことをいう。地域移行支援は,障害者支援施設等の施設入所者や精神科病院に入院中の精神障害者等を対象に,住居の確保その他の地域における生活に移行するための活動に関する相談,地域移行のための障害福祉サービス事業所等への同行支援等を行う。また,地域定着支援は,居宅にて単身等で生活する障害者に対して,常時の連絡体制を確保し,障害の特性に起因して生じた緊急の事態等に緊急訪問や緊急対応等の各種支援を行う。地域相談支援の事業者指定は,都道府県知事が行う。以上により1の記述は正しい。
➡ 基幹相談支援センターは,地域における相談支援の中核的な役割を担う機関として,①総合的・専門的な相談支援の実施,②地域の相談支援体制の強化の取組み,③地域移行・地域定着の促進の取組み,④権利擁護・虐待の防止として成年後見制度利用支援事業の実施および障害者等に対する虐待を防止するための取組み,等を業務とする。市町村は,基幹相談支援センターを設置することができる。以上により2の記述は正しい。
➡ 地域活動支援センターは,障害者等を通わせ,創作的活動または生産活動の機会の提供,社会との交流の促進等を行う施設で,市町村の地域生活支援事業に位置づけられている。一方,計画相談支援は,障害福祉サービス等を申請した障害者(児)について,サービス等利用計画の作成,および支給決定後のサービス等利用計画の見直し(モニタリング)を行う。計画相談支援の対象者は,障害福祉サービスを申請した障害者または障害児や地域相談支援を申請した障害者であって,市町村がサービス等利用計画案の提出を求めた者である。地域活動支援センターは障害福祉サービスではないので,利用にあたって必ずしもサービス等利用計画の作成を必要としない。よって3の記述は誤りである。
➡ 就労移行支援は,就労を希望する障害者を対象に,生産活動その他の活動の機会の提供を通じて,就労に必要な知識および能力の向上のために必要な訓練等を行う施設である。一方,障害者就業・生活支援センターは,障害者雇用促進法の規定に基づくもので,就業と,就業に伴う日常生活上の支援が必要な障害者に対し,求職相談,職場定着相談,生活相談等を行う。よって4の記述は誤りである。
➡ 地域生活支援事業における相談支援事業は,市町村の必須事業として位置づけられており,福祉サービスの利用援助,社会資源を活用するための支援,社会生活力を高めるための支援,ピアカウンセリング,権利の擁護のために必要な援助,専門機関の紹介,等を行う障害者相談支援事業のほか,基幹相談支援センター等機能強化事業や住宅入居等支援事業(居住サポート事業)も相談支援事業とされている。預金通帳の管理は,都道府県社会福祉協議会が実施する日常生活自立支援事業の1つである。よって5の記述は誤りである。

解答　1，2

問題46

統合失調症の息子（30歳）のいるKさんは，1年前から保健所のL精神保健福祉相談員の紹介で地域の家族会に参加するようになった。ある日，KさんはL精神保健福祉相談員に家族会での印象的な出来事を以下のように語った。「私は息子のできなくなったことばかりが気になって，いつもイライラして厳しく当たっていました。主治医から病気の症状によるものだと聞いても受け入れられませんでした。ところがあるご家族が『病気になって一番つらいのは本人です。親にできることはそのつらさに寄り添い，本人をそのまま認めてあげること』と話していたのを聞いて，息子の苦労や大変さが感じ取れるようになってきたのです。私も親として，病気を抱えながら頑張っている息子の一番の理解者になってあげたいと思いました」。

次のうち，セルフヘルプグループの特性の中で，Kさんの語りが示すものとして，**適切なもの**を1つ選びなさい。

1　ヘルパーセラピー原則
2　わかちあい
3　体験的知識の活用
4　レジリエンス（resilience）
5　役割モデルの獲得

解説

➡セルフヘルプグループの特性に関する設問である。
➡「ヘルパーセラピー原則」は，「援助をする人が最も援助を受ける」というもので，社会心理学者のリースマン（Riessman, F）が提唱した。グループの中で他のメンバーを助ける体験は，病者や患者として助けられる存在である自分から，人を助けることができる自分への変化であり，自らの存在価値や能力・ちからに気づくことで自信が生まれ，自制する心につながる，とする理論である。
➡セルフヘルプグループは，同じ立場の人たちの「わかちあい」から始まり，「気持ち」，「情報」，「考え方」の3つのわかちあいから構成されている。気持ちのわかちあいは「本人の会」の基本であり原点でもある。いままで心に溜め込んでいた気持ちを吐き出し，同じ立場の人同士だからこそわかちあえる気持ちがある。情報のわかちあいとは，同じ立場の会の仲間が体験を通して得た情報をわかちあうことである。考え方のわかちあいとは，会の中でさまざまな困難を乗り越えてきた人の明るい笑顔に実際に出会うことで，さまざまな困難を乗り越えていく自信や勇気，希望を得ることである。
➡「体験的知識の活用」は，セルフヘルプグループのメンバーの経験に基づく知識・技術を活用することであり，援助力の源となるものである。体験的知識は専門職の知識・技術と比べてより実際的・実用的かつ包括的な特徴を持つ。また，セルフヘルプグループのグループプロセスの中で蓄積され体系化されたものであり，単なる素人の知識とは異なるものである。
➡「レジリエンス（resilience）」は，児童精神医学や発達心理学において，「リスクの存在や逆境にもかかわらず，よい社会適応をすること」という意味で使われる。リジリエンスには「不平等の克服」，「ストレスの下でも維持されるコンピテンス」，「トラウマからの回復」の3つの現象があるとされる。また，レジリエンスはリカバリーをもたらす内的な原動力とも言われる。
➡セルフヘルプグループは，参加者を孤独感から解放し，安心感で満たし，居場所と役割を提供

するほか，行動変容に重要な「目標像」「先輩」「反面教師」といったモデリング（「役割モデルの獲得」）もグループ内で容易に行われるなどグループの効用は大きい。
➡設問にある事例は，統合失調症の成人の息子を持つ父親のKさんが1年間参加した家族会を振り返った際の語りである。「親にできることはそのつらさに寄り添い，本人をそのままに認めてあげること」と話すある家族がKさんの役割モデルとなって，Kさん自身も息子の一番の理解者になってあげたいと思うようになったことを示している。よって5の「役割モデルの獲得」が適切である。

解答　5

問題 47 次の記述のうち，精神保健福祉士が障害者ケアマネジメントを終結することになる状況として，**正しいもの**を1つ選びなさい。

1　利用者がケア計画の変更を求める。
2　新たな在宅支援ニーズが発生する。
3　ケアマネジメント従事者が退職する。
4　利用者がサービスの利用を調整できるようになる。
5　利用するサービスがインフォーマルなもので構成される。

解説

➡障害者ケアマネジメントの過程（プロセス）のうち終結に関する設問である。
➡障害者ケアマネジメントの過程には，①ケアマネジメントの希望の確認，②アセスメント，③ケア計画の作成，④ケア計画の実施，⑤モニタリング，⑥ケアマネジメントの終結，がある。
➡利用者がケアマネジメントを希望しなくなった時，新たなケア計画が必要ないと判断された時，ケアマネジメントは終了する。病院・社会福祉施設等に入院あるいは入所した場合，ケアマネジメントはいったん終了する。しかし，退院・退所後を考慮してケアを継続できる体制を準備しておく必要がある。
➡利用者がケア計画の変更を求める場合には，再アセスメントを行ったうえで改めてケア計画の見直しを行う必要がある。よって1の記述は誤りである。
➡利用者に新たな在宅支援ニーズが発生した場合についても，再アセスメントを行い，新たなケア計画を立てる必要がある。よって2の記述は誤りである。
➡ケアマネジメント従事者が退職したとしても，障害者ケアマネジメントは次の従事者に引き継いで中断することのないよう留意する必要がある。よって3の記述は誤りである。
➡利用者が自らさまざまなサービスの利用を調整できるまでエンパワメントされた場合には，自らがマネジメントを行うこととなり，障害者ケアマネジメントは終結となる。よって4の記述は正しい。
➡障害者ケアマネジメントにおけるケア計画には，制度や施策に則ったフォーマルなサービスだけではなくインフォーマルなサービスも積極的に導入を図る必要がある。利用するサービスがインフォーマルなもののみで構成されるとしても，ケアマネジメントを終結することにはならない。よって5の記述は誤りである。

解答　4

問題 48

次の記述のうち、精神保健福祉士が行う支援として、**正しいものを1つ**選びなさい。

1 退院後生活環境相談員として、医療保護入院患者の地域移行を進める。
2 サービス管理責任者として、精神障害者のサービス等利用計画を作成する。
3 精神保健福祉相談員として、在宅精神障害者の生活介護を行う。
4 相談支援専門員として、精神障害者からの相談に応じて、服薬を調整する。
5 介護支援専門員として、個別支援計画を策定する。

解 説

➡ 精神保健福祉士が行う支援に関する設問である。

➡ 2013（平成25）年の精神保健福祉法の改正により、医療保護入院者の退院促進に関する措置を講ずる義務が新たに課された。退院後生活環境相談員の選任もその1つであり、精神保健福祉士が中心的に担っている。退院後生活環境相談員は、入院時に医療保護入院者およびその家族にその役割について説明したうえで、入院中の退院に向けた相談支援業務を担う。よって**1**の記述は正しい。

➡ サービス管理責任者は、障害福祉サービスにおいて利用者に適切なサービスが提供されるように、個別支援計画の作成やサービス提供プロセスの管理などを担当する。精神保健福祉士は他の社会福祉士や医療関係国家資格等と同様に、障害福祉関係の相談支援業務に係る経験が3年以上であり、かつ当該資格に係る業務への従事期間が5年以上で、「相談支援従事者初任者研修（講義部分）」と「サービス管理責任者研修」を修了していることでサービス管理責任者となれる。サービス等利用計画を作成するのは、相談支援専門員である。よって**2**の記述は誤りである。

➡ 精神保健福祉相談員は、精神保健福祉法において精神保健および精神障害者の福祉に関する相談に応じ、ならびに精神障害者およびその家族等を訪問して必要な指導を行うための職員として規定されている。都道府県および市町村は精神保健福祉相談員を置くことができ、精神保健福祉士等が任命される。生活介護は、障害者支援施設などで、常に介護を必要とする人に対して、主に昼間において、入浴・排せつ・食事等の介護、調理・洗濯・掃除等の家事、生活等に関する相談・助言その他の必要な日常生活上の支援、創作的活動・生産活動の機会の提供のほか、身体機能や生活能力の向上のために必要な援助を行うもので、精神保健福祉相談員の業務ではない。よって**3**の記述は誤りである。

➡ 相談支援専門員は、障害者等の相談に応じ、助言や連絡調整等の必要な支援を行うほか、サービス等利用計画を作成する者をいう。実務経験と相談支援従事者研修の受講が要件となる。相談支援事業を実施する場合には、相談支援専門員を置く必要がある。服薬の調整は、医師の専権事項である。よって**4**の記述は誤りである。

➡ 介護支援専門員は、介護保険制度で、利用者の生活や介護に関する相談に応じるとともに、利用者がその心身の状況等に応じ適切なサービスを利用できるよう、市区町村、サービスを提供する事業所、施設などとの連絡調整等を行う者をいう。介護支援専門員が作成するのは介護サービス計画である。よって**5**の記述は誤りである。

解答　1

(精神保健福祉の理論と相談援助の展開・事例問題1)

次の事例を読んで，**問題 49 から問題 51 まで**について答えなさい。
〔事　例〕
　Mさん（67歳，男性）は大学を卒業し会社員として勤めていたが，35歳で統合失調症を発症したため退職し，障害厚生年金を受給した。56歳からU精神科病院に6回目の入院をしていた。両親は既に他界しており，きょうだいがいないMさんには身寄りがない。Mさんは時に幻聴と被害妄想が再燃して頭を抱えて臥床することもあるが，同室の患者と談笑する一面もあった。長期間の入院で生活能力や身体的機能の低下がみられ，身の回りの整理や着替えなどに一部介助が必要な状態である。U精神科病院のA精神保健福祉士は，退院に消極的なMさんを何とか退院に導きたいと，2年前からMさんに外出グループのリーダーをお願いしていた。また，長期入院経験者を病院に招いて，退院後に利用できるサービスや，自分なりの生活が送れる楽しさを語ってもらうなど，退院後のイメージが持てるように，様々な働きかけを続けた。その結果，少しずつMさんの気持ちが退院に向くようになってきた。（**問題 49**）
　A精神保健福祉士は院内のカンファレンスでMさんの変化を伝え，退院に向けたケア会議を開いた。会議にはMさんも含め，地域包括支援センターの社会福祉士と，指定一般相談支援事業所のB相談支援専門員に参加してもらった。会議の結果，Mさんの退院に向けて取り組むことを全員で共有した。社会福祉士からは，Mさんの退院後の支援については介護保険も利用できるため，要介護認定申請と介護保険サービスに関する説明があった。（**問題 50**）
　B相談支援専門員がMさんに地域移行・地域定着支援に関して丁寧に説明したところ，Mさんは時々夜になると不安が大きくなることや，年をとってきたため家事や金銭管理に自信がないと語った。その後Mさんは要介護1の認定を受けるとともに，地域移行・地域定着支援を利用して退院した。（**問題 51**）
　現在Mさんは，地域で展開している「ふれあい・いきいきサロン」に時々顔を出すなど，自分なりの生活を楽しんでいる。

| 問題 49 | 次のうち，A精神保健福祉士が行ったアプローチとして，**適切なもの**を1つ選びなさい。 |

1 ナラティブアプローチ
2 エンパワメントアプローチ
3 心理社会的アプローチ
4 問題解決アプローチ
5 課題中心アプローチ

解 説

➡ 治療上入院が必要ない状態にもかかわらず入院が長期化すればするほど，社会参加が難しくなると言われている。Mさんも10年以上退院することができず，その中で「退院後の（生活）イメージが持て」なくなり，「退院に消極的」になっていったことが理解できる。Mさんが退院して再び地域で生活するという当たり前の権利を取り戻すために，A精神保健福祉士は働きかけ続けてきて，ようやくMさんが「少しずつ」「気持ちが退院に向くようになってきた」。

➡ ナラティブアプローチは，ポストモダンの考えから生まれたもので，クライエントが構成する物語（ドミナントストーリー）を，問題の外在化，パートナーシップ，協働の手法を用いて，援助者がクライエントと一緒に新たな意味を見出す物語（オルタナティブストーリー）を創造していくものであり，A精神保健福祉士が行ったアプローチとは異なる。よって1は適切ではない。

➡ エンパワメントアプローチは，クライエントが本来持っている強さや権利認識が意識化できるよう，共に方向性を探り，後押ししていく援助が基本となる。A精神保健福祉士が行ったアプローチはまさにこれに当てはまる。よって2は適切である。エンパワメントアプローチは，ソロモンが黒人に対するソーシャルワーク実践で提唱したもので，社会的に不利な状況に置かれた人が，自己決定能力や主張性を高め，主体的にその状況に働きかけ改善すること，またはそのプロセスのことをいう。そして，社会的入院の状況にあるクライエントの支援はこのように時間がかかるものであるということをぜひ理解しておきたい。

➡ 心理社会的アプローチは，ホリス（Hollis, F.）を中心に理論体系化されたもので，クライエントが抱える問題を，その人自身に原因があるのではなく，環境との相互作用から生じた混乱だととらえ，クライエントが人，家族，社会というシステムとの相互作用を理解して問題に取り組むことができるよう支援していくものであり，A精神保健福祉士が行ったアプローチとは異なる。よって3は適切ではない。

➡ 問題解決アプローチは，パールマン（Perlman, H. H.）が体系化したもので，ケースワークを4つのP（人，問題，場所，過程）で構成される問題解決過程と考え，クライエントのワーカビリティや問題についての的確な診断と解決に向けた枠組みが示されている。これはA精神保健福祉士が行ったアプローチとは異なる。よって4は適切ではない。

➡ 課題中心アプローチは，リード（Reid, W. J.）とエプスタイン（Epstein, L.）の実証研究をもとにつくられ，短期処遇を特徴としている。クライエントの課題達成能力を活用し，援助者が共に検討しながら，課題設定し，課題達成のための段階を追った具体的な計画を作成する。これはA精神保健福祉士が行ったアプローチとは異なる。よって5は適切ではない。

➡ ソーシャルワークでは，福祉関連分野で開発された，人や問題の理解のための理論を積極的に取り入れ，実践理論として体系化を図ってきた。クライエントやクライエントが抱える問題，そして問題への取組みの独自性を明確にし，より具体的で立体的に把握できるよう，精神保健福祉士はアプローチ方法を理解し，選定し，援助を行うことが重要である。しかし，どんなに

優れたアプローチでも万能ではなく，効用と同時に限界があることも理解しておかなければならない。

解答　2

問題50 次のうち，このケア会議で説明された，Mさんが利用できるサービスとして，**適切なもの**を1つ選びなさい。

1　認知症対応型共同生活介護の利用
2　短期入所生活介護の利用
3　養護老人ホームへの入所
4　施設入所支援の利用
5　訪問介護の利用

解　説

➡本問では，介護保険サービスについて，正しく理解できているか問われている。
➡そもそも精神保健福祉士による支援は，クライエントが発するニーズや支援者がクライエントの話を聞き，必要と考えるサービスをただ当てはめればよいのではなく，クライエントとかかわる中で，クライエントの自己実現のために必要と思われる社会資源を本人が選択できるような支援を求められている。そのために，現行の制度やサービスについての正しい知識を身につけておく必要があるということを忘れないでほしい。
➡さて，Mさんの状況について確認すると，「時に幻聴と被害妄想が再燃して頭を抱えて臥床することもある」と精神症状については確認できるが，認知症と診断されたとは書かれていない。また，長期間の入院によって生活能力や身体的機能の低下が起き，「身の回りの整理や着替えなどに一部介助が必要な状態」である。
➡認知症対応型共同生活介護（グループホーム）は，介護保険における地域密着型サービスに位置づけられたサービスであり，利用対象は認知症要介護者である。Mさんは認知症と診断されているわけではないため，このサービスは対象にはならない。よって**1**は不適切である。
➡短期入所生活介護（ショートステイ）は，短期間の特別養護老人ホーム等への入所による，入浴，排せつ，食事等の介護その他の日常生活上の世話および機能訓練を提供する介護保険サービスである。対象者の条件は，①利用者の心身の状況や病状が悪い場合，②家族（介護者）の疾病，冠婚葬祭，出張，③家族（介護者）の身体的・精神的負担の軽減となっている。Mさんが居宅生活をする中で，必要に応じて利用することもあるかもしれない。しかし，通常の生活の中に組み込むものかどうかは検討の余地がある。よって**2**は適切とはいえない。
➡**3**の養護老人ホームは，老人福祉法に定められた65歳以上で環境上の理由（①本人のいる世帯が生活保護を受けている，②本人および生計中心者が市町村民税の所得割を課税されていない，③災害などのため，生活が困窮していると認められる）および経済的な理由（心身上の障害のため日常生活を送ることが困難であり，かつ，日常的な支援者がいない時〔介護認定要介護1相当より心身の状態がよい者〕，家族との折り合いが悪く，本人の心身を著しく害する状況にある，または，そのような状態になるおそれのある者，住む家がないか，住む家があっても老朽等により環境が悪い時）により居宅における養護を受けることが困難な者が，市町村の措置により入所するところである。これは介護保険サービスではないため，本題の解答としては適切ではない。ただし，Mさんが退院後の住まいとして養護老人ホームを希望し手続きを行って入所することは可能である。

➡施設入所支援は，障害福祉サービスであり介護保険で利用するサービスではない。よって**4**は不適切である。
➡訪問介護は，介護保険法に規定された居宅サービスの1つで，居宅で生活する要介護者に入浴，排せつ，食事等の介護，その他の日常生活上の世話を提供するものである。省令では，日常生活の世話を，入浴，排せつ，食事等の介護（身体介護），調理，洗濯，掃除等の家事（生活援助），生活等に関する相談・助言等と定められており，Mさんの様子や話からは，このサービスの利用が適切であると考える。よって**5**は適切である。
➡なお，障害福祉サービスと介護保険制度との適用関係については，「サービス内容や機能から，障害福祉サービスに相当する介護保険サービスがある場合には，基本的には，この介護保険サービスに係る保険給付を優先して受けることとなる」とある。したがって，65歳以上の障害者（40歳以上65歳未満で，特定疾病により要介護状態あるいは要支援状態になった場合）は，双方のサービス利用について調整していく必要がある。

解答　**5**

問題51 退院時にB相談支援専門員が立てた地域移行支援計画に関する次の記述のうち，**適切なもの**を**1つ**選びなさい。

1　就労継続支援A型事業所に通う。
2　成年後見制度を利用する。
3　夜間の電話連絡が取れる体制を作る。
4　通院時に行動援護を使う。
5　訪問入浴介護を利用する。

解　説

➡B相談支援専門員が地域移行支援計画を立てたタイミングが「退院し地域での生活がスタートする時」だとすれば，それは地域移行支援計画ではなく，サービス等利用計画なのではないかと考えられるが，もしかすると何らかの意図があるのかもしれない。
➡就労継続支援A型は，訓練等給付の1つで，通常の事業所に雇用されることが困難だが雇用契約に基づく就労が可能な障害者に対する障害福祉サービスである。Mさんは35歳まで会社員として勤めていた経験があるが，現在は「長期間の入院で生活能力や身体的機能の低下がみられ」，「年をとってきたため家事や金銭管理に自信がない」とも話しており，この時点で明らかなのは就労よりも生活支援のニーズである。よって**1**は適切ではない。
➡成年後見制度は判断能力が不十分な人の生活や療護看護および財産管理に関する事務を本人と共に成年後見人等が行うことによって，本人の意思や自己決定を尊重しつつ本人を保護するための制度である。Mさんは退院に向けて意欲をみせることができ，退院後の不安を自覚し相談できるだけの力を持っているため，成年後見制度の対象とは思われない。よって**2**は適切ではない。
➡Mさんは「時々夜になると不安が大きくなる」と話している。退院後，不要な入院を避け，できる限り地域で生活するためには，地域定着支援を利用して，不安が大きくなった際にすぐに連絡が取れる体制を整えておくと安心すると思われる。よって**3**は適切だと考えられる。
➡行動援護は障害福祉サービスの1つで，対象者は，知的障害または精神障害により行動上著しい困難を有する者等であって常時介護を要する者で，障害支援区分が区分3以上で，障害支援区分の認定調査項目のうち行動関連項目等（11項目）の合計点数が8点以上（児童にあっては

これに相当する支援の度合）である者である。Mさんがこれに当てはまるとは読み取れない。よって **4** は適切ではない。なお，通院の際の援助については，介護保険では通院等乗降介助，障害福祉サービスでは居宅介護の通院等介助を利用することができる。

➡ 訪問入浴介護は，介護保険の居宅サービスの1つであり，介護者の有無にかかわらず居宅の浴場や地域の入浴施設が利用困難である場合に援助を受けることができる。Mさんは「身の回りや着替えなどに一部介助が必要な状態」ではあるが，看護職員1名と介護職員2名による全身浴が必要な状態であるとは読み取れない。よって **5** は適切ではない。

➡ ところで，精神保健福祉士がクライエントの地域生活支援を行う際は，提供できるサービスを本人のニーズに当てはめるのではなく，本人がすでに持っている資源・力を十分に活用し，また引き出せるように，フォーマル・インフォーマルすべての生活資源・サービスを組み合わせて活用する。そのためには，「本人主体」「本人ニーズ中心」「ストレングス視点」を基本に置いたケアマネジメントを活用して生活支援を行っていきたい。

解答　**3**

(精神保健福祉の理論と相談援助の展開・事例問題2)

次の事例を読んで，**問題52**から**問題54**までについて答えなさい。
〔事　例〕
　Cさん（45歳，男性）は，妻と2人の子ども（高校生と中学生）の4人家族で，これまで順調に働いてきた。1年前に営業部の課長となったCさんは，責任感を持って仕事に取り組んでいたが，部下との関係がうまくいかずに悩んでいた。その後，次第に疲れやすくなり食欲不振と不眠がみられ，表情は乏しく元気がなくなっていった。ある日，仕事でのミスが続き取引先から叱責され，それを契機に朝起きられず出勤できない日が続いた。心配した上司に勧められてV精神科病院を受診したところ，うつ病と診断され，しばらく会社を休むことになった。Cさんと妻は，今後の生活についてV精神科病院のD精神保健福祉士に「学費や住宅ローンもあるし，お父さんがずっと家にいて子どもたちにはどうでしょうか」「休みが続くと会社に戻れなくなるのではないだろうか」と不安そうに相談した。(**問題52**)

　1か月が経過し，復職を焦り始めたCさんは「早く職場に戻りたい」と上司に訴え，元の部署に復帰したが，うつ状態が悪化しては休むことが繰り返された。そのようなCさんに，主治医はデイケアの復職支援プログラムを利用して確実な復職と再発予防に取り組む必要性を説いた。Cさんは休職の手続を取ってデイケア通所を開始し，引き続きD精神保健福祉士が担当になった。Cさんは休まずデイケアに参加し，真面目にプログラムに取り組んだ。次第に体力も回復し他のメンバーと笑顔で会話するようになったが，自分のやり方にこだわりが強く，それを正しいと思い込んで周囲に強いる様子が目立った。D精神保健福祉士は，デイケアのカンファレンスでCさんの現状を伝え，今後の対応を協議した。(**問題53**)

　デイケアを開始して5か月が経過した頃，D精神保健福祉士はCさんと面談し，今後の意向を確認した。Cさんは「デイケアで自分の課題が見えてその対処法も学んできた。そろそろ復職に向けて具体的に進めたい」「休んでいた期間が長かったので通勤が不安だし，前と同じように働けるのかも心配」と答えた。D精神保健福祉士はCさんの意向を踏まえて，今後必要な働きかけを検討した。(**問題54**)

| 問題 52 | 次の記述のうち，この時点のD精神保健福祉士の対応として，**適切なもの**を1つ選びなさい。 |

1 経済的な不安を軽減するため，障害年金の申請手続を説明する。
2 職業の安定を図るため，可能な仕事への転職を検討してもらう。
3 子どもの精神的負担を考え，Cさんに平日の図書館通いを勧める。
4 療養に専念するため，会社の就業規則を確認するよう伝える。
5 復職に備えるため，自宅では積極的に家事を行うよう促す。

解 説

➡ Cさんは，今後の生活や離職への不安，子どもの自分に対する反応など，さまざまな不安を抱えながら，妻と共にD精神保健福祉士のところに相談に来た。D精神保健福祉士は，まずCさんの不安や心配を受け止め，その思いを聴く姿勢を持たなければならない。

➡ Cさんに経済的不安があるとは書かれているが，この時点では，Cさんは障害年金の申請を希望していない。いきなり申請手続きの説明をするのではなく，Cさんの抱える不安を受け止め，その不安を解消する方法を共に考える姿勢がD精神保健福祉士には求められる。よって1は適切ではない。また，障害年金の障害認定日（障害が固定した日）は，初診日から1年6カ月であるため，この時点では，障害認定日に達しておらず，障害年金を申請することもできない。

➡ この時点において，Cさんは「職業の安定を図りたい」とも「転職したい」とも言っていない。クライエントの意向を確認することなく，援助者の方針で進める援助は，クライエントの自己決定を大切にするソーシャルワーカーの援助とはいえない。よって2は適切ではない。また，うつ病の場合，本人が退職や離婚などの重大な決断をすることは禁忌であり，いったん棚上げし，症状が改善した時点で判断してもらう。

➡ Cさんと妻は，Cさんがずっと家にいることに対して子どもたちがどのように感じているか不安を持っている。D精神保健福祉士は，2人の不安な気持ちを受け止めることから始めなければならない。また，うつ病の治療では，十分な休養をとることが不可欠である。子どものために「平日に図書館に通う」という提案は，Cさんに新たな義務を課すこととなり，休養することを妨げることになる。よって3は適切ではない。

➡ 既述のように，うつ病の治療の原則は十分な休養をとることであり，4の「療養に専念する」という部分は正しい。また，Cさんは「会社に戻れなくなる」と不安をこぼしていることからも，その不安を解消するために「就業規則を確認する」ことも不適切とはいえない。その他の選択肢が明らかに不適切であるため，4を適切であるとする。しかし，ソーシャルワーカーの役割は，サービスをクライエントに提供したり，情報を伝えたりすることだけではない。まずはさまざまな思いを有しながらソーシャルワーカーの前に現れたクライエントの思いに対して耳を傾けることが必要である。また，職場によっては，就業規則を確認すること自体が難しいところもあるため，就業規則を確認すること自体が本人の負担になることもある。実際の援助場面では，クライエントを取り囲む状況を十分に把握し，「人と状況の全体性」という視点でアセスメントしていく力がソーシャルワーカーには求められる。

➡ Cさんは，仕事に対しても家族に対しても責任感が強い。また，部下や取引先などの周囲の人の意見を素直に受け止めてしまう傾向があることが事例から読み取れる。そのように責任感が強いCさんに対して家事を行うことを促すことは，新たな義務をD精神保健福祉士が負わせることにつながる。ソーシャルワーカーは，クライエントと協働して援助方針を決定していく。よって5は適切ではない。

解答 **4**

問題 53

次の記述のうち、Cさんの課題を改善するための対応として、**適切なものを1つ**選びなさい。

1 毎日の出来事と所感を書き出して自分の思考や行動を振り返る。
2 オフィスワークプログラムで個別作業の時間を増やす。
3 自律訓練法を活用したプログラムを導入する。
4 元気回復行動プラン（WRAP）への参加を促す。
5 皆勤賞としてメンバーミーティングで表彰する。

解 説

➡ デイケア活動を通じて、Cさんは体力を回復し、笑顔で他のメンバーと会話できるようになった。その一方、自分のやり方を正しいと思い込んで周囲に強いるという課題も明らかとなった。D精神保健福祉士は、Cさんを信頼し、デイケア場面で明らかとなった課題を率直に本人に伝え、課題を克服するための方法を共に考えていく。選択肢1では、「毎日の出来事と所感を書き出す」という方法をあげているが、必ずしもこの方法である必要はない。ソーシャルワーカーは、クライエントと話し合いながら援助の目的や方法などを決定していく。選択肢1は、明らかに不適切であるとはいえないため、適切なものとする。

➡ この時点のCさんの課題は自分のやり方を正しいと思い込んで周囲に強いることである。D精神保健福祉士は、その課題を解決するための方法をCさんと共に考えなければならない。そのため、個別作業の時間を増やして、周囲の人との時間を意図的に少なくし、その課題との直面化を避けるとする選択肢2は不適切である。

➡ 自律訓練法とは、1932年にドイツの神経科医のシュルツ（Schultz, J. H.）によって体系化された精神療法であり、自己暗示による催眠状態によってリラックスした状態を自力で得られるようにしていく。この時点でのCさんの課題は、自分のやり方を正しいと思い込んで周囲に強いることであり、その課題に対して自律訓練法は効果的ではない。よって3は不適切である。

➡ 元気回復行動プラン（以下、WRAP）とは、アメリカの精神障害当事者であるコープランド（Copeland, M. E.）が、精神障害を有する人は、どのように困難な感情や行動に対処し、元気に回復しているかという調査に基づき開発したプログラムである。当事者自身が元気で過ごすための工夫を考え、あらかじめリストを作成する。最善の行動がとれなくなった時に、そのリストを使い、当事者自身で自分をサポートし、アドボカシーする。Cさんが、自分のやり方を正しいと思い込んで周囲に強いることで、他者とのコミュニケーションがうまくいっていないことに自覚的であれば、WRAPの利用が効果的になる可能性もある。しかし、この時点では、自らの課題に自覚的ではないため、その課題に対して効果的な方法ではない。よって4は適切ではない。

➡ デイケアにおけるCさんの目標は、毎日通って「皆勤賞」をとることではない。賞を授与するということは、Cさんの行動に対して正のフィードバックを与え、その行動を強化することにつながる。しかし、休まずにデイケアに通うということは、一方で体調に合わせて休めないということも意味しており、再発のリスクを高めているとも考えられる。よって5は適切ではない。また、Cさんのデイケアにおける目標は、復職して再発予防に取り組むことと考えられ、そのため生活者としての力を身につけることが必要である。Cさんは、デイケア活動を通して「自分のやり方を正しいと思い込んで周囲に強いる」という生活課題を明らかにすることができた。Cさんは、他者にも自分にも必要以上に厳しくなるという自らの傾向を理解し、再発しないための生活（体調に合わせて休暇をとる等）を身につけることが必要である。

解答 1

問題 54 次の記述のうち、D精神保健福祉士の今後の働きかけとして、**適切なもの**を1つ選びなさい。

1 復職のタイミングはCさん自身が決めるよう伝える。
2 他の部署への配置転換を上司に依頼する。
3 次のステップとして就労移行支援事業の利用を勧める。
4 Cさんの病状を社員に周知させるよう会社に助言する。
5 職場の前まで行ってからデイケアに来ることを提案する。

解 説

➡ 自己決定とは、援助方針などの決定をクライエントに丸投げすることではない。クライエントとソーシャルワーカーは、お互いの思いや考えを共有しながら、クライエントの抱える課題を解決するための方法を検討し、その方法を選択していく。選択肢1の復職のタイミングを「Cさん自身が決めるよう伝える」というD精神保健福祉士の態度は、クライエントとの相互主体的関係の放棄ともとれる行動のため、不適切である。

➡ 既述のように、援助方針は、クライエントとソーシャルワーカーの相互主体的関係に基づいて決定される。この事例では、Cさんが他部署への配置転換を望んでいるとは読み取ることはできない。選択肢2は、D精神保健福祉士が一方的なアセスメントに基づき、配置転換を上司に依頼しているため、不適切である。

➡ Cさんは、現在勤務している会社への復職を希望しており、就労移行支援事業の利用を希望していない。援助方針は、クライエントの意向を中心に決定される。クライエントの意向を抜きにして問題点への対応策ばかりに偏った援助方針は、利用者からすれば窮屈な「障害者包囲網」となる可能性がある（佐藤光正「ケアマネジメント」『精神科臨床サービス』8（4）：28、2008）。よって、Cさんの意向でなく、D精神保健福祉士の意向に沿う形で支援を行おうとする3は適切ではない。また就労移行支援事業とは、65歳未満の障害者で、通常の事業所に雇用されることが見込まれる者に対し、必要な相談や訓練の支援を行う事業である。Cさんは、すでに通常の事業所に勤務しており事業の対象ではない。

➡ 事例文からは、Cさんが自らの病状について、他の社員に知ってもらいたいと希望しているようには読み取れない。Cさんの病状という個人のプライバシーを、社員に周知するという形で拡散させるように助言することは、守秘義務を課せられたソーシャルワーカーの行為として適切ではない。よって4は不適切である。

➡ Cさんが「通勤が不安」とこぼしているため、その不安を解消するための方法の1つとして、職場の前まで行くことを提案することは不適切とはいえない。よって5を適切であるとする。ソーシャルワーカーは個別性の原則を意識し、個々のクライエントの希望や状況に合わせた援助方針を相互主体的関係の中で決定していく。

解答 5

(精神保健福祉の理論と相談援助の展開・事例問題3)

次の事例を読んで，**問題55から問題57まで**について答えなさい。

〔事　例〕

　Eさん（15歳，女性）は，中学2年生の夏より不登校傾向が強まっていた。3年生になり，周囲の同級生の間で進学先の話題が増え，三者面談が始まる中で，将来への不安が増大して悲観的に考えるようになった。そして，2学期から全く登校しなくなり，部屋にひきこもるようになった。そこで，W中学校では市の教育委員会に配置されたスクールソーシャルワーカーのF精神保健福祉士の派遣を依頼した。

　F精神保健福祉士はW中学校を訪れ，担任や校長からEさんに関する情報収集を行った。その後，F精神保健福祉士による家庭訪問が始まった。初回の家庭訪問を担任と一緒に行ったが，本人は自室に鍵をかけ出てこなかった。母親との面談から，親子間の会話も少なく，オンラインゲームに熱中し，ゲームへの課金による多額の請求がきていることなどが分かった。また，父親がうつ病で入院していることも分かった。（**問題55**）

　F精神保健福祉士による定期的な訪問や声かけの結果，Eさんと直接会うことができ，日常的な会話もできるようになってきた。Eさんからは，「みんながどう思っているのかな」「学校に行っても何て話しかけたらいいか…」「進学したいけど，どうかな」「アルバイトとかで働けるのかな」などの希望や不安が示された。そこで，F精神保健福祉士は間近に迫る進路決定や卒業などを念頭に入れ，支援を継続した。Eさんは冬休み明けには少しずつ登校もできるようになり，卒業を迎えた。その後Eさんは定時制高校に進学し，まだ時折欠席もあるが，日中は関係機関を利用しながら生活をしている。（**問題56**）

　Eさんに対するF精神保健福祉士の一連の支援が終結し，年度明けにW中学校の職員室において教職員に今回のまとめを報告する機会があった。そこで複数の教職員からメンタルヘルス課題のある生徒への対応や支援で悩みを抱えているとの相談があり，ある提案を行った。（**問題57**）

問題 55 次の記述のうち，この時点でのＦ精神保健福祉士の対応として，**適切なもの**を1つ選びなさい。

1 インターネットの接続を遮断するよう提案する。
2 父親の病状について主治医から説明を受ける。
3 母親へクラスの様子等の情報を提供するよう担任に促す。
4 Ｅさんの部屋の鍵を開けてもらうよう依頼する。
5 親子関係の再構築のための助言をする。

解説

➡ 精神科ソーシャルワーカーは，クライエントに直接会うことのないままに一方的なアセスメントを行い，不当な入院を引き起こしたＹ問題以降，クライエントとの「ここで，今」の「かかわり」を大切にしている。この場面は，Ｅさんに直接会うことができない状況であり，Ｆ精神保健福祉士は「ここで，今」の「かかわり」を強く意識しなければならない。

➡ ソーシャルワーカーは，クライエントの体験した世界を追体験することはできない。しかし，ソーシャルワーカーはクライエントとの「かかわり」を通じて，彼らが体験している世界を知ろうと努めなければならない。Ｅさんは，家族の問題や自らの将来に対して大きな不安を抱えながら生活をしているのではないかと思われる。Ｅさんにとって，インターネットが外部とつながる手段として一定の役割を果たしている可能性も考えられる。この時点でＦ精神保健福祉士は，Ｅさんと会えておらず，彼女にとってのインターネットの意味や役割を理解できていない。Ｅさんの体験している世界を理解しないままに「インターネットの接続を遮断する」提案をすることは，ソーシャルワーカーの援助として適切ではない。よって**1**は不適切である。

➡ 母親は，ＥさんのことでＦ精神保健福祉士に相談しており，父親のうつ病治療について相談しているわけではない。また，父親はＦ精神保健福祉士のクライエントではないため，父親の入院している医療機関もＦ精神保健福祉士に情報を提供する必要もない。Ｆ精神保健福祉士は，まずは相談者である母親の思いを受け止めるとともに，Ｅさんとの「ここで，今」の「かかわり」を築けるように努めなければならない。よって**2**は適切でない。

➡ 担任の教員と母親がコミュニケーションをとり，お互いに話しやすい関係を築けるように促すことは，Ｅさんに対する理解を深めるためにも一定の意味があると考えられる。また，担任が母親に学校での様子を伝えることは通常の教員の業務としてもあると思われるため，不適切な選択肢とはいえない。他の選択肢が明らかに不適切であるため，**3**を適切であるとする。

➡ Ｆ精神保健福祉士は，Ｅさんの「部屋の鍵を開けたくない」という思いを受け止め，その思いを知ろうと努めなければならない。そして，Ｅさんとの対話を続け，彼女自身が部屋の鍵を開けてくれる「時熟」を待つ姿勢がＦ精神保健福祉士には求められる。その努力をしないままに鍵を開けるよう依頼することは，ソーシャルワーカーの援助とはいえない。よって**4**は適切ではない。ただし，危機介入の必要性が考えられる場面では強制的に室内に入らなければならない場合もある。そのような場面では，介入後に「ここで，今」の「かかわり」を続けることが必要である。

➡ 「親子間の会話も少なく」と書かれていることからも，親子関係の再構築の必要性も考えられる。しかし，この時点では，まずは母親の気持ちを受け止める必要がある。援助の開始時点で「親子関係の再構築のための助言」をされることで，母親は，これまでの生活（子育てや夫婦関係など）を否定されたように受け止めるかもしれない。そのように受け止められた場合，その後の援助の継続が難しくなることも想定されるため，この時点の援助としては適切とはいえない。よって**5**は不適切である。

解答　3

> **問題 56**　次のうち，Eさんが利用している関係機関として，**適切なもの**を2つ選びなさい。
> 1　地域若者サポートステーション
> 2　訪問看護ステーション
> 3　地域活動支援センター
> 4　ひきこもり地域支援センター
> 5　地域障害者職業センター

解　説

→ ソーシャルワーカーは，「地域は資源のオアシス」であるとのストレングス視点に基づき，福祉の制度やサービスだけでなく，地域にある多様な社会資源を発見し，クライエントと共に活用していかなければならない。すぐに専門的な社会資源の利用を考えるのは，ソーシャルワーカーの欠陥モデルの表れであり，注意しなければならない。

→ 地域若者サポートステーションとは，働くことに悩みを抱えている15歳～39歳までの若者に対し，キャリア・コンサルタントなどによる専門的な相談，コミュニケーション訓練などによるステップアップ，協力企業への就労体験などにより，就労に向けた支援を行う機関である。事例文を読むだけでは適切な機関であるのか判断がつかないが，不適切な機関であるとは言い切れない。よって1は適切であるとする。

→ 訪問看護ステーションは，訪問看護を行う医療機関であるため，原則として主治医の指示箋が必要である。事例文にはEさんが受診しているとの記載はない。よって2を不適切であるとする。ただし，生活保護の自立支援プログラムにおける健康管理支援員の事業を受託している訪問看護ステーションでは，被保護者世帯の不登校児童への訪問を行っている場合もある。

→ 地域活動支援センターとは，市町村が施設利用の必要を認めた者を対象に日中活動の場として，創作的活動，生産活動の機会の提供，社会との交流等を行う障害者総合支援法に基づく障害福祉サービスの1つである。事例文からは，Eさんが障害福祉サービスを利用する障害を有しているとは読み取れない。よって3を不適切であるとする。

→ ひきこもり地域支援センターとは，ひきこもり（さまざまな要因の結果として，社会的参加を回避し，原則的には6カ月以上にわたっておおむね家庭にとどまり続けている状態）に特化した専門的な第一次相談窓口であり，都道府県，指定都市に設置される。社会福祉士，精神保健福祉士，臨床心理士等の資格を有するひきこもり支援コーディネーターを中心に，電話，通所，訪問などによる相談を受けるとともに，地域における関係機関とのネットワークの構築や，ひきこもり対策にとって必要な情報を広く提供するといった地域におけるひきこもり支援の拠点としての役割を担う機関である。ひきこもり地域支援センターは，Eさんが希望すれば利用可能な機関であり，4を適切であるとする。

→ 地域障害者職業センターとは，障害者に対する専門的な職業リハビリテーションサービス，事業主に対する障害者の雇用管理に関する相談・援助，地域の関係機関に対する助言・援助を実施する機関である。事例文からは，Eさんが障害福祉サービスを利用する障害を有しているとは読み取れない。よって5は不適切である。

解答　1，4

問題 57 次のうち，この時点でF精神保健福祉士が提案した内容として，**適切なもの**を1つ選びなさい。

1 特別支援学校の紹介
2 児童相談所への迅速な通告
3 教職員間における情報の共有
4 Eさんの体験発表会の開催
5 障害福祉サービスの説明会の実施

解説

→ ソーシャルワーカーとして援助を行う場合，教職員がメンタルヘルス課題を抱える生徒への対応や支援で悩みを抱えている状況を理解し，まずはその悩みを受け止めることが必要である。事例には個別性があり，一律に効果的な援助があるわけではない。教員が一人ひとりの生徒と向き合えるように援助していかなければならない。

→ 特別支援学校の利用が必要な生徒もいるかもしれないが，この時点でF精神保健福祉士が「特別支援学校の紹介」を行うことで，悩みを抱えている教員が，藁にもすがる気持で特別支援学校にすべてを丸投げするリスクも想定される。よって1は不適切である。

→ 児童福祉法では，通告義務について次のように規定している。「要保護児童を発見した者は，これを市町村，都道府県の設置する福祉事務所若しくは児童相談所又は児童委員を介して市町村，都道府県の設置する福祉事務所若しくは児童相談所に通告しなければならない」（第25条）。要保護児童とは，「保護者のない児童又は保護者に監護させることが不適当であると認められる児童」（第6条の3第8項）と規定されている。生徒のメンタルヘルス課題の背景に虐待がある場合など，児童相談所へ通告することにより効果的な支援を行える場合もある。しかし，メンタルヘルス課題を抱える生徒のすべてが児童相談所への通告対象ではない。よって2は不適切である。

→ この学校では，複数の教職員がメンタルヘルス課題を抱える生徒への対応について悩んでいる。教職員同士で生徒に対する悩みを分かち合うことで，カタルシス効果が生まれるとともに，お互いが有している知識や技術も共有し，助言し合うことで，メンタルヘルス課題を抱える生徒への教育の質を高めることができる。また，同様の課題が複数の教職員から出た場合は，その課題への対応の仕方をスクールソーシャルワーカーや教育委員会へ相談することで，個別支援にとどまらない制度的支援の必要性を提言することにもつながる。よって3は適切である。

→ Eさんが体験発表をしたい，もしくは発表してもいいと言っているとは，事例文から読み取れない。精神保健福祉士は，職務の遂行にあたり，クライエントの利益を最優先し，自己の利益のためにその地位を利用してはならない（公益社団法人日本精神保健福祉士協会倫理綱領倫理原則）。よって4は不適切である。ただし，発表会の趣旨をEさんに説明し，本人が同意した場合，当事者であるEさんの語りを聴くことで，教職員も生徒の気持ちに思いを馳せるようになるなど一定の効果があると考えられる。また，Eさん自身も発表という体験を通して，自らの経験を振り返り，肯定的に人生のストーリーを再構成する効果も期待できる。

→ 障害福祉サービスの利用が必要な生徒もいるかもしれないが，障害福祉サービスの利用の支援を行うのは教職員ではない。教職員に障害福祉サービスの紹介をするのではなく，どのようなことで教職員が悩んでいるのか，その悩みに耳を傾けるのがソーシャルワーカーとしてのF精神保健福祉士の姿勢である。よって5は適切ではない。

解答 **3**

(精神保健福祉の理論と相談援助の展開・事例問題 4)

次の事例を読んで，**問題 58 から問題 60 まで**について答えなさい。

〔事　例〕

　Gさん（30歳，女性）は18歳で統合失調症を発症し，入院を経験しながらも，25歳で農業大学校を卒業して，父親が代表を務める農業法人でいちご加工部門を担当している。受診は継続し，時には周りのことや対人関係が気になることもあるが，自分で対処できるようになってきた。

　受診先のH精神保健福祉士はGさんの初診時から何かと相談に乗っていた。3年前に「仕事そのものには自信がついてきたけれど，商談や仕事関係の会合はやはり疲れる。どこか引け目を感じ，病気のせいかなとか思ってしまう」と相談された際は，交流を目的に発足したばかりの当事者活動グループを紹介した。**（問題 58）**

　Gさんは当事者活動の中で，精神保健ボランティア講座の企画・実施に加わり，自分の体験談を話す機会を得てから，次第にグループの中心メンバーになっていった。「メンバーが増えない。活動への参加者が減ってきて，いつも同じメンバーしか参加しない」などグループ活動の悩みを相談されたH精神保健福祉士は，社会福祉専門職団体の連絡会でも当事者活動の支援が課題となっていたこともあり，Gさんと話合いを重ねた。その中から，様々な当事者活動の交流会を開催したらどうかというアイデアが生まれ，昨年春にはいくつかの当事者活動グループに社会福祉専門職団体が協力して当事者活動交流会を開催した。**（問題 59）**

　交流会の実行委員を務めたGさんは，そこで難病家族会のメンバーJさんと知り合った。Jさんは農学部出身ということもあって話が合い，交際が始まり，最近婚約した。Jさんの横で「また調子を崩すんじゃないかと不安はある。自分を大切にして，これからもチャレンジしていきたい。もうひとりじゃないし」とH精神保健福祉士に語るGさん。その場でGさんとJさんから，障害者が中心となって障害者だけでなく地域にも貢献できる新しい活動を始めたいという夢がH精神保健福祉士に語られた。そこでH精神保健福祉士は，各地の情報や経験を集めながら何が自分たちの暮らしや地域に役立つのか，ゆっくりと一緒に考えていこうと提案し，二人も頷いた。**（問題 60）**

問題 58 次の記述のうち，この時点でＨ精神保健福祉士が行ったＧさんへの支援の目的として，**適切なもの**を１つ選びなさい。

1　コミュニケーションスキルを身につける。
2　対人緊張への対処法を学ぶ。
3　別の働きやすい職場を創り出す。
4　自信を取り戻す機会を提供する。
5　グループをまとめる力を獲得する。

解説

→ 本事例は，精神保健福祉士が，統合失調症という病を抱える人と，地域に住まう一市民として向き合い，その人が障害を持つ人という枠を超えて，地域社会の一員として貢献し自己実現できるように，長期にわたって地域生活を支える支援のあり方について記述している。本設問を解くためには，当事者グループの機能やソーシャルネットワークの目的等，地域の社会資源に関する基礎的知識を理解しておく必要がある。

→ 当事者活動グループとはセルフヘルプ活動とも呼ばれ，共通の悩みを抱える個人や家族が，当事者として，専門家による直接的かつ継続的な介入によらず，自らの力で課題を解決していくことを志向する集団活動である。その主な機能として，①社会的孤立から解放する，②集団に交わり，受容や自己の振り返りを通じて自己肯定感を取り戻す，③エンパワメント，④専門職主導に基づく対人援助に対して疑問を投げかけ，援助のあり方を再構築する，⑤社会に存在する差別やスティグマの払拭，がある。セルフヘルプ活動については，『精神保健福祉におけるリハビリテーション』（へるす出版）の第６章Ⅱ「仲間による地域生活支援」を参照されたい。

→ 問題58の時点でのＧさんの状態としては，「仕事そのものには自信がついてきた…」と記述があり，病状は安定し日常的な仕事を遂行できる作業能力も基礎的なコミュニケーションスキルも習得していると考えられる。現時点で，コミュニケーションスキルを習得することが，当事者グループ参加への主たる目的とは考えにくい。よって１は適切ではない。

→ 現時点でのＧさんの悩みは，「商談や仕事関係の会合は疲れる」と記述されている。その理由は，統合失調症を患っていることに対する引け目がある，とＧさんは理解している。選択肢２の対人緊張の対処法を学ぶことも，婉曲的には課題解決につながっていくとは考えられるが，Ｇさんが実感している課題に直接アプローチする支援ではない。よって２は適切ではない。

→ Ｇさんは別の職場に異動したいという希望は持っていない。よって３は適切ではない。

→ Ｇさんは，仕事での疲労感の原因を，統合失調症を患っていることで，商談相手や会合出席者に引け目を感じることであると理解している。Ｇさんと同じように，心の病を持っている人と交流することによって，自省し，また他者から受容され，一個人としての自信を取り戻す機会を提供することが，現時点でのＧさんにとって最も必要な支援となる。よって４は適切である。

→ 現時点で，Ｇさんはグループをまとめたいというニーズを持っているとは，事例からは読み取れない。よって５は不適切である。

解答　4

問題 59 次のうち，この時点でH精神保健福祉士が行った支援として，**正しいものを1つ**選びなさい。

1 グループワーク
2 リフレーミング
3 コラボレーション
4 ソーシャルサポートネットワーク
5 アドボカシー

解説

➡ 問題59では，当事者グループの中で中心的役割を担うようになったGさんの，当事者活動をより活性化したいというニーズに対して，専門家であるH精神保健福祉士がどう支援すべきかを問うている。本設問を解くためには，社会福祉の分野で用いられる専門用語に関する語句理解，ソーシャルネットワーキングの機能に関する理解が必要になる。用語に関する理解には，『精神保健福祉相談援助技術の基盤』(へるす出版)の第2章「ソーシャルワークの定義と構成要素」等が参考になる。

➡ グループワークとは，共通性を持った人たちで小集団を形成し，その集団の中で発生するグループダイナミクス(集団内における複雑に錯綜する相互作用)を用いて，個人の成長や課題解決を促すことを目的とした援助技術の一形態である。事例では，H精神保健福祉士は，「Gさんと話し合った結果，当事者活動の交流会の開催というアイディアが生まれた」とあり，集団を用いたグループワークを行ったとは読み取れない。よって1は誤りである。

➡ リフレーミングとは，相手の言葉を受け，その内容を肯定的視点から見直し言い換えることによって，否定的認識を肯定な方向に転換することを目的とした面接技法である。現時点でH精神保健福祉士が行った主たる支援ではないことから，2は誤りである。

➡ コラボレーションとは，保健福祉分野で統一された見解を持つ概念ではないが，おおむね，2人以上の専門家やサービス利用者の間で，対等な関係性に基づき，互いに協働すること，と理解されている。本事例において，H精神保健福祉士は，Gさんの良き相談相手として対等な関係性を築いている。また，「当事者活動をどうしたら活発化できるか」というお互いに共通する課題に対して，協働(コラボレート)して取り組んだ結果「当事者活動の交流会開催」という解決策を導き出している。よって3は正しい。

➡ ソーシャルサポートネットワークとは，地域社会の中に点在する社会資源を有機的に結びつけ，利用者が地域社会の一員として暮らしていくために必要なサポートのネットワークを網目状に形成していく方法である。事例では，いくつかの当事者活動グループに社会福祉専門職団体が協力して交流会を開催したが，これはH精神保健福祉士が，Gさんを取り巻くさまざまな社会資源を網目状にネットワーク化しGさん個人を支援する体制を構築することを目的とした支援であったとは読み取れない。よって4は誤りである。

➡ アドボカシーとは，社会の中で偏見や差別の対象となっている人たちを，当事者の立場から理解し，そのニーズを代弁することによって，偏見や差別をなくすことができるよう社会自体の変革を促していくことである。事例では，H精神保健福祉士は，Gさんのニーズを代弁してはいない。よって5は誤りである。

解答 3

問題 60 次のうち，GさんJさんたちとH精神保健福祉士の関係として，**正しいもの**を1つ選びなさい。

1 リーダーシップ
2 フォロワーシップ
3 メンバーシップ
4 シチズンシップ
5 パートナーシップ

解 説

➡ 問題60では，障害を持つGさん，その婚約者であり難病を抱える人の家族であるJさんと，H精神保健福祉士の関係性についての理解を問うている。精神保健福祉の相談援助を実践するにおいて，専門家である精神保健福祉士と当事者との関係性は，支援の根幹であり，支援そのもののあり方を左右する。従来の専門職による保護・支配的なパターナリスティックな関係から，相互が対等な関係であると認識し協力するパートナーシップへ，という福祉における当事者と専門職の関係性の概念の転換を理解しておく必要がある。

➡ リーダーとは，広義で，統率力を持つ指導者を意味する。リーダーシップとは，組織において統率力を用いて組織に属する集団を率いていく影響力であるが，H精神保健福祉士とGさん，Jさんとの間には「指導する者，指導される者」という関係は成り立っていない。よって1は誤りである。

➡ フォロワーとは，組織においてリーダーを補佐する役割を意味する。フォロワーシップとは，指導者であるリーダーとそれを補助するフォロワーの相互補完的関係を指す用語である。H精神保健福祉士とGさん，Jさんは対等な関係にあり，導く者・補佐する者という関係性ではないことから，2は誤りである。

➡ メンバーシップとは，組織において役割を持ち目的を遂行することが求められる，成員性を意味する。事例からは，H精神保健福祉士とGさんが同じ組織に所属しているメンバーであるとは読み取れない。よって3は誤りである。

➡ シチズンシップとは，地域社会における一市民として，個人に課された義務を果たし，権利を尊重されながら，他者と積極的にかかわろうとする資質とされる（参考：「シティズンシップ教育と経済社会での人々の活躍についての研究会報告書」平成18年3月経済産業省）。本事例におけるH精神保健福祉士と，GさんJさんとの関係性の記述としては正しくない。よって4は誤りである。

➡ パートナーシップとは，専門家との対等な関係性を意味する。精神保健福祉士協会においても，パートナーシップは，精神保健福祉士が特に重要視すべき視点であると定めている（公益社団法人日本精神保健福祉士協会『精神保健福祉士業務指針及び業務分類　第二版』2014）。精神保健福祉士は，心の病を持つ人を，単に援助の対象と考えるのではなく，主体的に課題を解決できる存在であると認識する。そして，対等な関係，すなわちパートナーシップを築きながら，その人が自分らしい人生を積極的に歩むことができるよう支援するのである。GさんJさんH精神保健福祉士の関係性は，まさにパートナーシップにより結ばれている。よって5は正しい。

解答　5

精神保健福祉に関する制度とサービス

[第18回]

出題傾向と対策

○『精神保健福祉に関する制度とサービス』では，精神保健福祉士が，精神障害者が抱える生活課題に向き合い相談援助を行ううえで必要な，クライエントの生活のニーズに対応する制度・サービスについての基礎的な知識が求められる。つまり，ソーシャルワーク実践に不可欠な，基本となる精神障害者の人権にかかわる法制度や福祉サービスについての幅広い理解が要求されるのである。

○大項目1「精神保健及び精神障害者福祉に関する法律」からは，精神障害者保健福祉手帳（問題62），法・制度の変遷（問題70，72），入院形態（問題71）が出題された。

○大項目2「精神障害者の福祉制度の概要と福祉サービス」からは，障害支援区分の認定（問題61），基幹相談支援センターの目的と役割（問題63）が出題された。今後は協議会の設置目的やその役割なども出題されるであろう。

○大項目3「精神障害者に関連する社会保障制度の概要」からは，精神障害者に対する経済的負担の軽減（問題62）について出題された。知的障害者（療育手帳）・身体障害者手帳の内容も理解しておく必要があろう。

○大項目4「相談援助に係わる組織，団体，関係機関及び専門職や地域住民との協働」からは，人的資源に関する事例問題（問題64）が出題された。

○大項目5「更生保護制度の概要と精神保健福祉との関係」からは，更生保護制度とその担い手について（問題65）が出題された。社会において適切な処遇を行うことにより，再犯を防ぎまた非行をなくし改善更生することを助ける目的などは必ず出題される項目となる。

○大項目7「医療観察法の概要」からは，指定入院医療機関への入院から退院および社会復帰への支援（問題66），処遇改善請求（問題67），が出題された。今後，精神保健福祉士の役割や社会復帰調整官の業務なども含まれて出題されるであろう。

○大項目8「医療保護観察法における精神保健福祉士の専門性と役割」からは，精神保健参与員（問題68）について出題された。

○大項目9「社会資源の調整・開発に係わる社会調査の意義，目的，倫理，方法及び活用」からは，社会調査における倫理的配慮（問題69）が出題された。

[長坂　和則]

問題 61

障害支援区分の認定に関する次の記述のうち、**正しいものを1つ選びなさい**。

1 2次判定はコンピューターソフトを用いて行われる。
2 障害支援区分は5段階で認定される。
3 介護給付費を受ける場合は認定が必要となる。
4 認定の審査会は原則として都道府県に置かれている。
5 心身の状態を総合的に判定する。

解説

→ 障害支援区分の認定による手続きにおいては、市町村はサービス利用の申請を受けると、認定調査員が障害者本人と面接し、3障害共通の認定調査項目（80項目）について調査が実施される。認定調査員による認定調査結果と医師の意見書（24項目）に基づいて、1次判定がコンピューターを用いてなされる。2次判定は、1次判定の結果と特記事項や医師の意見書（1次判定で評価した項目を除く）などを資料に市町村審査会が審査判定を行う。コンピューターソフトが用いられるのは1次判定においてである。よって**1**は誤りである。

→ 障害支援区分は、判定により該当しない場合には非該当となる。該当する場合には区分1から区分6まで障害支援区分の判定がなされる。よって**2**は誤りである。

→ 介護給付費を受ける場合は、障害支援区分の判定によって、上記で解説したプロセスを経て認定が必要となる。よって**3**は正しい。

→ 障害者総合支援法における認定の審査会は、原則として市町村審査会として置かれる。よって**4**は誤りである。

→ 2006（平成18）年4月に施行された障害者自立支援法では、障害福祉サービスの必要性を明らかにするために障害者の心身の状態を総合的に表す「障害程度区分」が設けられたが、特に知的障害者や精神障害者について、コンピューターによる1次判定で低く判定される傾向があり、市町村審査会による2次判定で引き上げられている割合が高く、その特性を反映できていないのではないかといった課題が指摘されていた。そのため、2012（平成24）年6月に成立した障害者総合支援法において、名称が「障害支援区分」に改められ、定義は「障害者等の障害の多様な特性その他心身の状態に応じて必要とされる標準的な支援の度合を総合的に示すもの」とされた。よって**5**は誤りである。

解答　3

問題 62 次のうち，精神障害者保健福祉手帳2級を取得していることによって，経済的負担を軽減できる制度として，**正しいもの**を1つ選びなさい。

1　JR旅客運賃の割引
2　所得税の障害者控除
3　有料道路（高速自動車国道）の通行料金の割引
4　贈与税の非課税
5　自動車取得税の減免

解　説

➡「JR旅客運賃の割引」「航空運賃の割引」「有料道路（高速自動車国道）の通行料金の割引」は，身体障害者および知的障害者を対象に適用されている。精神障害者はその範囲とはされていない。よって**1**と**3**は誤りである。

➡納税者本人または控除対象配偶者，扶養親族が所得税法上の障害者に当てはまる場合には，年間総収入額から一定所得控除を受けることができる。控除できる金額は障害者1人について27万円（精神障害者保健福祉手帳2級・3級所持者）であり，特別障害者（精神障害者保健福祉手帳1級所持者）に該当する場合は40万円とされる。また，控除対象配偶者または扶養親族が特別障害者で，納税者またはその配偶者もしくは納税者と生計を一にする親族のいずれかと常に同居している場合は，障害者控除として1人当たり75万円が所得金額から差し引かれる。よって**2**は正しい。

➡贈与税に関しては，特定障害者（特別障害者または特別障害者以外で精神上の障害により事理を弁識する能力を欠く常況にあるなど，一定の要件に当てはまる人）の生活の安定を図ることを目的に，その親族等が金銭等の財産を信託銀行等に信託（特定贈与信託）すると，特別障害者については6,000万円，特別障害者以外の特定障害者については3,000万円を限度として贈与税が非課税となる。特定障害者の要件にすべての精神障害者保健福祉手帳2級所持者が該当するわけではないため，**4**は誤りである。なお，この適用を受けるためには，財産を信託する際に「障害者非課税信託申告書」を，信託銀行等を通じて税務署長に提出する。また，財産を贈与する際に信託銀行との間で，財産運用や医療費等の必要経費の支払いを内容とする「特定障害者扶養信託契約」を結ぶことが要件となる。

➡自動車取得税の減免（自動車税・軽自動車税）については，精神障害者保健福祉手帳1級の所持者または，生計を一にする者が所有，運転する場合，申請により税金が免除される。よって**5**は誤りである。

解答　**2**

問題 63

次の記述のうち、「障害者総合支援法」に基づく精神障害者に対する基幹相談支援センターの役割として、**正しいもの**を**2つ**選びなさい。

1 保健所、市町村、関係機関に対する技術援助に取り組む。
2 精神障害者の地域での相談支援体制の強化に取り組む。
3 精神科病院への地域移行に向けた普及啓発に取り組む。
4 住民の精神的健康の保持増進に取り組む。
5 精神科救急医療体制の整備に取り組む。

（注）「障害者総合支援法」とは、「障害者の日常生活及び社会生活を総合的に支援するための法律」のことである。

解説

➡ 基幹相談支援センターは、地域における相談支援の中核的な役割を担う機関として、相談支援に関する業務を総合的に行うことを目的とする施設である。市町村または市町村から委託を受けた社会福祉法人、NPO法人等が設置することができる。設置するかどうかは市町村が任意に定める。

➡ 基幹相談支援センターは、身体・知的・精神障害者の相談支援に関する業務のほか、障害者虐待防止およびその早期発見のための関係機関との連絡調整、成年後見制度利用支援事業を必須事業とする障害者の権利擁護のために必要な支援などを行うものであり、保健所、市町村、関係機関に対する技術援助を目的としたものではない。よって1は誤りである。

➡ 精神障害者の地域での相談支援体制の強化に取り組むことは、まさに地域における相談支援の中核的な役割を担う機関としての基幹相談支援センターの役割である。よって2は正しい。

➡ 地域移行や地域定着を促進するため、精神科病院や障害者支援施設へ働きかけることや普及啓発活動は、基幹相談支援センターの役割である。よって3は正しい。

➡ 基幹相談支援センターは、身体障害者・知的障害者・精神障害者を対象とした相談支援を業務としており、住民の精神的健康の保持増進に取り組むことを対象とはしていない。よって4は誤りである。

➡ 基幹相談支援センターの業務は、主として相談支援事業ならびに成年後見制度利用支援事業であり、精神科救急医療体制の整備に取り組むものではない。よって5は誤りである。なお、精神科救急医療体制の整備については、都道府県の努力義務として精神保健福祉法に明記されている。

解答　2、3

問題64 Kさん（38歳，女性）は，入退院を繰り返す中で，すっかり退院への自信もその後の生活への希望も失っていた。その時，一足先に退院したLさん（40歳，女性）が通院の度に声をかけてくれ，新たに始めたアパートでの生活について楽しそうに話してくれた。その後，Kさんも退院と同時に一人暮らしを始めた。地域での生活に慣れてきたKさんは，Lさんのように，同じ病気を有する人の役に立ちたいと思い，通院先で担当のM精神保健福祉士にそのことを話すと，P市があるスタッフを探していると教えてくれた。そのスタッフとは，退院に不安を持つ入院中の人を訪ねて，同じ経験を持つ人の立場から，退院に前向きな気持ちになれるように支援するものであった。

次のうち，そのスタッフにふさわしい名称として，**適切なもの**を1つ選びなさい。

1　ジョブコーチ
2　ゲートキーパー
3　ケアワーカー
4　スーパーバイザー
5　ピアサポーター

解　説

➡ 退院に不安を持つ人に対して，同じ経験を持つ人の立場から退院への気持ちになれるよう支援するスタッフの名称についての設問である。

➡ ジョブコーチ（職場適応援助者）とは，直接職場に出向いて仕事の進め方やコミュニケーションなどの職場で生じるさまざまな課題の改善を図るための支援を行う者である。事例のスタッフには当てはまらないため，1は適切ではない。

➡ ゲートキーパーとは，自殺の危険を示すサインに気づき適切な対応を図る人を意味する。事例のスタッフには当てはまらないため，2は適切ではない。

➡ ケアワーカーとは，介護福祉士もしくは介護スタッフのことである。事例のスタッフには当てはまらないため，3は適切ではない。

➡ スーパーバイザーとは，スーパービジョンにおいて経験の浅いソーシャルワーカーであるスーパーバイジーを教育訓練する熟練した指導者のことである。事例のスタッフには当てはまらないため，4は適切ではない。

➡ ピアサポーターは，当事者スタッフ，ピアスタッフとも呼ばれる。精神疾患を患った自らの経験を生かして，仲間（ピア）としてサポートする者である。これは事例のスタッフに当てはまる。よって5は適切である。

解答　5

問題 65 更生保護制度に関する次の記述のうち，**正しいもの**を1つ選びなさい。

1 更生保護施設は，保護観察対象者等のための通所施設である。
2 BBS会は，更生保護女性会の略称である。
3 保護観察官の任期は，2年であるが再任可能である。
4 協力雇用主の業種は，サービス業が約半数を占める。
5 保護司は，非常勤の国家公務員である。

解説

➡更生保護施設は刑務所出所者や保護観察を受けている人などのうち，住居や身寄りがないなどの理由ですぐには自立更生が困難な人に対して，一定期間宿泊場所や食事を提供し，就職指導や社会適応のために必要な相談・指導などを行う施設である。つまり，保護観察対象者等のための通所施設ではないため，**1**は誤りである。

➡BBS会（Big Brothers and Sisters Movement）は，兄や姉のような身近な存在として，少年たちとレクリエーション活動をしたり，悩みの相談にのったり，学習支援を行うなど同じ目の高さで接しながら，少年たちが健やかに成長するための支援をする青年ボランティア団体である。一方，更生保護女性会は，犯罪や非行のない明るい地域社会の実現に寄与することを目的として，犯罪予防活動と犯罪をした人や非行のある少年の更生支援活動を行うボランティア団体である。BBS会は更生保護女性会の略称ではない。よって**2**は誤りである。

➡保護観察官は，更生保護法第31条第2項に「保護観察官は，医学，心理学，教育学，社会学その他の更生保護に関する専門的知識に基づき，保護観察，調査，生活環境の調整その他の犯罪をした者及び非行のある少年の更生保護並びに犯罪の予防に関する事務に従事する」と規定されている。保護観察官の身分は国家公務員であり，2年の任期というものはない。保護観察官になるには，国家試験に合格し法務事務官として採用された後，一定の期間，更生保護行政を幅広く理解するための仕事を経験することが必要である。2年の任期は，後述の保護司に関する規定となる。よって**3**は誤りである。

➡協力雇用主とは，保護観察対象者や更生緊急保護の対象者を積極的に雇用することで，その改善更生を援助する民間の篤志事業家である。協力雇用主の2014（平成26）年4月1日現在の状況を業種別にみると，建設業48％，サービス業15％，製造業14％となっている（出典：法務省・厚生労働省パンフレット）。よって**4**は誤りである。

➡保護司の身分は，法務大臣から委託される非常勤の国家公務員であり，無給のボランティアとなる。保護司法の第1条によれば「保護司は，社会奉仕の精神をもって，犯罪をした者及び非行のある少年の改善更生を助けるとともに，犯罪の予防のため世論の啓発に努め，もって地域社会の浄化をはかり，個人及び公共の福祉に寄与することを，その使命とする」とされている。任期は2年であり，再任は妨げない。資格要件として，社会的信望，熱意と時間的余裕，生活の安定，健康であること，これに成年被後見人・被保佐人などの欠格条項と合わせてその条件となっている。よって**5**は正しい。

解答 **5**

問題 66

「医療観察法」に関する次の記述のうち、**正しいものを1つ**選びなさい。

1　指定入院医療機関は、都道府県知事により指定される。
2　入院先は、指定入院医療機関の中から付添人が決定する。
3　指定医療機関の管理者は、地方裁判所の長と連携を図り、社会復帰に関する相談、援助などを行う。
4　入院患者の外出、外泊は、外部評価会議の承認が必要である。
5　指定入院医療機関の管理者の申請による退院は、地方裁判所の審判により決定する。

(注)「医療観察法」とは、「心神喪失等の状態で重大な他害行為を行った者の医療及び観察等に関する法律」のことである。

解説

➡裁判によって入院の決定を受けた対象者は、一定の基準に適合する国・都道府県または特定(地方)独立行政法人が開設する指定入院医療機関で入院治療を受けなければならない。また、入院によらない医療(通院医療)の決定を受けた対象者は、指定通院医療機関で医療を受けなければならない。医療費は全額国費となる。指定医療機関の指定は、都道府県知事ではなく、厚生労働大臣が行う。よって1は誤りである。

➡指定入院医療機関の中から入院先を決定するのは、地方裁判所である。地方裁判所において裁判官と精神保健審判員からなる合議体で、医療的な判断と法的な判断から決定される。よって2は誤りである。なお、当初審判では処遇に関して対象者の人権を擁護する役割を持つ付添人(弁護士)を必ずつけることとされている。

➡指定医療機関の管理者は、「社会復帰の促進を図るため、その者の相談に応じ、その者に必要な援助を行い、並びにその保護者及び精神障害者の医療、保健又は福祉に関する機関との連絡調整を行うように努めなければならない。この場合において、指定医療機関の管理者は、保護観察所の長と連携を図らなければならない」と規定されている(第91条)。よって3は誤りである。保護観察所の社会復帰調整官は、精神障害者の保健および福祉等に関する専門的知識に基づき、対象者の社会復帰を促進するため、生活環境の調査、生活環境の調整、精神保健観察等の業務に従事する。

➡入院対象者の治療は、入院処遇のステージと分類がなされている。急性期(3カ月)治療計画の策定、回復期(9カ月)退院後の生活環境調整、社会復帰期(6カ月)処遇の実施計画(案)の策定や退院許可の申立てとなる3段階に分類されている。指定入院医療機関に入院中の患者の外出や外泊は、回復期と社会復帰期において病状の安定により、院内散歩や院外外出が可能となる。外部評価会議は、医療観察法病棟全体の運営状況や治療内容に関する情報公開を行い、病棟運営の透明化を確保するため年に2回程度開催されるものである。つまり、直接の関連はない。よって4は誤りである。

➡入院中、指定入院医療機関または本人等からの申立てにより、入院による医療の必要性がないと認められた時は、裁判所により退院許可決定となる。入院を継続する場合においても少なくとも6カ月に1回はその要否について裁判所が判断することとなっている。退院決定または通院決定を受けた対象者については「指定通院医療機関」において、必要な医療を受けることになる。よって5は正しい。

解答　5

問題 67

次のうち、「医療観察法」の指定入院医療機関に入院している者又はその保護者による処遇改善の請求先として、**正しいものを1つ**選びなさい。

1　厚生労働大臣
2　法務大臣
3　都道府県知事
4　地方裁判所長
5　保護観察所長

解説

➡ 医療観察法は、心神喪失または心神耗弱の状態で重大な他害行為を行った者に対し、その適切な処遇を決定するための手続き等を定めることにより、継続的かつ適切な医療ならびにその確保のために必要な観察および指導を行うことによって、その病状の改善およびこれに伴う同様の行為の再発の防止を図り、もってその社会復帰を促進することを目的として（医療観察法第1条第1項）、2005（平成17）年に施行された。
➡ 医療観察法では、心神喪失または心神耗弱状態で重大な他害行為が行われてからの処遇の申立て、審判、入院医療、地域処遇の手続きと関係機関の役割等について定められている。
➡ 医療観察法において厚生労働大臣の委託を受けて入院による医療を提供するのが、指定入院医療機関である。
➡ 精神保健及び精神障害者福祉に関する法律（精神保健福祉法）における保護者制度は、2013（平成25）年6月の法改正で廃止されたが、医療観察法では存続している。
➡ 医療観察法第95条に、「指定入院医療機関に入院している者又はその保護者は、厚生労働省令で定めるところにより、厚生労働大臣に対し、指定入院医療機関の管理者に対して当該入院している者の処遇の改善のために必要な措置を採ることを命ずることを求めることができる」とされている。よって正しいものは1である。

解答　1

問題 68

次のうち、精神保健参与員を指定する機関として、**正しいもの**を 1 つ選びなさい。

1. 検察庁
2. 精神保健福祉センター
3. 保健所
4. 地方裁判所
5. 保護観察所

解説

→ 精神保健参与員は、審判において裁判官と精神保健審判員が行う対象者の処遇決定に対し、精神保健福祉の専門的知見から必要な意見を述べることが求められる。

→ 厚生労働大臣は、毎年、地方裁判所ごとに、精神保健福祉士その他の精神障害者の保健および福祉に関する専門的知識および技術を有する者の名簿（精神保健参与員候補者名簿）を作成し、当該地方裁判所に送付する（医療観察法第15条第2項）。

→ 精神保健参与員候補者名簿の記載要件は、次の①および②のいずれにも該当する者のうち、本人の同意を得たものである。
　①名簿を送付する際、現に精神保健福祉士である者
　②次のイまたはロのいずれかに該当する者
　　イ　精神保健福祉士として登録を受けて相談援助の業務に従事している期間が5年以上である者であって、「精神保健判定医等養成研修会の課程」を修了した者
　　ロ　精神保健参与員として審判に関与した経験のある者。
　そのほか、上記①および②のいずれにも該当する者と同等以上の専門的知識および技術を有する者について、本人の同意を得て記載することができる。

→ 地方裁判所は、精神保健参与員候補者名簿の中から、事件ごとに精神保健参与員を指定する（医療観察法第15条第1項）。よって正しいものは **4** である。

解答　4

問題 69

Q市には「障害者総合支援法」に基づく協議会があり，相談支援に関する専門部会を設置している。その会議で，Q市で生活している精神障害者が週末に集える場を新たに作る必要があるとの意見が出された。そこで，市内の関係する事業所の利用者を対象とする質問紙調査を実施することになった。

次の記述のうち，調査の倫理的配慮として，**正しいもの**を 1 つ選びなさい。

1 調査の依頼文書に，Q市で生活している精神障害者のニーズを把握し，社会資源開発に活用するなどの調査目的を記載する。
2 匿名性を確保するため，調査票に回答者のイニシャルを記入してもらう。
3 関係機関に対し，調査に関する相談があったときには，調査協力を拒否した場合に生じる不利益について説明するよう依頼する。
4 調査結果を入力したデータは，協議会での情報共有を図るため，誰でも内容を確認できる場所で保管する。
5 調査終了後，協議会で活用するため個票の二次利用を行う。

解 説

→社会調査における倫理的配慮に関する設問である。
→社会調査は，ある一定の社会や地域，集団の特性である社会事象を明らかにすることであり，保健福祉分野では地域課題の改善，社会資源の開発，支援，調整等のために当事者のニーズを明らかにする目的で実施されることがある。
→社会調査には，何の目的のために，どのような調査を実施するかということと同時に，調査対象者への倫理的配慮が不可欠である。
→調査従事者は，調査対象者と対等な関係の中で，調査対象者の自発的な協力であり拒否する権利があること，個人情報やプライバシーを保護すること，調査データを目的以外に使用しないことなどの倫理的配慮が求められ，それらを事前に調査対象者に説明し調査協力の同意を得る必要がある。
→調査においては，倫理的配慮として調査目的等を調査対象者に説明する必要がある。よって 1 は正しい。
→イニシャルによる記入は，個人が特定される可能性があり匿名性が確保されたとはいえない。よって 2 は誤りである。
→調査は自発的な協力であり，調査を拒否した場合も不利益が生じてはならない。またそのことは，調査に関する相談がある以前に説明がなされなければならない。よって 3 は誤りである。
→調査結果を入力したデータは，調査目的のためだけに使用し調査従事者以外に知られないように適切に管理する必要がある。よって 4 は誤りである。
→調査データは調査目的のためにのみ利用し，他の目的で使用してはならず，調査終了後は適切に処理する必要がある。よって 5 は誤りである。

解答　1

(精神保健福祉に関する制度とサービス・事例問題)

次の事例を読んで，**問題70から問題72まで**について答えなさい。
〔事　例〕
　当時20歳代のAさん（男性）は，統合失調症の診断で精神科のX病院に市長の同意による入院となった。Aさんが入院する前年，高度経済成長の最中，東京オリンピックが開催され，その数か月前には駐日アメリカ大使ライシャワー氏が精神障害のある少年に刺されるという事件があり，精神科医療が大きく揺れた年でもあった。(**問題70**)
　Aさんは，身寄りもなく，生活保護を受けながら入院生活を送ることになった。その後Aさんは院内作業をするなどしていたが，外出は一度もすることがなかった。Aさんは元々真面目な性格でおとなしく，病棟スタッフからも信頼を得て，病棟患者会での役割を受け持つなどして過ごした。そしてAさんは，閉鎖病棟で地域社会とは関わりのないまま20年余りの歳月が流れた。このような中で宇都宮病院事件が起きたことを契機に法改正が行われた。そこで40歳代になったAさんは，新しい入院形態について説明を受けた。Aさんが入院に同意をすると，入院に関する告知とともに新しい入院形態に変更された。(**問題71**)
　その後，退院する気持ちが強くなったAさんは，他人の手を借りるのは申し訳ないと，入院形態を変更した1年後には自らアパートを探して退院した。退院後，Aさんは，生活が次第に乱れ外来通院も滞りがちとなり，半年後には再入院となった。Aさんはすっかり自信を失っていた。Aさんの担当となったBソーシャルワーカーは，4年がかりで再びAさんのアパート暮らしに対する希望を引き出した。Bソーシャルワーカーは，50歳代になったAさんの状況について一人暮らしは難しいが見守りがあれば地域での生活は可能であると判断した。Bソーシャルワーカーは，保健所のC相談員に相談したところ，これまで予算措置として実施されていた制度がこの時点で法定化したこともあり，それを活用しようという話になった。(**問題72**)
　現在，Aさんは70歳代になったが，地域での生活が継続している。

問題 70

次のうち、Aさんが入院するに当たり適用された法律として、**正しいものを1つ**選びなさい。

1 精神保健及び精神障害者福祉に関する法律
2 精神病者監護法
3 精神保健法
4 精神衛生法
5 精神病院法

解説

➡ 精神保健福祉関連の法律と歴史的背景を問う設問である。精神科医療の歴史的背景とそれに伴う法制度の変遷を押さえておく必要がある。

➡ ライシャワー駐日アメリカ大使が刺されたのは、1964（昭和39）年である。

➡「精神保健及び精神障害者福祉に関する法律」（通称、精神保健福祉法）は、1993（平成5）年に公布された障害者基本法において障害者の定義に初めて精神障害が盛り込まれたことなどを受けて、1995（平成7）年に精神保健法を改正し成立したものである。よって1は誤りである。精神障害者の法制度に初めて「福祉」の文言が入り、法律の目的に精神障害者の自立と社会経済活動への参加のための援助が加えられた。

➡ 精神病者監護法は、1900（明治33）年に制定されたわが国で初めての精神障害者に関する法律である。親族を監護義務者と位置づけ、精神病者を私宅に監置することを規定した法律であり、私宅監置の状況を警察が管理する社会防衛、治安維持を目的としたものであった。同法は、1950（昭和25）年の精神衛生法の成立とともに廃止されている。よって2は誤りである。

➡ 精神保健法は、1987（昭和62）年に精神衛生法の改正により成立した法律である。よって3は誤りである。成立の背景には1984（昭和59）年に発覚した宇都宮病院事件がある。栃木県の報徳会宇都宮病院で、看護職員等の暴行により入院患者が死亡したものであり、日本の精神科医療は人権問題として国際的批判を浴びた。そのことを踏まえ精神衛生法は精神保健法に改正され、「精神障害者の人権擁護と社会復帰」を謳い、任意入院制度、入院時等の書面告知制度、定期病状報告書、退院請求および処遇改善請求等、精神医療審査会、精神科病院への報告徴収・改善命令に関する規定、精神障害者社会復帰施設の規定などが定められた。

➡ 精神衛生法は、1950年に成立し、これにより精神病者監護法と精神病院法は廃止された。都道府県に精神科病院の設置を義務づけ、措置入院、同意入院による入院制度の整備や保護義務者規定、診察の申請通報などが盛り込まれた。私宅監置が廃止され、精神障害者を精神科病院へ収容する流れが出来上がっていった。その後、精神科病院への収容主義への批判や欧米の地域移行の流れを踏まえ精神衛生法の改正の気運が高まったが、1964年に起きたライシャワー駐日アメリカ大使刺傷事件を契機として、1965（昭和40）年に精神衛生法が一部改正された。保健所精神衛生相談員の任用資格を定め、通院医療費公費負担制度が創設されたが、通報や入院制度も強化され社会防衛色彩の強いものとなった。よって4は正しい。

➡ 精神病院法は、1919（大正8）年に制定され、公立精神科病院の設置の促進が規定されたが、日中戦争から第二次世界大戦へと進む時代背景の中、経済的事情から予算化が進まず、公立精神科病院の設置は数カ所にとどまった。その後1950年の精神衛生法成立に伴い、精神病院法は廃止される。よって5は誤りである。

解答 4

> **問題 71** 次のうち，Ａさんの新しい入院形態として，**正しいもの**を１つ選びなさい。
>
> 1 応急入院
> 2 医療保護入院
> 3 任意入院
> 4 措置入院
> 5 緊急措置入院

解 説

➡宇都宮病院事件が発覚したのは，1984（昭和59）年である。これを契機に1987（昭和62）年に精神衛生法が改正され（精神保健法に改称），精神障害者本人の同意に基づく任意入院を基本的入院形態とし，医療保護入院，応急入院が規定された。

➡応急入院は，精神保健指定医（または特定医師）の診察の結果，直ちに入院させなければ患者の医療および保護を図るうえで著しく支障があると判定された際に，精神障害者本人およびその家族等の同意を得ることができなくても，72時間に限り（特定医師の診察の場合12時間），応急入院指定病院に入院させることができる入院形態である。Ａさんは入院に同意しているため，１は誤りである。なお入院の際，精神科病院の管理者は患者本人に，書面で応急入院であることと入院中の権利事項について告知しなければならない。

➡医療保護入院は，精神保健指定医の診察により，本人が精神障害者であり，かつ，自傷他害のおそれはないが医療および保護のために入院の必要な状態で，任意入院が行われる状態にないと判断される場合，家族等のうちいずれかの者の同意によって，患者本人の同意がなくとも入院を認める入院形態である。緊急その他やむを得ない場合は，特定医師の診察で12時間に限り入院させることができる。Ａさんは入院に同意しているため，２は誤りである。なお，「家族等」とは，当該精神障害者配偶者，親権を行う者，扶養義務者，後見人または保佐人のことであり，2013（平成25）年の精神保健福祉法改正により保護者制度が廃止され，家族等の同意によって医療保護入院が成立することになった。また，入院後４週間以内に，精神科病院の管理者は患者本人に書面で医療保護入院であることと入院中の権利事項について告知しなければならない。

➡任意入院は，精神障害者自身が自ら同意して入院する入院形態で，精神科病院入院の原則的な入院形態である。精神科病院への入院は，原則として任意入院で行われるように努力義務が定められている。Ａさんは入院に同意しており，３は正しい。

➡措置入院は，自傷他害のおそれがある精神障害者を，都道府県知事の権限により強制的に入院させる入院形態であり，1950（昭和25）年の精神衛生法制定時に制度として確立したものである。都道府県知事は，２名以上の精神保健指定医の診察の結果，一致して精神障害のために自分を傷つけまたは他人に害を及ぼすおそれがあると判定された場合，国または都道府県の設置する精神科病院および指定病院に入院させることができるというものであり，Ａさんには当てはまらない。よって４は誤りである。なお，措置入院に際しても，患者の人権擁護のため入院時告知規定が設けられている。

➡緊急措置入院は，自傷他害のおそれが著しい精神障害者で，緊急を要し通常の措置入院の手続きによることができない場合，都道府県知事の指定する精神保健指定医１名の診察の結果に基づいて，72時間に限って入院させることができるというものであり，Ａさんには当てはまらない。よって５は誤りである。

解答 3

問題 72

次のうち，C相談員が紹介した制度として，**正しいもの**を1つ選びなさい。

1 精神障害者生活訓練施設
2 精神障害者地域生活援助事業（グループホーム）
3 精神障害者通院医療費公費負担制度
4 精神医療審査会
5 精神障害者保健福祉手帳

解説

➡ 入院した1965（昭和40）年に20歳代であったAさんが50歳代になったのは，事例の記述からから1989（平成元）年～1995（平成7）年頃となる。この間に法定化された制度であるかどうかも解答の鍵となる。

➡ 精神障害者生活訓練施設は，1987（昭和62）年の精神衛生法改正（精神保健法へ改称）において，精神障害者授産施設とともに精神障害者社会復帰施設として法定化された施設である。精神障害のために家庭において日常生活を営むのに支障がある精神障害者が日常生活に適応することができるように，低額な料金で，居室その他の設備を利用させ，必要な訓練および指導を行うことにより，その者の社会復帰の促進を図る施設である。利用定員は20名以上，利用期限は2年以内（1年まで延長可）と規定されていたが，2005（平成17）年に成立した障害者自立支援法に伴い新体系へ移行した。よって1は誤りである。

➡ 精神障害者地域生活援助事業（グループホーム）は，1992（平成4）年に国の予算事業として始まり，1993（平成5）年の精神保健法の一部改正により法定化されたものである。地域において共同生活を営むのに支障のない精神障害者につき，これらの者が共同生活を営むべき住居において食事の提供，相談その他の日常生活上の援助を行う事業である。Aさんは，一人暮らしは難しいが見守りがあれば地域での生活が可能であるため，2は正しい。

➡ 精神障害者通院医療費公費負担制度は，1965（昭和40）年の精神衛生法の改正により新設された制度である。精神科通院医療費の自己負担を軽減するために，自己負担の一部を公費で負担する制度で，2005年に成立した障害者自立支援法に伴い，自立支援医療に移行した。また，精神障害者通院医療費公費負担制度は，Aさんの退院後の地域生活の場と支援を提供するものではないため，3は誤りである。

➡ 精神医療審査会は，1987年の精神衛生法改正（精神保健法へ改称）において，入院患者の人権擁護を強化するために新設されたものである。都道府県および指定都市に設置され，医療保護入院の届出や医療保護入院および措置入院の定期病状報告による入院の必要性ならびに精神科病院における患者の退院請求や処遇改善請求，行動制限等の処遇に対して，公正な第三者的観点から審査を行う。精神保健福祉センターが精神医療審査会の事務を行っている。Aさんは退院請求や処遇改善請求等を行っているのではないため，4は誤りである。

➡ 精神障害者保健福祉手帳は，1995年の精神保健法改正（「精神保健及び精神障害者福祉に関する法律」に改称）において，新設された。等級は1～3級であり，生活保護の障害者加算の障害程度判定や税制の優遇措置，公共交通機関の運賃や公共施設の入場料の割引等が受けられる。精神障害者保健福祉手帳は，Aさんの退院後の地域生活の場と支援を提供するものではないため，5は誤りである。

解答　2

6 精神障害者の生活支援システム

[第18回]

出題傾向と対策

○『精神障害者の生活支援システム』は，精神障害者の生活支援の意義と特徴について理解し，地域生活の支援に必要な「居住支援に関する制度・施策と相談援助活動」，「職業リハビリテーションの概念及び精神障害者の就労支援に関する制度・施策と相談援助活動」，「行政機関における精神保健福祉士の相談援助活動」，「人権・権利擁護」について理解することが求められている。

○『精神障害者の生活支援システム』としての出題数は全8題である。事例問題はこのうち3題（問題78，79，80）であった。解答は五肢択一式を基本とした多肢選択形式であり，前回は単一解答が5題，2つの解答をマークする複数解答は3題であったのが，今回はすべて単一解答であった。

○（問題73）「精神保健福祉法」における精神障害者の定義に関する出題がなされた。

○（問題74）「障害者総合支援法」に基づく，「就労移行支援事業」の利用対象者，利用期間，事業種，給付に関する出題がなされた。

○（問題75）元気回復行動プラン（WRAP）の目的，内容などについて問われる出題がなされた。

○（問題76）地域生活を送るクライエントと精神保健福祉士に関する短文事例問題で，生活支援の理念，モデルについて問われる問題であった。

○（問題77）精神保健福祉センターの業務内容について問われる問題であった。

○（問題78，79，80）事例問題では，精神保健福祉士が行う地域生活支援について，利用支援機関を問われる問題，利用する機関の専門職の職種に関する問題，権利擁護に関する制度・事業について問われる出題がなされた。

○新カリキュラムでの試験となってから1事例に対し問題3問は変わりなく，短文の事例問題が前々回は2題，前回は1題，今回も1題という構成であったが，出題基準に沿って偏りなく出題されている。

○今回は単一解答のみであったが，生活支援の理念や具体的な支援プログラムなども出題されている。各法制度の内容，運用などについてもしっかり押さえておく必要がある。しかしながら，本科目のみで扱う事項・法制度は少なく，他の科目と関連づけた学習ができていれば十分対応できる問題ともいえ，得点を積み重ねることが可能な科目である。

○生活支援の意義と特徴，精神保健福祉士の相談援助活動の理解を基本として，近年，改正や新制度が創設されている「居住支援」や「就労支援」に関する最新情報および改正精神保健福祉法について理解を問われる設問が予想される。

［橋本　菊次郎］

問題 73

「精神保健福祉法」第5条に規定されている精神障害者の定義に関する次の記述のうち，**正しいもの**を1つ選びなさい。

1 障害及び社会的障壁により，継続的に生活に相当の制限を受ける状態にある者としている。
2 精神作用物質による急性中毒又はその依存症を有する者が含まれている。
3 知的障害を有する者は，精神障害者保健福祉手帳の交付対象である。
4 発達障害を有する者が明記されている。
5 2013年（平成25年）改正時に精神病質が除外された。

（注）「精神保健福祉法」とは，「精神保健及び精神障害者福祉に関する法律」のことである。

解説

→選択肢1は，障害者基本法第2条の障害者の定義の記述である。よって1は誤りである。なお，障害者基本法第2条の全文は，以下のとおりであり，第2項の社会的障壁についても覚えておく必要がある。

> （定義）
> 第2条　この法律において，次の各号に掲げる用語の意義は，それぞれ当該各号に定めるところによる。
> 　1　障害者　身体障害，知的障害，精神障害（発達障害を含む。）その他の心身の機能の障害（以下「障害」と総称する。）がある者であつて，障害及び社会的障壁により継続的に日常生活又は社会生活に相当な制限を受ける状態にあるものをいう。
> 　2　社会的障壁　障害がある者にとつて日常生活又は社会生活を営む上で障壁となるような社会における事物，制度，慣行，観念その他一切のものをいう。

→精神保健福祉法の第5条に規定されている精神障害者の定義は，「この法律で『精神障害者』とは，統合失調症，精神作用物質による急性中毒又はその依存症，知的障害，精神病質その他の精神疾患を有する者をいう」となっている。よって2は正しい。
→精神保健福祉法の第45条に精神障害者保健福祉手帳について規定されており，その対象（申請者）は，「精神障害者（知的障害者を除く）」となっている。よって3は誤りである。
→発達障害を有する者については，精神保健福祉法では明記されておらず，障害者基本法の障害者の定義（上記枠内）において，「精神障害者（発達障害者を含む。）」とされている。よって4は誤りである。
→上述のように，精神保健福祉法では精神病質が定義されている。よって5は誤りである。2013（平成25）年の改正の主なポイントは，①精神障害者の医療の提供を確保するための指針の策定，②保護者制度の廃止，③医療保護入院の見直し，④精神医療審査会に関する見直し，である。確実に覚えておきたい。

解答　2

問題 74

「障害者総合支援法」に基づく就労移行支援事業に関する次の記述のうち、**正しいものを1つ**選びなさい。

1. 通常の事業所に雇用されることが可能と見込まれる65歳未満の就労希望者が対象である。
2. 利用期間が設定されていない事業である。
3. 利用者との雇用契約を結ぶ事業である。
4. 市町村地域生活支援事業の1事業である。
5. 介護給付費が支給される事業である。

(注)「障害者総合支援法」とは、「障害者の日常生活及び社会生活を総合的に支援するための法律」のことである。

解 説

→ 就労移行支援事業所は、「就労を希望する65歳未満の障害者であって、通常の事業所に雇用されることが可能と見込まれる者につき、生産活動、職場体験その他の活動の機会の提供その他の就労に必要な知識及び能力の向上のために必要な訓練、求職活動に関する支援、その適性に応じた職場の開拓、就職後における職場への定着のために必要な相談、その他の必要な支援を行う」(障害者総合支援法施行規則第6条の9)と規定されている。よって**1は正しい**。

→ 就労移行支援事業の利用期間については、障害者総合的支援法施行規則第6条の8に、「厚生労働省令で定める期間は、2年間とする」と規定されている。よって2は誤りである。なお、職場への定着のための支援の実施として、「指定就労継続支援A型事業者は、利用者の職場への定着を促進するため、障害者就業・生活支援センター等の関係機関と連携して、利用者が就職した日から6月以上、職業生活における相談等の支援の継続に努めなければならない」(障害者の日常生活及び社会生活を総合的に支援するための法律に基づく障害者支援施設の設備及び運営に関する基準〔以下、運営基準〕第27条)とあることにも注意されたい。

→ 運営基準第6条に、「経過的障害者支援施設は、就労継続支援A型を提供する場合には、利用者と雇用契約を締結しなければならない」とある。雇用契約を結ぶのは就労継続A型事業のみである。よって3は誤りである。

→ 就労移行支援事業は訓練等給付であり、市町村地域生活支援事業ではない。よって4は誤りである。ちなみに市町村および都道府県の対象事業については、地域生活支援事業は地域生活支援事業実施要綱(平成18年8月1日 障発第0801002号厚生労働省社会・援護局障害保健福祉部長通知)により事業が示されている。市町村地域生活支援事業の必須事業として、理解促進研修・啓発事業、自発的活動支援事業、相談支援事業、成年後見制度利用支援事業、成年後見制度法人後見支援事業、意思疎通支援事業、日常生活用具給付等事業、手話奉仕員養成研修事業、移動支援事業、地域活動支援センター機能強化事業が、また任意事業として日常生活支援、社会参加支援、権利擁護支援、障害支援区分認定等事務、そして就業・就労支援があげられている。就業・就労支援として、盲人ホームの運営、重度障害者在宅就労促進(バーチャル工房支援)、更生訓練費給付、知的障害者職親委託があげられており、前述のとおり就労移行支援事業は訓練等給付のため、市町村地域生活支援事業には該当しない。

→ 介護給付費が支給される事業は、居宅介護、重度訪問介護、同行援護、行動援護、療養介護、生活介護、短期入所、重度障害者等包括支援、施設入所支援である。よって5は誤りである。

解答 **1**

問題 75 次の記述のうち，元気回復行動プラン（WRAP）に関する説明として，**正しいものを1つ選びなさい。**

1 自らの意思では受診が困難な精神障害者に対し，支援者が暮らす場に出向いて支援する際の活用を目的に作成された。
2 アメリカの援助付き雇用の方法を導入して，支援者が働く場に出向いて支援する際に活用することを目的に作成された。
3 ヨーロッパで精神科病院が縮小された後，地域の中で精神障害者が働く場を創出する際に活用されたことに起源がある。
4 インフォーマルなサポートとフォーマルなサポートを織り交ぜながらネットワークを構築する方法として活用される。
5 精神障害を有する当事者の間で考案されたもので，ファシリテーターとして活動する人の養成が行われている。

解説

→「元気回復行動プラン（Wellness Recovery Action Plan）」は，リカバリー概念を体現するプログラムであり，ピアサポートプログラムと位置づけられる。

→元気回復行動プラン（以下，WRAP）は，精神障害当事者であるアメリカのメアリー・エレン・コープランドが開発し，1997年に初版，2002年に改訂版が peach press 出版より刊行され，日本では2009（平成21）年に日本語版[1]が出版された。

→WRAPは，グループを基本に展開され，主に精神疾患による心理的苦痛を持っている人が対象とされる。日本語版には「たとえばうつ病やパニック障害から間接リウマチや糖尿病にいたるまで，身体の痛みや心理的な苦痛をやわらげ，もっと元気になりたいと望んで，生活するうえでより効果的な工夫をしようというときにWRAPは役に立つ」と，その対象を選択肢1のように特定していない。1の記述は，ACT（assertive community treatment，包括型地域生活支援）などに代表されるアウトリーチ支援の対象を指している。よって1は誤りである。

→アメリカの援助付き雇用の方法として，IPS（individual placement and support，個別職業紹介とサポートによる援助付き雇用）が代表的であるが，選択肢2の「支援者が働く場に出向いて支援する」は，主にジョブコーチが行うものである。よって2は誤りである。

→選択肢3は，社会的協同組合についての説明であることから，誤りである。イタリアの精神科病院の新規入院を禁じた精神科病院廃絶法（通称，バザーリア法）成立前後の過程や社会的協同組合，精神保健センター設立についても理解しておきたい。

→選択肢4は，ネットワーキングについての説明である。よって4は誤りである。

→WRAPクラスの進行役を務めるファシリテーターを養成するため，日本でもアメリカのコープランド・センターが定めた様式を取り入れた5日間の研修が行われている。養成研修では，WRAPの価値と倫理，クラス（グループ）の進め方などについて学ぶ。よって選択肢5の説明は正しい。

解答 5

（文献）
1）メアリー・エレン・コープランド著，久野恵理訳『元気回復行動プラン WRAP』道具箱，2009．

問題 76

Dさんは，精神科病院を退院し，単身生活を継続して10年になる。退院当初は一般就労を試み，必死になって，発病前の生活スタイルに戻そうとした。しかし，1年前に，デイケアで知り合ったEさんが，自分に合った暮らし方をしている姿を見て，「これだ」と思った。ただ一方で，迷う気持ちもあった。そこで，退院して以降，継続的に相談をしているF精神保健福祉士に対して，自身の思いを吐露した。すると，F精神保健福祉士は，「人は社会生活をする中で，多くの事柄に遭遇し，以前とは異なる暮らし方になることもあるでしょう。でも，大事なこととして，人は置かれている現状の中で，いかに自らが納得できる，自分なりの生き方を見いだせるかが重要だと思うんです」と話した。

次のうち，F精神保健福祉士がDさんに話した生活支援の理念やモデルとして，**適切なもの**を1つ選びなさい。

1 IPS (Individual Placement and Support) モデル
2 リカバリー
3 クラブハウスモデル
4 ジョブコーチモデル
5 ソーシャルファーム

解説

→ IPS (individual placement and support) モデルとは，アメリカで開発された個別職業紹介とサポートによる援助付き雇用のことで，リカバリー，ストレングス概念を体現したプログラムとして展開され，科学的根拠に基づく実践 (EBP) として普及してきている。選択肢1は，就労支援の1モデルのことであることから，適切ではない。

→ リカバリーとは，疾病の治癒，障害の消失，発病前に戻るといったことではなく，自尊心や生活を取り戻し，新たな自分の人生や価値を見出すことであり，F精神保健福祉士の話した内容はリカバリーについての理念と理解できる。よって2は適切である。

→ クラブハウスモデルとは，1948年にニューヨークで始められた「ファウンテンハウス」の活動をモデルとしたものである。当事者（メンバー）がクラブハウス（地域拠点）の運営にも主体的に参加し，セルフヘルプ（自助活動）による相互支援を通じて障害からの回復を目指すもので，職業的リハビリテーションを重視している。よって3は適切ではない。

→ ジョブコーチモデルとは，個別就労，つまり障害のある人に対して，ジョブコーチがマンツーマンで支援を行う支援モデルである。よって4は適切ではない。

→ ソーシャルファームとは，障害者など不利な立場にある人の安定的な雇用・賃金確保という社会的な目的を持って活動している企業や組織のことである。よって5は適切ではない。日本では，障害者の就労について「福祉的雇用（就労）」「一般雇用（就労）」に二分されることが多いが，ソーシャルファームは，その中間にあたり，「第三の雇用（就労）」といわれている。

→ 選択肢2以外は，就労支援に関するモデル等であり，誤りであることが明確である。

解答　2

> **問題 77** 次のうち，精神保健福祉センターの業務として，**正しいもの**を１つ選びなさい。
>
> 1 特定相談支援事業者の指定
> 2 医療保護入院に関する入院届の受理
> 3 自立支援医療の申請窓口
> 4 措置入院者及び医療保護入院者の定期病状報告の審査
> 5 精神障害者保健福祉手帳の申請に対する判定

解 説

→精神保健福祉センターは，精神保健福祉法第6条に規定されており，その業務は「精神保健福祉センター運営要領」（平成8年1月19日 厚生省保健医療局長通知）に定められている。業務内容は，①企画立案，②技術指導および技術援助，③教育研修，④普及啓発，⑤調査研究，⑥精神保健福祉相談，⑦組織育成，⑧精神医療審査会の審査に関する事務，⑨自立支援医療費（精神通院医療）および精神保健福祉手帳の判定，⑩その他，となっている。

→特定相談支援事業とは，障害者（児），保護者または介護者からの相談に応じ，必要な情報の提供および助言等を行い，サービス等利用計画の作成，関係者との連絡調整など計画相談支援を行う事業で，事業者指定は市町村が行っている。よって1は誤りである。障害者総合支援法第2条第1項には市町村の責務として，自立支援給付および地域生活支援事業の実施，障害者等の福祉に関して必要な情報の提供・相談に応じることなどが規定されている。

→医療保護入院に関する入院届は，入院日の翌日から10日以内に保健所に提出することとなっている。よって2は誤りである。保健所における精神保健福祉業務は「保健所及び市町村における精神保健福祉運営要領」（保健医療局長通知）に規定されている。精神保健福祉業務としては，①企画調整，②普及啓発，③研修，④組織育成，⑤相談，⑥訪問指導，⑦社会復帰および自立と社会参加への支援，⑧入院関係事務，⑨ケース記録の整理および秘密の保持等，⑩市町村への協力および連携，となっている。

→自立支援医療の申請窓口は市町村である。よって3は誤りである。申請窓口は市町村であるが，実施主体は都道府県・指定都市であることに留意されたい。

→措置入院者および医療保護入院者の定期病状報告書の審査は，精神医療審査会が行う。よって4は誤りである。精神医療審査会は定期病状報告書のほか，退院・処遇改善請求の審査も行う。なお，先述のとおり，精神医療審査会の審査に関する事務は精神保健福祉センターの業務であるので混同しないように留意されたい。

→精神保健福祉センターは精神障害者保健福祉手帳の申請に対する判定を行う。よって5は正しい。なお，申請の窓口は市町村であることに留意されたい。

解答 5

(精神障害者の生活支援システム・事例問題)

次の事例を読んで，**問題 78** から**問題 80** までについて答えなさい。
〔事　例〕
　Gさん（67歳，女性）は，38歳のときに統合失調症を発症して以来，R市内にあるY精神科病院に入退院を繰り返した後，地域移行・地域定着支援事業を利用して2年前からR市内の自宅に一人で暮らしている。他に身寄りはない。退院後は，Y精神科病院のH精神保健福祉士の勧めで，若い頃に修得した華道をいかして，障害者に対して創作的活動や生産活動の機会の提供などを行うZセンターの利用者に1週間に1回，生け花を教えるなど，充実した生活を送っている。（**問題 78**）
　他方，Gさんは，食事の準備や掃除，洗濯などの家事が苦手であり，さらに加齢による身体の衰えも徐々に現れ，要支援1の認定をR市より受けている。そのため，退院当初より，介護保険法のU事業所のスタッフであるJさんが作成したケアプランに基づき，ホームヘルパーのサービスを利用している。（**問題 79**）
　最近になってGさんは，H精神保健福祉士に将来の不安を訴えるようになった。特に，Gさんが気掛かりなのは，両親が残してくれた自分名義のアパートと預金の管理についてである。預金口座には現在，約2千万円の残高があり，Gさんが自分で大切に管理している。生活費についても，Gさん自身の障害年金とアパート収入を活用してうまく生活している。しかし，Gさんは，「今は自分で家計のやりくりもできているが，自分ももう年だし，いつどうなるかわからない。頼れるきょうだいや親族もいない。この先，認知症になったりしたときに，自分に代わって財産をしっかり管理してくれる人はいないだろうか」とよく口にしている。そこで，H精神保健福祉士は，このことに対応する社会資源について紹介した。（**問題 80**）

問題 78

次のうち，Ｚセンターの事業の種別として，**適切なもの**を１つ選びなさい。

1 地域包括支援センター
2 地域生活定着支援センター
3 障害者就業・生活支援センター
4 地域活動支援センター
5 地域障害者職業センター

解 説

→ 地域包括支援センターとは，介護保険法に基づく機関であり，要介護度が要支援1，2と認定された人を対象に予防給付のケアマネジメント（介護予防支援）を行うとともに，特定高齢者（要支援，要介護予備軍）に対する介護予防事業のケアマネジメントを担当する。そのほか，地域住民に対して各種相談に対応する総合相談支援業務や権利擁護業務，包括的・継続的ケアマネジメント支援業務を行う。事例のＧさんは67歳で要支援1であるが，Ｚセンターでは障害者に対して創作的活動や生産活動の機会の提供などを行っており，地域包括支援センターの業務と異なっていることから，1は適切ではない。

→ 地域生活定着支援センターとは，高齢または障害により自立が困難な矯正施設退所者に対し，保護観察所と協働して退所後直ちに福祉サービス等につなげ，地域生活に定着を図るため，厚生労働省の「地域生活定着促進事業」により各都道府県に設置されているものである。Ｚセンターの活動内容は地域生活定着支援センターの業務と異なっていることから，2は適切ではない。

→ 障害者就業・生活支援センターとは，障害者雇用促進法に基づく機関であり，就職を希望する障害のある人，あるいは在職中の障害のある人を対象に，ハローワークや地域障害者職業センター，福祉事務所や障害福祉サービス事業者等の関係機関と連携してさまざまな支援制度を活用しつつ，就職にあたっての支援や仕事を続けていくための支援を日常生活面も含めて行っている。Ｚセンターの活動内容は障害者就業・生活支援センターの業務と異なっていることから，3は適切ではない。

→ 地域活動支援センターとは市町村が実施する，障害者総合支援法の地域生活支援事業の１つで，「利用者が地域において自立した日常生活又は社会生活を営むことができるよう，利用者を通わせ，創作的活動又は生産活動の機会の提供及び社会との交流の促進を図るとともに，日常生活に必要な便宜の供与を適切かつ効果的に行うものでなければならない」（地域活動支援センターの設備及び運営に関する基準第２条）とされている。創作的活動や生産活動の機会の提供，日常生活を支援することを目的としており，Ｚセンターの活動内容に該当する。よって４は適切である。

→ 地域障害者職業センターは，障害者雇用促進法で規定された機関であり，各都道府県に設置されている。厚生労働大臣が指定する試験に合格，講習を修了した障害者職業カウンセラーにより障害者のニーズに応じて，職業評価，職業指導，職業準備訓練および職場適応援助等の各種の職業リハビリテーションを実施し，また事業主に対して，雇用管理に関する専門的な助言その他の支援も行っている施設である。Ｚセンターの活動内容は地域障害者職業センターの業務内容と異なっていることから，5は適切ではない。

解答　4

問題 79

次のうち、U 事業所の業務に従事する J さんの職種として、**正しいもの**を 1 つ選びなさい。

1 介護支援専門員
2 相談支援専門員
3 精神保健福祉相談員
4 退院支援相談員
5 サービス提供責任者

解説

→ 介護支援専門員（ケアマネジャー）とは、要介護者または要支援者からの相談に応じ、要介護者などがその心身の状況に応じ訪問介護やデイサービスなど適切なサービスを利用できるようにケアプランを作成し、市町村・サービス事業者・施設等との連絡調整を行う者である。事例ではJさんがケアプランを作成していることから、1は正しい。なお、介護支援専門員になるためには、保健医療福祉分野での実務経験（医師、看護師、社会福祉士、介護福祉士等）を有する者が、実務研修受講試験に合格し、実務研修を修了することで都道府県に登録され、介護支援専門員証の交付を受ける必要がある。

→ 相談支援専門員とは、障害のある人が自立した日常生活、社会生活を営むことができるよう、障害福祉サービスなどの利用計画の作成や地域生活への移行・定着に向けた支援、住宅入居等支援事業や成年後見制度利用支援事業に関する支援など、障害のある人の全般的な相談支援を行う者で、障害者総合支援法に規定されている指定相談支援事業所、基幹相談支援センター等に配置されている。U事業所は介護保険法の事業所とあることから、2は誤りである。

→ 精神保健福祉相談員とは、精神保健福祉法第48条に規定されており、「都道府県及び市町村は、精神保健福祉センター及び保健所その他これらに準ずる施設に、精神保健及び精神障害者の福祉に関する相談に応じ、並びに精神障害者及びその家族等その他の関係者を訪問して必要な指導を行うための職員を置くことができる」とある。U事業所は介護保険法の事業所であり、ケアプランの作成を業務としていることから、3は誤りである。

→ 退院支援相談員とは、診療報酬で定めており、2014（平成26）年4月1日以降に精神療養病棟へ入院となった入院患者1人につき、精神保健福祉士または保健師、看護師、准看護師、作業療法士または社会福祉士として精神障害者に関する業務に従事した経験を3年以上有する者から、1人以上指定し、当該保険医療機関内に配置するものである。U事業所は介護保険法の事業所であることから、4は誤りである。

→ サービス提供責任者は、介護保険法に基づく「指定居宅サービス等の事業の人員、設備及び運営に関する基準」の第24条（訪問介護計画の作成）および第28条（管理者及びサービス提供責任者の責務）に定められている。指定訪問介護の利用の申込みに係る調整、利用者の状態の変化やサービスに関する意向を定期的に把握することなど、ほか6つの業務があげられている。事例では、訪問介護に関する記述はないため、5は誤りである。

解答　1

問題 80 次のうち，この時点でＨ精神保健福祉士がＧさんに紹介した社会資源として，**適切なもの**を１つ選びなさい。

1 日常生活自立支援事業
2 生活困窮者自立支援制度
3 任意後見制度
4 地域定着支援事業
5 自発的活動支援事業

解 説

➡ 日常生活自立支援事業とは，社会福祉法に規定された社会福祉協議会が実施するサービスで，認知症高齢者，知的障害者，精神障害者等のうち判断能力が不十分な人が地域において自立した生活が送れるよう，利用者との契約に基づき，福祉サービスの利用援助，苦情解決制度の利用援助，日常生活上の消費契約および住民票の届出等の行政手続に関する援助等を行うものである。事例の預金・財産管理等は含まれないことから，1は適切ではない。

➡ 生活困窮者自立支援制度とは，全国の福祉事務所設置自治体が実施主体となっており，官民協働による生活困窮者への地域の支援体制を構築し，自立相談支援事業，住居確保給付金の支給，就労準備支援事業，一時生活支援事業，家計相談支援事業，学習支援事業その他生活困窮者の自立の促進に関し包括的な事業を行っている。事例は生活困窮に関するものではないことから，2は適切ではない。

➡ 後見制度とは民法に規定されており，知的障害，精神障害，認知症などにより判断行為能力が十分でない人の法律行為（不動産や預貯金などの財産を管理したり，身のまわりの世話のために介護などのサービスや施設への入所に関する契約など）を保護・援助する後見人（後見，保佐，補助）を決める制度のことである。本人が十分な判断能力があるうちに，将来，判断能力が不十分な状態になった場合に備えて，あらかじめ自らが選んだ代理人を決めるのが任意後見制度である。成年後見制度は，事例において預金・財産管理等を事前に決めておくために紹介する社会資源としてふさわしい。よって3は適切である。

➡ 地域定着支援事業とは，障害者総合支援法における指定一般相談支援事業の１つで，施設・病院からの退所・退院，家族との同居から一人暮らしに移行した障害者，地域生活が不安定な障害者等との常時の連絡体制を確保し，障害の特性に起因して生じた緊急の事態等において相談・支援を提供する事業である。事例の預金・財産管理等は含まれないことから，4は適切ではない。

➡ 自発的活動支援事業とは，障害者総合支援法に基づき各市町村が実施する地域生活支援事業の必須事業の１つで，障害者が自立した日常生活および社会生活を営むことができるよう，障害者，家族，地域の住民などによる地域における自発的な取組みを支援するもので，ピアサポート，災害対策，孤立防止活動支援，社会活動支援，ボランティア活動支援などがある。事例の預金・財産管理等は含まれないことから，5は適切ではない。

解答 3

第18回～第20回精神保健福祉士国家試験問題［専門科目］解答・解説集

執筆者一覧

1 精神疾患とその治療
一宮　洋介　　順天堂東京江東高齢者医療センター／18～20回

2 精神保健の課題と支援
阪田憲二郎　　神戸学院大学／18～20回

3 精神保健福祉相談援助の基盤
井上　牧子　　目白大学／18～20回
寺澤　法弘　　日本福祉大学／20回
鬼塚　　香　　福岡県立大学／18～20回
大塚　淳子　　帝京平成大学／18・19回

4 精神保健福祉の理論と相談援助の展開
西澤　利朗　　目白大学／18～20回
赤畑　　淳　　立教大学／20回
鹿内佐和子　　目白大学／20回
木太　直人　　公益社団法人日本精神保健福祉士協会／18～20回
國重　智宏　　東洋大学／18～20回
鬼塚　　香　　福岡県立大学／18・19回
山﨑　実希　　中沢病院居宅介護支援事業所／18・19回

5 精神保健福祉に関する制度とサービス
長坂　和則　　静岡福祉大学／18～20回
岩永　　靖　　九州ルーテル学院大学／18～20回

6 精神障害者の生活支援システム
橋本菊次郎　　北翔大学／18～20回

| JCOPY | 〈(社)出版者著作権管理機構 委託出版物〉

本書の無断複写は著作権法上での例外を除き禁じられています。
複写される場合は，そのつど事前に，下記の許諾を得てください。
(社)出版者著作権管理機構
TEL. 03-3513-6969　FAX. 03-3513-6979　e-mail：info@jcopy.or.jp

第18回～第20回精神保健福祉士国家試験問題［専門科目］解答・解説集

定価（本体価格3,000円＋税）

2018年5月18日　　第1版第1刷発行

編　　集／公益社団法人　日本精神保健福祉士協会
発行者／佐藤　枢
発行所／株式会社　へるす出版

〒164-0001　東京都中野区中野2-2-3
TEL　03(3384)8035（販売）　03(3384)8155（編集）
振替・00180-7-175971
http://www.herusu-shuppan.co.jp

印刷所／三報社印刷株式会社

落丁本・乱丁本はお取り替えいたします。　　　　　　　　　　〈検印省略〉
ⓒ2018. Printed in Japan
ISBN 978-4-89269-952-8

へるす出版

精神保健福祉士 国家試験 専門科目キーワード

著 長坂 和則
静岡福祉大学社会福祉学部 教授

第1~19回までの 国家試験を徹底分析

★ 精神保健福祉士国家試験専門科目の過去問を徹底分析!!
★ 国家試験合格へ導く重要なキーワードを厳選して抽出!!
★ 出題基準をベースとしながらも、より理解しやすいよう独自にカテゴリー化!!

ギュ～っと凝縮この一本!!

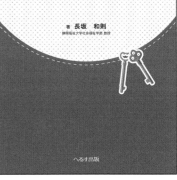

弱点克服に!!

何度モォ～反芻しよう!!

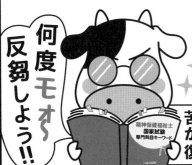

苦手なところもキーワードからしっかり学べる!!
復習にも使える!!

定価(本体1,800円+税) A5判／152ページ
ISBN978-4-89269-929-0

〒164-0001 東京都中野区中野 2-2-3　TEL 03-3384-8035　FAX 03-3380-8645　http://www.herusu-shuppan.co.jp